Christian Hendrich, Lars Frommelt, Jochen Eulert (Hrsg.)

Septische Knochen- und Gelenkchirurgie

Springer

Berlin
Heidelberg
New York
Hong Kong
London
Mailand
Paris
Tokio

Christian Hendrich, Lars Frommelt,
Jochen Eulert (Hrsg.)

Septische Knochen- und Gelenkchirurgie

Mit 144 Abbildungen und 23 Tabellen

Springer

HENDRICH, CHRISTIAN, Priv.-Doz. Dr. med.
Orthopädische Universitätsklinik
König-Ludwig-Haus
Brettreichstraße 11
97074 Würzburg

FROMMELT, LARS, Dr. med.
ENDO-Klinik Hamburg
Holstenstraße 2
22767 Hamburg

EULERT, JOCHEN, Professor Dr. med.
Orthopädische Universitätsklinik
König-Ludwig-Haus
Brettreichstraße 11
97074 Würzburg

ISBN 3-540-21341-4 Springer-Verlag Berlin Heidelberg New York

Die Deutsche Bibliothek – CIP-Einheitsaufnahme
Septische Knochen- und Gelenkchirurgie / Hrsg.: Christian Hendrich, Lars Frommelt, Jochen Eulert – Berlin ; Heidelberg ; New York ; Hongkong ; London ; Mailand ; Paris ; Tokio : Springer, 2004
ISBN 3-540-21341-4

Springer-Verlag ist ein Unternehmen von Springer Science+Business Media
http//www.springer.de

Printed in Germany

Umschlaggestaltung: design & production GmbH, Heidelberg
Satz: TypoStudio Tobias Schaedla, Heidelberg
Druck: Druckhaus ABC, Wieblingen
Gedruckt auf säurefreiem Papier SPIN 109 78 252 18/5141 – 5 4 3 2 1 0 –

Geleitwort

Die Herausgeber des vorliegenden Buches *Septische Knochen- und Gelenkchirurgie* haben im November 2003 eine vielbeachtete Tagung in Würzburg organisiert, bei der namhafte Experten aus dem deutschsprachigen Raum aktuelle Konzepte zur Pathogenese und Therapie von Knochen- und Gelenkinfektionen vorstellten. Ein besonderes Augenmerk wurde dabei auch den Infektionen künstlicher Gelenke gewidmet. Da Infektionen des Bewegungsapparates ganz wesentlich den Erfolg der Orthopädischen Chirurgie mit bestimmen, ist die Kenntnis aktueller Konzepte zur Prävention und Therapie für jeden in diesem Fach Tätigen essentiell, zumal auch niedrige Infektionsraten als Qualitätsmerkmal erfasst und hohe Raten als Komplikation eines chirurgischen Eingriffs, verbunden mit verlängerten Liegezeiten und zusätzlichen therapeutischen Maßnahmen, im DRG-Zeitalter ökonomisch bestraft werden. Den Herausgebern und Autoren des vorliegenden Buches ist daher sehr zu danken, dass sie einer breiten Fachöffentlichkeit das aktuelle Wissen und ihre Ergebnisse von Studien zur Pathogenese und Therapie von Knochen- und Gelenkinfektionen zusammengestellt und damit einen wichtigen Beitrag zur ärztlichen Fort- und Weiterbildung geleistet haben. Ich wünsche daher dem Buch eine weite Verbreitung und den Lesern einen Gewinn, der ihren Patienten zu gute kommt.

Würzburg, im Mai 2004
Prof. Dr. med. Matthias Frosch
Institut für Hygiene und Mikrobiologie der
Julius-Maximilians-Universität Würzburg

Vorwort

Septische Komplikationen – insbesondere die eigenen – sind ein ungeliebtes Thema. Obwohl sie am Bewegungsapparat glücklicherweise zahlenmäßig selten sind, haben septische Krankheitsbilder eine erhebliche Bedeutung, da sie die schwersten Komplikationen der Orthopädischen Chirurgie darstellen. Die Behandlung ist oft schwierig und langwierig, betroffene Patienten empfinden eine septische Komplikation häufig als ärztliches Versagen. Auch als behandelnder Arzt wird man durch einen Infekt immer verunsichert, haben doch nur wenige spezialisierte Zentren wirklich große Erfahrung in der septischen Chirurgie. Dabei steht mit modernen Antibiotika und immer ausgefeilteren chirurgischen Techniken mittlerweile ein breites Spektrum an Therapiemöglichkeiten zur Verfügung. Neben deren Kenntnis ist es unerlässlich, diese auch konsequent in ein Behandlungskonzept umzusetzen. Grundlage eines erfolgreichen Konzepts ist immer das Verständnis für die Mechanismen der bakteriellen Entzündung. Ziel dieses Buches ist es daher, einen Bogen von der Pathophysiologie zu den Therapiemöglichkeiten in der speziellen Situation zu spannen. Namhafte Experten im deutschsprachigen Raum stellen ihre Behandlungskonzepte für die speziellen Situationen dar. Das Spektrum reicht von der Osteomyelitis über Gelenkinfekte und bakterielle Wirbelsäulenentzündungen bis zur periprothetischen Infektion. In diesen Situationen will das vorliegende Buch die Konzepte vorstellen, die sich als Grundlagen einer erfolgreichen Behandlung bewährt haben.

An dieser Stelle möchten wir als Herausgeber allen Autoren danken, die bereit sind, ihre große klinische Erfahrung mit uns zu teilen. Ein besonderer Dank gilt Herrn Thomas Günther vom Springer-Verlag für sein Engagement bei der Zusammenstellung und Ausstattung dieses Buches. Nicht zuletzt möchten wir uns bei der Industrie bedanken, ohne deren Unterstützung wissenschaftliche Fortbildung auf dem gewohnten Niveau heute nicht mehr möglich wäre.

Würzburg und Hamburg, im Mai 2004

Christian Hendrich
Lars Frommelt
Jochen Eulert

Inhaltsverzeichnis

Teil A: Knochen- und Gelenkinfektionen

I Grundlagen

II Osteomyelitis

III Antibiotika

IV Gelenkinfektionen

V Spondylodiszitis

Teil B: Das infizierte Kunstgelenk

VI Protheseninfektion

VII Wechseloperation

VIII Ökonomische Aspekte

Mitarbeiterverzeichnis

Herausgeber

HENDRICH, C., Priv.-Doz. Dr. med.
Orthopädische Universitätsklinik
König-Ludwig-Haus
Brettreichstraße 11
97074 Würzburg

FROMMELT, L., Dr. med.
ENDO-Klinik Hamburg
Holstenstraße 2
22767 Hamburg

EULERT, J., Professor Dr. med.
Orthopädische Universitätsklinik
König-Ludwig-Haus
Brettreichstraße 11
97074 Würzburg

Autoren

ANDERMANN, P., Dr. med.
Klinik- u. Poliklinik für Nuklearmedizin
Julius-Maximilians-Universität
Josef-Schneider-Straße 2
97080 Würzburg

BARTHEL, A., Dr. med.
Orthopädische Universitätsklinik
König-Ludwig-Haus
Brettreichstraße 11
97074 Würzburg

Battmann, A., Dr. med.
Institut für Pathologie
Justus-Liebig-Universität
Ludwigstraße 23
35390 Gießen

Bühler, M., Dr. med.
Berufsgenossenschaftliche Unfallklinik
Friedberger Landstraße 430
60389 Frankfurt/M.

Das Gupta, K., Dr. med
Klinik für Plastische, Hand- und Wiederherstellungschirurgie
Klinikum Hannover-Oststadt
Podbielskistraße 380
30659 Hannover

Delank, K.S., Dr. med.
Orthopädische Universitätsklinik
Josef-Steltzmann-Straße 9
50931 Köln

Eulert, J., Professor Dr. med.
Orthopädische Universitätsklinik
König-Ludwig-Haus
Brettreichstraße 11
97074 Würzburg

Eysel, A., Professor, Dr. med.
Orthopädische Universitätsklinik
Josef-Steltzmann-Straße 9
50931 Köln

Fleischmann, W., Priv.-Doz. Dr. med.
Klinik für Unfall- und Wiederherstellungschirurgie
Klinik Bietigheim
Riedstraße 12
74321 Bietigheim-Bissingen

Frommelt, L., Dr. med.
ENDO-Klinik
Holstenstraße 2
22767 Hamburg

Frosch, M., Professor Dr. med.
Institut für Hygiene und Mikrobiologie
Julius-Maximilians-Universität
Josef-Schneider-Straße 2
97080 Würzburg

Gehrke, T., Dr. med.
ENDO-Klinik Hamburg
Holstenstraße 2
22767 Hamburg

Gerlach, U.-J., Dr. med.
BG-Unfallkrankenhaus Hamburg
Bergedorfer Straße 10
21033 Hamburg

Haas, H., Dr. med.
Klinik und Poliklinik für Orthopädie und Orthopädische Chirurgie
Justus-Liebig-Universität
Paul-Meimberg-Straße 3
35392 Gießen

Hacker, J., Professor Dr. Dr. h.c.
Institut für Molekulare Infektionsbiologie
Julius-Maximilians-Universität
Röntgenring 11
97070 Würzburg

Hadler, D., Dr. med.
BG-Unfallkrankenhaus Hamburg
Bergedorfer Straße 10
21033 Hamburg

Hendrich, C., Priv.-Doz. Dr. med.
Orthopädische Universitätsklinik
König-Ludwig-Haus
Brettreichstraße 11
97074 Würzburg

Herrmann, M., Professor Dr. med.
Institut für Medizinische Mikrobiologie und Hygiene
Universitätsklinikum Saarland
Kirrberger Straße
66421 Homburg/Saar

Jürgensen, I., Dr. med.
Klinik und Poliklinik für Orthopädie und Orthopädische Chirurgie
Justus-Liebig-Universität
Paul-Meimberg-Straße 3
35392 Gießen

Kall, S., Dr. med.
Klinik für Plastische, Hand- und Wiederherstellungschirurgie
Klinikum Hannover-Oststadt
Podbielskistraße 380
30659 Hannover

Kenn, W., Dr. med.
Radiologische Universitätsklinik
Julius-Maximilians-Universität
Josef-Schneider-Straße 2
97080 Würzburg

Kirschner, S., Dr. med.
Orthopädische Universitätsklinik
König-Ludwig-Haus
Brettreichstraße 11
97074 Würzburg

Knoblauch, B., Dr. med.
Institut für Pathologie
Justus-Liebig-Universität
Ludwigstraße 23
35390 Gießen

Lahoda, L.U., Dr. med.
Klinik für Plastische, Hand- und Wiederherstellungschirurgie
Klinikum Hannover-Oststadt
Podbielskistraße 380
30659 Hannover

Löhr, J.-F., Professor Dr. med.
ENDO-Klinik
Holstenstraße 2
22767 Hamburg

Ochsner, P., Professor Dr. med.
Orthopädische Klinik
Kantonsspital
Rheinstraße 26
4110 Liestal, Schweiz

Ohlsen, K., Dr. med.
Institut für Molekulare Infektionsbiologie
Julius-Maximilians-Universität
Röntgenring 11
97070 Würzburg

Raab, P., Priv.-Doz. Dr. med.
Orthopädische Universitätsklinik
König-Ludwig-Haus
Brettreichstraße 11
97074 Würzburg

Rader, C.P., Priv.-Doz. Dr. med.
Orthopädische Universitätsklinik
König-Ludwig-Haus
Brettreichstraße 11
97074 Würzburg

Russ, M., Dr. med.
Klinik für Unfall- und Wiederherstellungschirurgie
Klinik Bietigheim
Riedstraße 12
74321 Bietigheim-Bissingen

Schmidt, H.G.K., Priv.-Doz. Dr. med.
BG-Unfallkrankenhaus Hamburg
Bergedorfer Straße 10
21033 Hamburg

Schmolling, K., Dr. rer.pol.
Kaufmännische Direktion
Universitätsklinikum Schleswig-Holstein
Campus Lübeck
Ratzeburger Allee 160
23538 Lübeck

Schneider, P., Priv.-Doz. Dr. med.
Klinik- und Poliklinik für Nuklearmedizin
Julius-Maximilians-Universität
Josef-Schneider-Straße 2
97080 Würzburg

Schreiber, R., Dr. med.
Medizin und Pflege Controlling
Universitätsklinikum Schleswig-Holstein
Campus Lübeck
Ratzeburger Allee 160
23538 Lübeck

Stahl, U., Dipl. hum. biol.
Institut für Pathologie
Justus-Liebig-Universität
Ludwigstraße 23
35390 Gießen

Stöckl, B., Dr. med.
Leopold-Franzens-Universität Innsbruck
Universitätsklinik für Orthopädie
Anichstraße 35
6020 Innsbruck, Österreich

Thull, R., Professor Dr. Ing.
Lehrstuhl für Funktionswerkstoffe der Medizin und Zahnheilkunde
Julius-Maximilians-Universität
Pleicherwall 2
97070 Würzburg

Vogt, P.M., Professor Dr. med.
Klinik für Plastische, Hand- und Wiederherstellungschirurgie
Klinikum Hannover-Oststadt
Podbielskistraße 380
30659 Hannover

Walther, M., Dr. med.
Orthopädische Universitätsklinik
König-Ludwig-Haus
Brettreichstraße 11
97074 Würzburg

Wimmer, C., Univ.-Professor Dr. med.
Leopold-Franzens-Universität Innsbruck
Universitätsklinik für Orthopädie
Anichstraße 35
6020 Innsbruck, Österreich

Wodtke, J., Dr. med.
ENDO-Klinik Hamburg
Holstenstraße 2
22767 Hamburg

Wurm, M., Dr. med
BG-Unfallkrankenhaus Hamburg
Bergedorfer Straße 10
21033 Hamburg

Ziebuhr, W., Priv.-Doz. Dr. med.
Institut für Molekulare Infektionsbiologie
Julius-Maximilians-Universität
Röntgenring 11
97070 Würzburg

Zimmerli, W., Professor Dr. med.
Medizinische Klinik
Kantonsspital
Rheinstraße 26
4110 Liestal, Schweiz

Teil A
Knochen- und Gelenkinfektionen

I Grundlagen

1 Epidemiologie

C. Hendrich, M. Walther und L. Frommelt

Bis in die Mitte des 20. Jahrhunderts war Orthopädie nicht zuletzt die Behandlung der Skelettmanifestationen der Tuberkulose. Durch die Entdeckung der Chemotherapeutika sind die Manifestationen der postprimären Tuberkulose im Bereich des Bewegungsapparates zurückgegangen. Andererseits hat gerade der medizinische Fortschritt neue infektiologische Probleme im Bereich des Skelettsystems aufgeworfen. Angesichts steigender Operationsfrequenzen haben postoperative Infektionen nach wie vor eine erhebliche Bedeutung. Die Besiedelung alloarthroplastischer Materialien mit Biofilm-bildenden Bakterien stellt eine besondere infektiologische Herausforderung dar. Durch teilweise ungezielten Antibiotikaeinsatz werden auch im Skelettbereich zunehmend Problemkeime gefunden. Hinzu kommt die kontinuierlich steigende Nachfrage einer alternden Bevölkerung nach chirurgischer Behandlung des Bewegungsapparates. Die Gesellschaft verlangt nicht zuletzt auch unter Kostenaspekten eine immer weitere Reduktion der Komplikationsraten.

Trotz der klaren Notwendigkeit, sich mit Infektionen im Skelettbereich auseinander zu setzen, fehlen in vielen Bereichen zuverlässige epidemiologische Daten. Die in diesem Kapitel zusammengetragenen Quellen sollen einen Überblick über die Häufigkeit der speziellen Infektsituationen am Bewegungsapparat geben.

Osteomyelitis

Inzidenzraten für die Osteomyelitis in verschiedenen Skelettabschnitten liegen in der Literatur kaum vor. Als Indikatorerkrankung für die Osteomyelitis wird die Unterschenkelfraktur angesehen. Nach einer Anfrage an den Hauptverband der gewerblichen Berufsgenossenschaften, St. Augustin, wurden freundlicherweise die stationären Fälle übermittelt, bei denen in den Jahren zwischen 1993 und 2002 ein Abschluss der Erstrehabilitation mit der Hauptdiagnose einer Unterschenkelfraktur durchgeführt wurde. Insgesamt sind hier 36.231 geschlossene und 7810 offene Unterschenkelfrakturen dokumentiert (◘ Abbildung 1.1).

Bei diesen Frakturen wurde weiter differenziert, ob eine lokale Knocheninfektion (Osteitis, Osteomyelitis, Periostitis) oder andere Verletzungsfolgen mit entzündlichen Prozessen (z. B. chronische Weichteilinfektionen, Geschwür und Abszessbildung, Erysipel, Fistel- oder Sequesterbildung bei Infekten oder Empyem) aufgetreten sind. Dies war bei 187 der 36.231 (= 0,5%) geschlossenen Frakturen und bei 195 von 7810 (= 2,5%) offenen Frakturen der Fall. Der prozentuale Anteil der Entzündungen über den Beobachtungszeitraum ist in ◘ Abbildung 1.2 dargestellt.

Möglicherweise nimmt die Zahl der Knochenentzündungen etwas ab, wobei die geringen Zahlen diese Aussage nicht mit letzter Sicherheit zulassen. Eine Rolle mag hier die Weiterentwicklung der Osteosynthesetechniken spielen. In einer Metaanalyse von prospektiven Studien bei Unterschenkelfrakturen berichten Coles u. Gross über 895 Unterschenkelfrakturen, von denen 145 konservativ, 233 mit Plattenosteosynthese, 314 mit aufgebohrten und 203 mit nichtaufgebohrten Nägeln versorgt

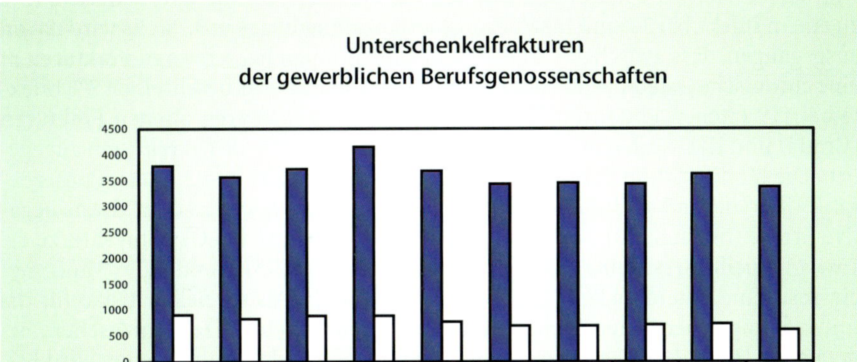

	1993	1994	1995	1996	1997	1998	1999	2000	2001	2002
■ geschlossen	3783	3574	3717	4158	3694	3431	3443	3440	3622	3369
□ offen	921	842	889	885	780	701	701	724	738	629

Abb. 1.1. Geschlossene und offene Unterschenkelfrakturen des Hauptverbandes der gewerblichen Berufsgenossenschaften, St. Augustin, von 1993 bis 2002. Dargestellt ist die Anzahl der stationär behandelten Fälle mit Hauptdiagnose bzw. schwerster Verletzung Unterschenkelfraktur, für die im jeweiligen Jahr ein Abschluss der Erstrehabilitation dokumentiert wurde

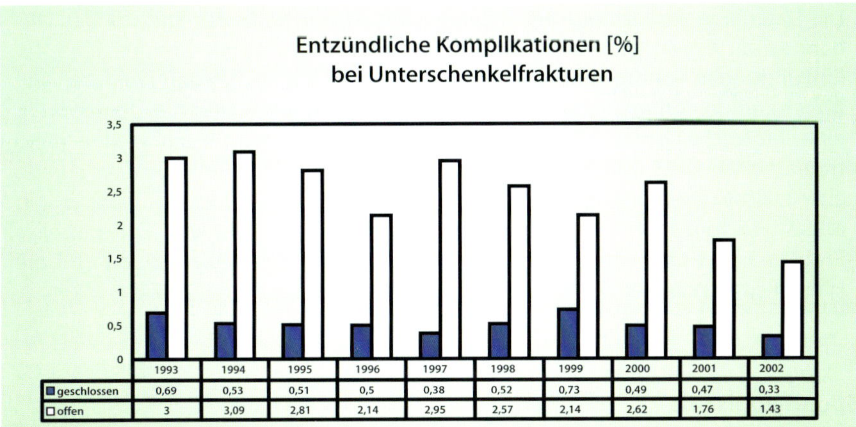

	1993	1994	1995	1996	1997	1998	1999	2000	2001	2002
■ geschlossen	0,69	0,53	0,51	0,5	0,38	0,52	0,73	0,49	0,47	0,33
□ offen	3	3,09	2,81	2,14	2,95	2,57	2,14	2,62	1,76	1,43

Abb. 1.2. Prozentualer Anteil der entzündlichen Komplikationen (lokale Knocheninfektion bzw. Verletzungsfolgen mit entzündlichen Prozessen) bei geschlossenen und offenen Unterschenkelfrakturen der Jahre 1993 bis 2002

wurden [6]. Bei der konservativen Behandlung kam es zu keinerlei Infektionen. Für die Plattenosteosynthese sind 9% oberflächliche Infektionen und 0,4% Osteomyelitis dokumentiert. Bei den aufgebohrten Nägeln werden 2,9% oberflächliche Infektion und 1% Osteomyelitis, bei den nichtaufgebohrten Nägeln 0,9% oberflächliche Infektionen und 1,5% Osteomyelitis angegeben. Eine weitere Rolle mag die regelmäßige Verwendung von Antibiotikaketten bei offenen Frakturen spielen. So berichten Ostermann et al. über 1085 offene Frakturen, die retrospektiv analysiert wurden [28]. Bei 240 Frakturen mit systemischer Antibiotikatherapie kam es in 12% zu einem Infekt, bei 845 mit lokaler Antibiotikaketteneinlage in 3,7%. Es wird davon ausgegangen, dass zwischen 4 und 10% der Infektionen bei schweren Frakturen in eine chronische Osteomyelitis übergehen. Auch DeLong et al. beschreiben 7% Infekte bei 119 offenen Frakturen [7]. In der Gruppe der schweren offenen Frakturen (Grad II und III) werden in einer anderen Studie 13 Infekte in 47 Frakturen angegeben. Die Manifestation der Osteomyelitis erfolgte teilweise erst 5 Monate postoperativ. Überwiegend sind die Infekte durch *Staphylococcus aureus* oder Gram-negative Erreger bedingt [20]. Speziell in den USA werden auch bei Osteomyelitis zu ca. 15% Methicillin-resistente Staphylokokkenstämme (MRSA) und 1,5% Vancomycin-resistente Enterokokken (VRE) gefunden [15, 21]. Als spezielles Risiko für die Entwicklung einer Osteomyelitis sind offene diabetische Ulzera anzusehen, bei denen die Häufigkeit der Osteomyelitis zwischen 68 und 94% angegeben wird [27, 37]. Einen Eindruck über die Infekthäufigkeit nach Osteosynthesen generell gibt die Komplikationsstatistik eines schweizerischen Regionalspitals. Für die Jahre 1995 bis 2001 sind 9 Infekte bei 1395 Osteosynthesen verzeichnet [13]. In Deutschland hat das Krankenhaus-Infektions-Surveillance-System (KISS) des Nationalen Referenzzentrums (NRZ) für Surveillance von Infektionen (www.nrz-hygiene.de) bei 27 Kliniken mit 4843 Osteosynthesen von Schenkelhalsfrakturen 115 Wundinfektionen (= 3,37%) dokumentiert, von denen 36 als oberflächlich klassifiziert wurden [1].

FAZIT FÜR DIE PRAXIS

Die Datenlage zur Inzidenz der Osteomyelitis ist dürftig. In der Statistik des Verbandes der Gewerblichen Berufsgenossenschaften zeigt sich eine Inzidenz der Entzündungen von 0,5% bei geschlossenen und 2,6% bei offenen Frakturen. Bei höhergradigen offenen Frakturen sind die Infekthäufigkeit und der Übergang in eine chronische Osteomyelitis deutlich höher. Nach Osteosynthesen werden Infektraten zwischen 0,6 und 2,37% angegeben. Ursächlich sind *Staphylococcus aureus,* aber auch Gram-negative Erreger, wobei zuletzt in den USA eine Zunahme von MRSA und Vancomycin-resistenten Enterokokken beobachtet wird. Ein spezielles Problem ist die Osteomyelitis bei Patienten mit diabetischen Ulzerationen, für die Häufigkeiten zwischen 68 und 94% angegeben werden.

Spondylodiszitis

Bei der Spondylodiszitis handelt es sich insgesamt um eine seltene Erkrankung. In Göteborg wurden von 1990 bis 1995 58 Fälle mit Spondylodiszitis (= 2,2/100.000 Patientenjahre) behandelt. Es handelte sich überwiegend um Gram-positive Keime, aber auch in zwei Fällen um Pilzinfektionen. Als Risikofaktoren wurden Diabetes, Immunsuppressiva, allgemeine Infektionen, chirurgische Eingriffe und Zugehörigkeit zu afrikanischen Einwanderern genannt. Männer waren häufiger betroffen [3]. In der Arbeit von Hopkinson et al. wurden 22 Spondylodiszitiden über 3 Jahren beobachtet, daraus errechnet sich eine Inzidenz von 2/100.000 Patientenjahre [16]. Im Vergleich zu alten Daten entspricht dies einer Zunahme. 1979 wurde die Inzidenz zwischen 0,4–1/100.000 Patientenjahre angegeben [16]. Als Risikofaktoren wurden invasive Prozeduren, Kolonresektionen, Diabetes mellitus, Harnwegsinfekte und Endokarditiden identifiziert. Wesentlich geringere Erkrankungsraten beschreiben Krogsgaard et al., die in einem nationalen englischen Register (n = 137 von 1978–1982) eine Inzidenz der akuten hämatogenen Diszitis (mit Ausschluss von Tuberkulose und postoperativen Zuständen) mit 4 bis 5/1.000.000 Patientenjahre berechnen [16]. Als Risikofaktoren wurden Diabetes mellitus und Steroideinnahme beschrieben. Es waren gleich viel Frauen wie Männer betroffen. Die Inzidenz der tuberkulösen Spondylodiszitis wird mit 0,6/100.000 Patientenjahre angegeben [16]. Seit den 70er Jahren wurde bis 1990 ein Rückgang der tuberkulösen Spondylodiszitis auf ein Drittel der Fälle beobachtet. Anschließend ist es wieder zu einer Zunahme um das Dreifache gekommen, so dass zurzeit wieder das Niveau der 70er Jahre erwartet wird [9].

Eine Hochrisikogruppe für die Entwicklung einer Spondylodiszitis stellen Paraplegiker dar, denen im Vergleich zur Normalbevölkerung ein 10fach gesteigertes Risiko zugeschrieben wird. Bei dieser Patientengruppe soll speziell der thorakolumbale Übergang befallen sein [10].

Ein weiterer Hauptrisikofaktor sind operative Eingriffe. So beschreiben Schnöring et al. bei 541 Nukleotomien mit Antibiotikaprophylaxe eine Inzidenz von 0,2%, im Gegensatz dazu ohne Prophylaxe eine Inzidenz von 2,8% [10]. Gleichzeitig wird eine Korrelation zur Operationsdauer gesehen. In anderen Studien wird die Häufigkeit der postoperativen Spondylodiszitis mit zwischen 0 und 3% angegeben, unabhängig davon, ob der Eingriff offen oder mikrochirurgisch durchgeführt wird. Anstelle der intravenösen Antibiotikagabe kann auch ein antibiotikahaltiger Schwamm eingelegt werden. Während ohne Antibiotika in 19 von 508 Fällen (= 3,7%) eine Diszitis resultierte, ließ sich diese Komplikation durch Schwammeinlage auf 0 von 1134 Fällen reduzieren [31]. Eine weitere retrospektive Studie beschreibt bei 7493 Fällen über 15 Jahre 90 postoperative Spondylodiszitiden (= 1,2%). Überwiegend wurden hier Gram-positive Keime identifiziert [34].

FAZIT FÜR DIE PRAXIS

Die Inzidenz der Spondylodiszitis beträgt in den aktuellen Studien etwa 2 bis 2,2/100.000 Patientenjahre. Wahrscheinlich hat die Inzidenz insgesamt zugenommen. Als Risikofaktoren wurden Diabetes, Immunsuppressiva, allgemeine Infektionen und insbesondere chirurgische Eingriffe identifiziert. Die Rate der postoperativen Diszitis liegt zwischen 0 und 3%, wobei diese Komplikation durch Antibiotikaprophylaxe weitgehend reduziert werden kann. Als Inzidenz der tuberkulösen Spondylodiszitis wird 0,6/100.000 Patientenjahre angegeben. Nach einer deutlichen Abnahme der Häufigkeit bis 1990 ist es offensichtlich wieder zu einem Anstieg auf das Niveau der 70er Jahre gekommen.

Septische Arthritis

Für den Bereich der Gelenkinfektion existiert eine prospektive Studie in den Amsterdamer Gesundheitsdistrikten [19]. In der Literatur wird die Inzidenz zwischen 2 bis 5/100.000 Patientenjahre in der generellen Population angegeben. Für Patienten mit rheumatoider Arthritis liegt die Inzidenz zwischen 28 und 38/100.000 Patientenjahre und für Patienten mit Endoprothese zwischen 40 und 68/100.000 Patientenjahre. In der Amsterdamer Studie errechnet sich aus 188 Gelenkinfekten in der zugrunde liegenden Population eine Inzidenz von 5,7/100.000 Patientenjahre. Als Risikofaktoren wurden hier Alter über 80 Jahre, Diabetes, rheumatoide Arthritis, alloarthroplastisches Gelenkmaterial, Hautinfektionen und vorausgegangene chirurgische Eingriffe identifiziert. Eine retrospektive englische Längsschnittstudie betrachtet die Daten eines Distrikts. Etwa 35% der Patienten wurden nicht wieder gefunden. Im Beobachtungszeitraum von 1982–1991 ist es zu einer Zunahme von 2,6/100.000 Patientenjahre auf zuletzt 4/100.000 Patientenjahre gekommen. Bei insgesamt 242 erfassten Gelenken wurden zwei Häufigkeitsgipfel zwischen 0 und 4 Jahren und über 65 Jahren beobachtet [35]. In einer weiteren Registerstudie wurde in einem australischen Distrikt mit 130.000 Einwohnern eine Inzidenz von 9,2/100.000 Patientenjahre beobachtet [25]. Es handelte sich um 541 Gelenkinfekte aus den Jahren 1976–1994. 72% der Infekte wurden als hämatogen bedingt angesehen. Die Inzidenz von 9,2/100.000 Patientenjahre wird von den Autoren eher noch als konservative Schätzung angesehen. Bezüglich des Erregerspektrums werden in der englischen Studie von 54% *Staphylococcus aureus*, 18% Streptokokken, 1,5% Enterokokken, 0,5% Tuberkelbakterien, 7,5% Gram-negative Erreger, 4,5% Neisserien und 7,5% *Haemophilus influenzae* berichtet [35]. In einer weiteren englischen Studie werden 1158 positive Gelenkaspirate beschrieben, die in einem Zeitraum von 4 Jahren angefallen sind. Hier wurden 40,6% Staphylokokken, 28% Streptokokken, 21,8% Gram-negative Erreger und 7,7% Mykobakterien gefunden. Auch hier zeigt sich eine Häufung bei Kindern unter 10 Jahren mit 12,7% und bei Erwachsenen über 60 Jahren mit 54,7% der Aspirate [32]. Speziell durch die routinemäßige Impfung gegen Hämophilus ist es zu einem deutlichen Rückgang der entsprechenden Infektionen bei Kindern gekommen. In einer französischen Übersicht berichten Dubost et al. über eine Zunahme der Staphylokokkeninfekte, speziell mit *Staphylococcus epidermidis* und MRSA, eine Zunahme von Streptokokken der serologischen Gruppe B und eine Abnahme der Tuberkulose, während gleichzeitig die Neisserieninfekte und Infekte mit Hämophilus zu Raritäten geworden sind [8]. Verschiedene Autoren beschreiben spezielle Risikofaktoren. In einer Studie mit 158 Gelenkinfekten findet sich neben den Risikofaktoren Alter über 60 Jahren (25%), chirurgischer Eingriff (12%), Diabetes (9%), Dialyse (6%) und rheumatoide Arthritis (4%) eine Häufung von i.v.-Drogenabusus (15%) und HIV-Patienten (11%) [5]. Speziell bei HIV-Patienten wird mit 10 Gelenkinfekten zwischen 3000 und 4000 Patienten gerechnet. Diese sind überwiegend durch Staphylokokken, aber auch durch atypische Mykobakterien und Salmonellen bedingt [17]. Als weitere Risikofaktoren werden insbesondere Hautinfektionen, aber auch Zustände nach chirurgischen Eingriffen identifiziert [19]. Für arthroskopische Eingriffe zeigen die Zahlen des nationalen Referenzzentrums bei 23.163 Arthroskopien 47 Infekte (= 0,20%). Davon werden 8 von 47 Infekten als oberflächlich klassifiziert [1]. Eine Besonderheit sind die Infekte nach Kreuzbandersatzplastiken. Während die Rate bei Verwendung von Kunstbändern noch bis zu 4% beträgt [23], beschreiben Williams et al. bei 2500 Kreuzbandersatzplastiken eine Infektrate von 0,3% [36]. Indelli et al. berichten bei 3500 Kreuzbändern in einer Institution 6 Infekte, was einer Rate von 0,14% entspricht [18]. In weiteren Arbeiten wird die Infektrate nach Kreuzbandersatz zwischen 0,15 und 0,48% angegeben.

FAZIT FÜR DIE PRAXIS

Die Inzidenz der Gelenkinfekte liegt zwischen 2 und 9,2/100.000 Patientenjahre. Einer Studie zufolge ist es zwischen 1982 und 1991 zu einer Zunahme um 35% gekommen. Diverse Risikofaktoren wurden identifiziert, wobei Hautinfektionen, chirurgische Eingriffe und zuletzt i.v.-Drogenabusus und HIV-Infektionen eine besondere Rolle spielen sollen. Die Häufigkeitsgipfel liegen im Kindesalter und oberhalb von 60 Jahren. Im Bereich des Erregerspektrums ist eine Zunahme der Staphylokokken- und Streptokokkeninfekte zu beobachten, gleichzeitig ist die Gelenktuberkulose und die Infektion mit Neisserien zurückgegangen. Aufgrund der Impfung ist die Hämophilusinfektion in den Industrienationen selten zu finden.

Protheseninfekte

Das Vorhandensein von Fremdmaterial stellt den wichtigsten Risikofaktor für eine Gelenkinfektion dar. In einem Review hat An 1996 die Infektionshäufigkeit nach Protheseninplantation metaanalytisch zusammengefasst [2]. Vor 1980 beschreibt er eine Infektrate für Endoprothesen von 5,9 (1,8%), nach 1980 von 1,2 (0,5%). Nach 1990 werden als häufigste Erreger eines Protheseninfektes die *Staphylococcus-epidermidis*-Spezies mit 33 (3%), gefolgt von 24 (13%) Infekten mit *Staphylococcus aureus* beobachtet. Alle anderen Erreger zusammen bedingen 44% der Infekte.

Für Deutschland gibt der Qualitätsreport 2002 der BQS (Bundesgeschäftsstelle für Qualitätssicherung) einen Eindruck über die Implantationshäufigkeit [24]. Für die Hüfttotalendoprothese bei Coxarthrose wird über 107.999 Implantationen berichtet. Eine Wundinfektion wurde dabei in 1007 Behandlungsfällen (= 0,93%) festgestellt. Die Statistik zeigt signifikante Unterschiede in Abhängigkeit von der Anzahl der durchgeführten Operationen. So lag die Infektionsrate bei Krankenhäusern zwischen 1 und 9 Fällen bei 2,3%, bei Institutionen mit mehr als 100 behandelten Fällen bei 0,8%. Für Hüftprothesenwechsel werden bei 7257 Patienten 171 Wundinfektionen (= 2,36%) angegeben.

Kniegelenkschlittenprothesen zeigen bei 2900 Implantationen 9 Infekte (= 0,31%). Im Kniebereich wurden bei 64.198 Prothesen 494 Wundinfektionen (= 0,78%) verzeichnet. Auch hier zeigte sich ein signifikanter Unterschied zwischen Krankenhäusern mit Fallzahlen unter 50 (1,16–1,37%) gegenüber Abteilungen mit mehr als 50 Fällen (0,70–0,75% Infektionsrate). Für die Wechseloperationen am Knie sind bei 3386 Prozeduren 57 Infekte (= 1,68%) verzeichnet. Die Interpretation dieser Zahlen muss jedoch mit einer gewissen Vorsicht erfolgen. So haben beispielsweise bei Hüftendoprothesen 647 von 1113 Krankenhäusern

(= 58%) eine Wundinfektionsrate von 0% angegeben. In diesem Zusammenhang mag die unscharfe Definition der Wundinfektion ein Problem darstellen, daneben wird das Ausfüllen der Qualitätssicherungsbögen von den dazu verpflichteten Ärzten nicht zuletzt als zusätzlicher Verwaltungsaufwand empfunden. Weitere Limitationen sind die Beschränkung auf Fälle ohne Frakturen und der limitierte Beobachtungszeitraum bis zur Entlassung.

Diese Überlegungen mögen verständlich machen, dass im Krankenhaus-Infektions-Surveillance-System (KISS) des Nationalen Referenzzentrums (NRZ) für Surveillance von Infektionen (www.nrz-hygiene.de) deutlich höhere Infektionsraten zu finden sind [1]. In diesem Projekt liefern Krankenhausabteilungen nach Durchführung eines Einführungskurses freiwillig Daten zu nosokomialen Infekten bei operierten Patienten. Die jüngsten über das Internet abrufbaren Referenzdaten von Januar 1997 bis Juni 2003 zeigen in 27 orthopädischen Abteilungen bei 25.995 primären Hüfttotalendoprothesen 363 Wundinfektionen (= 1,40%), von denen etwas weniger als die Hälfte (155/363) als oberflächlich angesehen wurden. In 65 unfallchirurgischen Abteilungen wurden bei 21.352 primären Hüftendoprothesen mit im Verhältnis zu den orthopädischen Kliniken durchschnittlich höherer Risikokategorie 567 Wundinfektionen (= 2,66%) beobachtet, davon weniger als ein Drittel (168/567) im Sinne von oberflächlichen Infektionen. Bei den Knietotalendoprothesen wird über 43 Abteilungen mit 15.630 Endoprothesen berichtet, die zusammen 166 Wundinfektionen (= 1,06%) angeben. Hiervon wird ein Drittel (55/166) den oberflächlichen Wundinfektionen zugeordnet. Die Stärke dieser Auswertung ist zum einen die Freiwilligkeit der Meldung, zum anderen die exakte Definition des Infekts nach CDC(Centers for Disease Control)-Klassifikation, die das Auftreten eines Wundinfektes bis 30 Tage postoperativ berücksichtigt.

Eine größere amerikanische Studie wertet im Rahmen eines Registers (Healthcare Cost and Utilization Project Nationwide Inpatient Sample Database) mit einer aufwendigen statistischen Methodik 50.874 Knieendoprothesen aus dem Jahre 1997 sowie 4636 Knie-TEP-Revisionen aus [14]. Hier zeigen sich 0,25% Infektionen in 4,6 Tagen mittlerer Verweildauer bei den primären Operationen und 0,45% Infektionsrate bei 4,9 Tagen Verweildauer für die Revisionen. Für die Primärprothesen zeigt sich ab einer Implantationszahl von über 250 pro Krankenhaus bzw. ab einer Implantationszahl von 15 pro Chirurg eine günstigere Infektionsrate, ohne dass diese Unterschiede jedoch Signifikanzniveau erreichen.

In einer Arbeit aus der Mayo Clinic wird eine 2%ige Infektionsrate bei 16.035 Knieprothesen und eine Infektionsrate von 1,3% bei 23.519 Hüftprothesen angegeben [12]. Für die USA wird die Zahl der infizierten Prothesen daher im Jahr auf ca. 7500 geschätzt [33]. Im eigenen Krankengut wird nach CDC-Definition eine 2,1%ige Infektionsrate bei Knieprothesen und eine 0,7%ige Infektrate nach Hüftprothesen angegeben. Von den Knieprothesen sind 60% der oberflächlichen Infekte mit einem tiefen Infekt vergesellschaftet, von den Hüftprothesen 50%. Als Risikofaktoren werden eine ausgeprägte Hämatombildung und die verlängerte postoperative Sekretion identifiziert. Im Gegensatz dazu beschreiben Gaine et al., dass es bei einer Rate von 14,3% oberflächlichen Infektionen nur zu 1,1% Protheseninfekten bei 530 Prothesen kommt [11]. Allerdings ist diese hohe Rate oberflächlicher Infektionen in einem Operationssaal ohne Laminar-Air-Flow zu beobachten gewesen. Peersmann et al. beschreiben 116 infizierte Prothesen bei 6120 Knieimplantationen, was einer Rate von 0,39% entspricht [29]. Für die Wechseloperationen werden 0,97% angegeben. 86% der Infekte werden als tief, 14% als oberflächlich betrachtet. Als Risikofaktoren werden die Therapie mit Immunsuppressiva und Kortikosteroiden, Diabetes, Hypokaliämie, Rauchen, Übergewicht, Voroperationen und Mangelernährung angegeben. Ein Drittel dieser der Infektionen manifestiert sich in den ersten drei Monaten, zwei Drittel zu einem späteren Zeitpunkt.

Zwei Studien an einer Medicare-Population von 1995 und 1996 mit einem Alter von über 65 Jahren ohne Einschluss von Frakturen zeigen im Bereich der Hüftendoprothetik bei 61.568 Implantationen eine 0,2%ige 90-Tage-Infektrate und bei 13.483 Revisionen eine Rate von 0,95% [22]. In der zweiten Arbeit wurden die Patienten bis zur 26. Woche nachuntersucht. Dabei reduzierte sich die Rate der Infektmanifestation von 4 bis 13 Wochen auf 25% und bis 26 Wochen auf 10% der Infekthäufigkeit in den ersten 4 Wochen. Bis 180 Tage Nachbeobachtungszeit resultiert damit insgesamt eine 0,2%ige Infektrate für primäre Implantationen und eine Rate von 1,1% für Revisionen [30]. In der Arbeit von Blom et al. aus einem englischen Zentrum mit zahlreichen Operateuren wurden nach 5 bis 8 Jahren 1576 von 1727 Totalendoprothesen wieder gefunden. Es wird eine Infektrate von 1,08% beschrieben, allerdings wird hier nur ein einziger Spätinfekt beobachtet [4]. Im Gegensatz dazu gehen Nasser et al. davon aus, dass sich die Hälfte aller Infekte als Spätinfekte manifestiert [26].

FAZIT FÜR DIE PRAXIS

In verschiedenen Studien differieren die Zahlen für Protheseninfekte teilweise erheblich. In Deutschland geben die Zahlen der BQS einen ungefähren Anhalt über die Implantationszahlen 2002. Als Trend kann eine höhere Infektrate bei Knieendoprothesen und Revisionen im Vergleich zu Hüftendoprothesen Identifiziert werden. Die unterschiedlichen Daten der BQS und des Nationalen Referenzzentrums (NRZ) zeigen das Dilemma der Erhebung solcher Zahlen, bei denen der Manifestationszeitraum verschieden lang sein kann und die Datenerhebung unterschiedlich erfolgt. Es muss daher davon ausgegangen werden, dass die ungünstigeren Zahlen die wahrscheinlicheren sind. In diesem Fall handelt es sich dabei um die in der KISS-Studie erhobenen Daten des Nationale Referenzzentrums für Surveillance von Infektionen, die Infektionsraten zwischen 1,4 und 2,66% für Hüftendoprothesen und 1,06% für Knieendoprothesen zeigen.

Da sowohl die BQS wie das NRZ kurze Zeiträume beobachten, ist keine Aussage über die Infektionsraten im Langzeitverlauf möglich. Studien, die eine Abnahme der Infektionsrate innerhalb des ersten Jahres zeigen, stehen Schätzungen gegenüber, die für Früh- und Spätinfekte vergleichbare Größenordnungen annehmen. Klarheit könnte ein Prothesenregister bringen, das alle Prothesen und alle Versagensgründe aufzeichnet.

Danksagung: Unser besonderer Dank gilt Herrn Prof. Dr. rer. nat. Günter Rothe vom Hauptverband der gewerblichen Berufsgenossenschaft (HVBG), St. Augustin, für die Zusammenstellung der Statistiken der berufsgenossenschaftlich behandelten Unterschenkelfrakturen.

Literatur

1. Abschnitt A (2003) Referenzdaten Januar 1997 bis Juni 2003. Modul OP-KISS, 1–22. Nationales Referenzzentrum für Surveillance von nosokomialen Infektionen, Berlin
2. An YH, Friedman RJ (1996) Prevention of sepsis in total joint arthroplasty. J Hosp Infect 33: 93–108
3. Beronius M, Bergman B, Andersson R (2001) Vertebral osteomyelitis in Goteborg, Sweden: a retrospective study of patients during 1990–95. Scand J Infect Dis 33: 527–532
4. Blom AW, Taylor AH, Pattison G, Whitehouse S, Bannister GC (2003) Infection after total hip arthroplasty. The Avon experience. J Bone Joint Surg Br 85: 956–959
5. Carreno PL (1999) Septic arthritis. Baillieres Best Pract Res Clin Rheumatol 13: 37–58
6. Coles CP, Gross M (2000) Closed tibial shaft fractures: management and treatment complications. A review of the prospective literature. Can J Surg 43: 256–262
7. DeLong WG Jr, Born CT, Wei SY, Petrik ME, Ponzio R, Schwab CW (1999) Aggressive treatment of 119 open fracture wounds. J Trauma 46: 1049–1054
8. Dubost JJ, Soubrier M, De Champs C, Ristori JM, Bussiere JL, Sauvezie B (2002) No changes in the distribution of organisms responsible for septic arthritis over a 20 year period. Ann Rheum Dis 61: 267–269
9. Flipo RM, Deprez X, Duquesnoy B, Delcambre B (1994) Is spinal tuberculosis back again in developed countries? J Rheumatol 21: 1583–1584
10. Frisbie JH, Gore RL, Strymish JM, Garshick E (2000) Vertebral osteomyelitis in paraplegia: incidence, risk factors, clinical picture. J Spinal Cord Med 23: 15–22
11. Gaine WJ, Ramamohan NA, Hussein NA, Hullin MG, McCreath SW (2000) Wound infection in hip and knee arthroplasty. J Bone Joint Surg Br 82: 561–565
12. Hanssen AD, Rand JA (1999) Evaluation and treatment of infection at the site of a total hip or knee arthroplasty. Instr Course Lect 48: 111–122
13. Heim D, Stricker U, Negri M (2002) Interdisciplinary complications conference – also a (simple) kind of quality assurance. Swiss Surg 8: 243–249
14. Hervey SL, Purves HR, Guller U, Toth AP, Vail TP, pietrobon r (2003) provider volume of total knee arthroplasties and patient outcomes in the HCUP-Nationwide Inpatient Sample. J Bone Joint Surg Am 85-A: 1775–1783
15. Holtom PD, Zamorano D, Patzakis MJ (2002) Osteomyelitis attributable to vancomycin-resistant enterococci. Clin Orthop 403: 38–44
16. Hopkinson N, Stevenson J, Benjamin S (2001) A case ascertainment study of septic discitis: clinical, microbiological and radiological features. QJM 94: 465–470
17. Ike RW (1998) Bacterial arthritis. Curr Opin Rheumatol 10: 330–334
18. Indelli PF, Dillingham M, Fanton G, Schurman DJ (2002) Septic arthritis in postoperative anterior cruciate ligament reconstruction. Clin Orthop (398): 182–188
19. Kaandorp CJ, Van Schaardenburg D, Krijnen P, Habbema JD, van de Laar MA (1995) Risk factors for septic arthritis in patients with joint disease. A prospective study. Arthritis Rheum 38: 1819–1825
20. Kindsfater K, Jonassen EA (1995) Osteomyelitis in grade II and III open tibia fractures with late debridement. J Orthop Trauma 9: 121–127
21. Lobati F, Herndon B, Bamberger D (2001) Osteomyelitis: etiology, diagnosis, treatment and outcome in a public versus a private institution. Infection 29: 333–336
22. Mahomed NN, Barrett JA, Katz JN, Phillips CB, Losina E, Lew RA, Guadagnoli E, Harris WH, Poss R, Baron JA (2003) Rates and outcomes of primary and revision total hip replacement in the United States medicare population. J Bone Joint Surg Am 85-A: 27–32
23. Matava MJ, Evans TA, Wright RW, Shively RA (1998) Septic arthritis of the knee following anterior cruciate ligament reconstruction: results of a survey of sports medicine fellowship directors. Arthroscopy 14: 717–725
24. Mohr VD, Bauer J, Döbler K, Fischer B, Döbler C (2003) Qualität sichtbar machen. BQS-Qualitätsreport 2002. Bundesgeschäftsstelle Qualitätssicherung gGmbH, Düsseldorf, S 1–273
25. Morgan DS, Fisher D, Merianos A, Currie BJ (1996) An 18 year clinical review of septic arthritis from tropical Australia. Epidemiol Infect 117: 423–428

26. Nasser S (1994) The incidence of sepsis after total hip replacement arthroplasty. Semin Arthroplasty 5: 153–159
27. Newman LG, Waller J, Palestro CJ, Schwartz M, Klein MJ, Hermann G, Harrington E, Harrington M, Roman SH, Stagnaro-Green A (1991) Unsuspected osteomyelitis in diabetic foot ulcers. Diagnosis and monitoring by leukocyte scanning with indium in 111 oxyquinoline. JAMA 266: 1246–1251
28. Ostermann PA, Seligson D, Henry SL (1995) Local antibiotic therapy for severe open fractures. A review of 1085 consecutive cases. J Bone Joint Surg Br 77: 93–97
29. Peersman G, Laskin R, Davis J, Peterson M (2001) Infection in total knee replacement: a retrospective review of 6489 total knee replacements. Clin Orthop 392: 15–23
30. Phillips CB, Barrett JA, Losina E, Mahomed NN, Lingard EA, Guadagnoli E, Baron JA, Harris WH, Poss R, Katz JN (2003) Incidence rates of dislocation, pulmonary embolism, and deep infection during the first six months after elective total hip replacement. J Bone Joint Surg Am 85-A: 20–26
31. Rohde V, Meyer B, Schaller C, Hassler WE (1998) Spondylodiscitis after lumbar discectomy. Incidence and a proposal for prophylaxis. Spine 23: 615–620
32. Ryan MJ, Kavanagh R, Wall PG, Hazleman BL (1997) Bacterial joint infections in England and Wales: analysis of bacterial isolates over a four year period. Br J Rheumatol 36: 370–373
33. Saleh K, Olson M, Resig S, Bershadsky B, Kuskowski M, Gioe T, Robinson H, Schmidt R, McElfresh E (2002) Predictors of wound infection in hip and knee joint replacement: results from a 20 year surveillance program. J Orthop Res 20: 506–515
34. Stolke D, Seifert V, Kunz U (1988) Postoperative lumbar intervertebral discitis. A review of a 15-year period and 7,493 operations. Z Orthop 126: 666–670
35. Weston VC, Jones AC, Bradbury N, Fawthrop F, Doherty M (1999) Clinical features and outcome of septic arthritis in a single UK Health District 1982–1991. Ann Rheum Dis 58: 214–219
36. Williams RJ, III, Laurencin CT, Warren RF, Speciale AC, Brause BD, O'Brien S (1997) Septic arthritis after arthroscopic anterior cruciate ligament reconstruction. Diagnosis and management. Am J Sports Med 25: 261–267
37. Wrobel JS, Connolly JE (1998) Making the diagnosis of osteomyelitis. The role of prevalence. J Am Podiatr Med Assoc 88: 337–343

2 Pathophysiologie der bakteriellen Infektionen

K. Ohlsen und J. Hacker

Einführung

Seit langer Zeit ist bekannt, dass der Mensch von einem „Meer“ von Mikroorganismen umgeben ist. Besteht jeder Mensch aus ca. 10 Billionen Zellen, so ist er doch von etwa 100 Billionen Mikroben besiedelt. Die meisten Mikroben besiedeln die oberen Luftwege, den Mund, den Darm und die Haut. Der größte Teil dieser Besiedler ist vollkommen apathogen, es hat sich eine Koexistenz zwischen dem Menschen und seinen Mikroben herausgebildet [4]. Jedoch gibt es eine Reihe von Mikroorganismen, die in der Lage sind, Infektionskrankheiten auszulösen. Dies gilt sowohl für die eukaryontischen Pilze und Protozoen als auch für Viren. In neuerer Zeit wurden die infektiösen Eiweiße, Prionen, entdeckt, die für neurodegenerative Erkrankungen verantwortlich sind. Eine wichtige Gruppe von Infektionserregern stellen auch die Bakterien dar.

Bakterielle Erreger sind für eine Reihe von schweren Infektionen wie Tuberkulose (*Mycobacterium tuberculosis*), Durchfallserkrankungen (Salmonellen, Shigellen, pathogene *Escherichia coli*), Harnwegsinfektionen und Sepsis verantwortlich. Insbesondere bei nosokomialen Infektionen spielen die bakteriellen Erreger eine große Rolle. Das gilt auch für Knochen- und Gelenkinfektionen, beispielsweise nach operativen Eingriffen. Vor allem Infektionen, die durch Gram-positive Erreger wie multiresistente Staphylokokken und Enterokokken verursacht werden, sind zu einem ernsthaften Problem in vielen Krankenhäusern geworden. Aber auch Gram-negative Infektionserreger, z. B. multiresistente Pseudomonaden oder *Escherichia coli,* sind als Sepsiserreger gefürchtet. Bedingt durch die moderne Intensivmedizin, durch komplizierte chirurgische Eingriffe oder durch chemotherapeutische Behandlungen haben Infektionen als Folge von medizinischen Eingriffen zugenommen. Um diesem Trend Einhalt zu gebieten und neue Strategien der Bekämpfung zu entwickeln, ist es notwendig, die pathophysiologischen Grundlagen der bakteriellen Infektionen zu analysieren.

Bakterielle Pathogenitätsfaktoren

Lange war man der Auffassung, dass Krankheitserreger allein durch ihre Präsenz in der Lage sind, Infektionen auszulösen. Seit etwa zwei Jahrzehnten ist jedoch bekannt, dass pathogene Bakterien in der Lage sind, Krankheitsfaktoren, die auch als Pathogenitäts- oder Virulenzfaktoren bezeichnet werden, zu produzieren [3]. Diese Pathogenitätsfaktoren tragen direkt zu einer Infektionskrankheit bei. Zum Beispiel sind pathogene Staphylokokken, insbesondere *Staphylococcus epidermidis*, aber auch *Staphylococcus aureus*, in der Lage, dichte Bakterienmatten auf Fremdkörpern, beispielsweise auf Kathetern oder auf künstlichen Gelenken auszubilden (▫ Abbildung 2.1).

Die Biofilmbildung steht häufig am Anfang einer Infektion (siehe Kap. 3). Aber auch rezeptorspezifische Erkennungsprozesse spielen am Beginn einer Infektion eine wichtige Rolle. Hier sind es die bakteriellen Adhäsine, die häufig an Kohlehydratstrukturen der Wirtszelle oder an Strukturen der extrazellulären Matrix binden und so zu einer Mikrokolonisation beitragen [5]. Ein schemati-

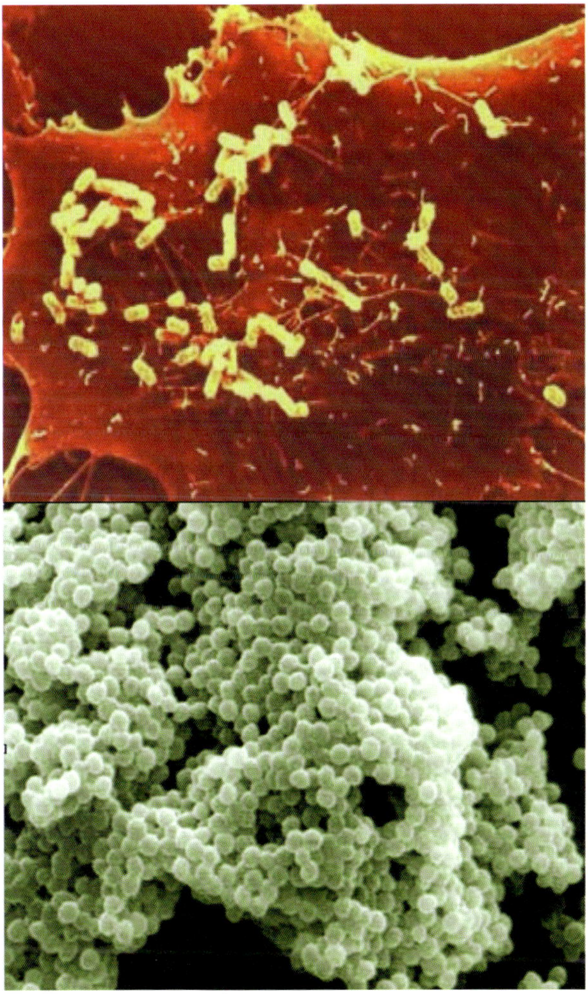

▫ Abb. 2.1. Kolonisierung, Adhäsion und Biofilmbildung. Im oberen Teil der Abbildung ist die Kolonisierung von *Escherichia-coli*-Zellen auf einer Blasenepithelzelle mit Hilfe des Rasterelektronenmikroskops sichtbar gemacht. Im unteren Teil der Abbildung ist ein Biofilm von *Staphylococcus aureus* dargestellt

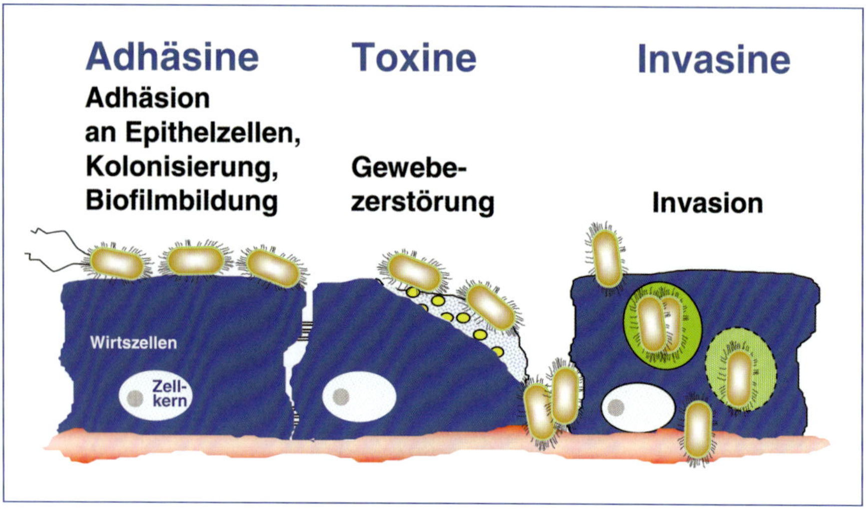

Abb. 2.2. Hauptereignisse, die während einer Infektion stattfinden. Nach einer Adhäsion und Kolonisierung von Mikroben kann es zu einer Gewebezerstörung durch Toxine kommen. Invasine tragen zum Eindringen der Mikroorganismen in Zellen und zur Erreichung des Blutstromes bei

sierter Vorgang einer Infektion ist in Abbildung 2.2 dargestellt. Bei der Kolonisierung spielt auch die Anpassung der Mikroorganismen an das Wirtsmilieu eine zentrale Rolle. Eisenaufnahmesysteme (Siderophore) sowie andere Stoffwechselleistungen erleichtern den Mikroorganismen die Besiedlung von Wirtshabitaten.

Darüber hinaus haben Mikroorganismen Faktoren evolviert, die spezifisch mit dem Wirtsimmunsystem interagieren. Hierzu zählen Kapseln und bakterielle Zellwandbestandteile, aber auch Enzyme, die beispielsweise Komplementfaktoren oder Antikörper spalten können. Toxine tragen direkt zur Fehlsteuerung von Wirtszellen oder zur Gewebezerstörung im Wirt bei. Mittlerweile sind die pathophysiologischen Grundlagen der Toxinbildung recht gut analysiert. Man weiß, dass bestimmte Toxine Löcher in die Wirtszelle bohren, wie z. B. das α-Toxin von *Staphylococcus aureus* oder das α-Hämolysin von *Escherischia coli*, die dann zum Tod der Zellen führen [2]. Aber auch die gezielte Fehlsteuerung von Signalkaskaden in den Wirtszellen wird durch Toxine induziert. Hierbei spielen spezifische Sekretionsmechanismen, die es den Bakterien erlauben, gezielt solche Toxine oder so genannte Moduline in Wirtszellen zu injizieren, eine große Rolle. Darüber hinaus sind viele Bakterien in der Lage, in Wirtszellen einzudringen und sich dort zu vermehren. Diese Vermehrung kann entweder direkt im Zytoplasma oder im Endosom erfolgen. Eine Reihe von Erregern, die in der Orthopädie eine Rolle spielen, verbleibt extrazellulär, beispielsweise die Staphylokokken. Nur in einigen Fällen werden derartige Erreger auch invasiv. Im Zuge einer akuten oder chronischen Infektion kann es dann zu einer Dissemination der Bakterien über die Entrittspforte hinaus kommen. Bei einer massiven Vermehrung von Bakterien im

Wirt treten septische Verläufe auf. Insbesondere bakterielle Zellwandbestandteile wie Lipopolysaccharide, aber auch Superantigene (z. B. das Toxic-shock-Syndrom Toxin von *Staphylococcus aureus*) und andere Toxine tragen zu dem Krankheitsbild des septischen Schocks bei [1].

Die Rolle des Wirts

Bei Infektionen handelt es sich stets um Auseinandersetzungen zwischen den Erregern und dem Wirt. Im Zuge der Millionen Jahre, in denen Wirtsorganismen und Bakterien miteinander koexistieren, haben sich die angeborene und die erworbene Immunität etabliert. Bei der angeborenen Immunität handelt es sich um ein phylogenetisch sehr altes Abwehrsystem, mit dessen Hilfe der Wirt die Mikroorganismen bereits beim ersten Kontakt eliminiert oder in ihrer Wirkung eindämmt. Dieses Frühwarnsystem dient zur Erkennung und Markierung von eindringenden Mikroorganismen. Um diese Funktion zu erfüllen, besitzt der Wirt eine Vielzahl von humoralen und zellulären Komponenten. Humorale Faktoren des angeborenen Immunsystems, die den Eintritt von Mikroorganismen in das Wirtssystem signalisieren, sind z. B. das C-reaktive Protein (CRP), das „mannose-binding lectin" (MBL), das Lipopolysaccharidbindungsprotein (LBP) und die Komplementfaktoren C1q und C3. Nach Bindung von mikrobiellen Liganden an spezifische Rezeptorkomponenten (z. B. Lipopolysaccharidrezeptor CD14, TOL-ähnliche Rezeptoren [TLR]) werden zelluläre Effektorzellen aktiviert, die dann eingedrungene Mikroorganismen phagozytieren oder durch die Produktion proinflammatorischer Zytokine und Chemotaxine weitere Effektorzellen aktivieren und zum Ort des Geschehens locken [6]. Das Komplementsystem ist in der Lage, eingedrungene Bakterien direkt durch die Einlagerung von lytischen Komplexen zu bekämpfen. Darüber hinaus reagiert das Immunsystem spezifisch auf bestimmte von den Mikroorganismen produzierte Faktoren, zu denen auch die Virulenzfaktoren zählen. Die erworbene Immunität führt letztlich dazu, dass spezifische Antikörper gebildet werden oder dass zytotoxische T-Lymphozyten infizierte Zellen abtöten können. In der dynamischen Auseinandersetzung zwischen Mikroorganismus und Wirt spielen individuelle Unterschiede in der Empfänglichkeit von Wirtsorganismen eine große Rolle.

Die Teile der Abwehr sind in einem komplizierten, ausgewogenen Netzwerk miteinander verbunden. Pathophysiologische Ereignisse wie das Überschießen der Immunreaktion bei der Sepsis sind das Ergebnis einer zeitweilig unkontrollierten Aktivierung von Abwehrmechanismen, die durch ein massives Eindringen von bakteriellen Erreger ausgelöst worden sind. Ein frühzeitiges Erkennen und Behandeln bakterieller Infektionen ist daher von besonderer Bedeutung.

Therapiekonzepte

Am Anfang einer erfolgreichen Therapie bakterieller Infektionen steht immer eine gute Diagnostik. Es ist wichtig, die Infektionserreger schnell und zuverlässig zu erkennen. Darüber hinaus ist es notwendig, die Empfindlichkeit der eindringenden Mikroben gegenüber Antibiotika zu bestimmen, um eine effektive antimikrobielle Therapie durchführen zu können. Die dramatische Zunahme Antibiotika-resistenter Keime erschwert jedoch zunehmend eine adäquate antimikrobielle Therapie (siehe Kap. 11 und 29). Darüber hinaus wird eine effektive Therapie auch durch die Fähigkeit der Bakterien erschwert, Nischen zu besiedeln, in denen Antibiotika nicht in ausreichender Konzentration vorhanden sind. Es konnte zum Beispiel gezeigt werden, dass die Antibiotikakonzentrationen in bakteriellen Biofilmen deutlich von den Serumkonzentrationen abweichen. Daher wird gegenwärtig versucht, Biofilm-assoziierte Virulenzfaktoren spezifisch zu inhibieren, um so die Keime besser eliminieren zu können. Erste Beispiele zeigen, dass bestimmte Substanzen die Biofilmbildung inhibieren können und somit nicht nur die Besiedlung von Fremdkörpern verhindert wird, sondern auch eine erhöhte Wirksamkeit von Antibiotika erreicht werden kann.

Aber auch der Wirtsorganismus selbst trägt zur Eliminierung von Infektionen bei. An der Entwicklung aktiver oder passiver Immunisierungsstrategien wird gegenwärtig intensiv gearbeitet. Neben klassischen Impfstoffen spielen hierbei moderne Konzepte wie beispielsweise die DNA-Vakzinierung eine zunehmende Rolle. Auch werden monoklonale Antikörper, die gegen bestimmte Virulenzfaktoren gerichtet sind, therapeutisch erforscht. Weiterhin ist die Verbesserung der Abwehrlage, etwa durch die Applikation von Zytokinen (Interferone), ein viel versprechendes Therapiekonzept. Mittlerweile werden auch gentherapeutische Ansätze diskutiert [7]. Hier sind noch viele Fragen offen, generell ist es jedoch vorstellbar, dass in bestimmten Geweben Rezeptormoleküle ausgetauscht werden, um Infektionen erfolgreich zu behandeln.

FAZIT FÜR DIE PRAXIS

Infektionen spielen nach wie vor eine große und sogar zunehmende Rolle in der praktischen Medizin. Deshalb ist es nötig, die molekularen Grundlagen von bakteriellen Infektionen zu erforschen. Krankheitsmoleküle, so genannte Pathogenitätsfaktoren, tragen auf der Seite der Erreger aktiv zu einer Infektion bei. Wirtsstrukturen, wie Rezeptoren, aber auch die Komponenten des angeborenen und erworbenen Immunsystems sind häufig in der Lage, Infektionen abzuwehren. Mit Hilfe von modernen Therapiekonzepten können Infektionserreger spezifisch eliminiert werden. Neben der klassischen chirurgischen Sanierung von Infektionsherden und der präventiven oder therapeutischen antimikrobiellen Chemotherapie könnten in Zukunft neue Immunstrategien eine weitere wesentliche Säule der Bekämpfung von Infektionskrankheiten bilden. Nur durch die Interaktion von Grundlagenwissenschaftlern, Klinikern und der forschenden Industrie wird es möglich sein, in der Zukunft neue Konzepte zur Eliminierung von Infektionen zu erarbeiten, die gerade vor dem Hintergrund zunehmender Antibiotikaresistenzen dringend erforderlich sind.

Literatur

1. Alouf JE, Müller-Alouf H (2003) Staphylococcal and streptococcal superantigens: molecular, biological and clinical aspects. Int J Med Microbiol 292: 429–440
2. Gilbert RJ (2002) Pore-forming toxins. Cell Mol Life Sci 59: 832–844
3. Hacker J, Kaper JB (2000) Pathogenicity islands and the evolution of microbes. Annu Rev Microbiol 54: 641–679
4. Hacker J, Carniel E (2001) Ecological fitness, genomic islands and bacterial pathogenicity. A Darwinian view of the evolution of microbes. EMBO Rep 2: 376–381
5. Hacker J, Hentschel U, Dobrindt U (2003) Prokaryotic chromosomes and disease. Science 301: 790–793
6. Janssens S, Beyaert R (2003) Role of Toll-like receptors in pathogen recognition. Clin Microbiol Rev 16: 637–646
7. Nabel GJ (2004) Genetic, cellular and immune approaches to disease therapy: past and future. Nat Med 10: 135–141

3 Mikrobiologische Aspekte und Resistenzentwicklung

W. Ziebuhr

Einführung

Staphylokokken gehören zu den häufigsten Infektionserregern bei septischen Gelenk- und Knocheninfektionen. Insgesamt hat sich in den letzten Dekaden diese Erregergruppe zu ausgesprochenen Problemkeimen insbesondere in Krankenhäusern entwickelt. Die Koagulase-positive Spezies *Staphylococcus aureus* hat dabei ein breites pathogenes Potential und löst sehr unterschiedliche Erkrankungen aus, deren Spektrum von oberflächlichen Haut- und Wundinfektionen bis hin zu lebensbedrohlichen systemischen Infektionen und chronischen Krankheitsbildern reichen kann. Die Ausprägung dieser Infektionen hängt dabei einerseits von der Ausstattung des jeweiligen Erregers mit entsprechenden Virulenzfaktoren wie beispielsweise Adhäsinen und Toxinen ab, andererseits wird sie aber auch wesentlich vom Immunstatus und der Grunderkrankung des Patienten mitbestimmt. Obwohl Koagulase-negative Staphylokokken wie *Staphylococcus epidermidis* in erster Linie ein Bestandteil der gesunden Hautflora des Menschen sind, bildet *Staphylococcus epidermidis* heute die häufigste Ursache von Infektionen in Verbindung mit medizinischen Implantaten und Fremdkörpern. Die Therapie von nosokomialen Staphylokokkeninfektionen wird durch die ausgeprägte Neigung zur Antibiotikaresistenz erschwert, und es ist bis heute wenig verstanden, wie und warum sich Staphylokokken so außerordentlich erfolgreich und dauerhaft als Erreger im Hospitalmilieu etablieren konnten. In den folgenden Abschnitten soll daher auf einige Aspekte der Biologie dieser Bakteriengruppe näher eingegangen werden.

Resistenzentwicklung

Die Mehrheit der nosokomialen Staphylokokkeninfektionen wird durch multiresistente Isolate verursacht, deren Zahl ständig steigt. So hat die jüngste Studie der Paul-Ehrlich-Gesellschaft zur Resistenzlage von Infektionserregern in Krankenhäusern ergeben, dass 20,7% aller *Staphylococcus-aureus*-Isolate und 68,9% aller *Staphylococcus-epidermidis*-Isolate resistent gegenüber Oxacillin sind (ORSA/MRSA- bzw. ORSE bzw. MRSE-Stämme) [9]. Die Oxacillin- bzw. Methicillin-Resistenz wird durch das *mecA*-Gen vermittelt, das für ein modifiziertes Penicillin-Bindeprotein mit einer verminderten Affinität für β-Laktame kodiert. Das *mecA*-Gen ist Teil eines ca. 51 Kilobasen großen DNA-Fragmentes (*mec*-Element), das die genetische Information für Transposons, Insertionselemente, integrierte Resistenzplasmide und Rekombinasen enthält [1]. Obwohl bekannt ist, dass sich die meisten MRSA hauptsächlich klonal verbreiten, wird vermutet, dass es sich bei der *mec*-DNA um ein neues genetisches Element handelt, das mobilisierbar ist und auf andere Stämme übertragen werden kann. Oxacillin- bzw. Methicillin-Resistenz geht mit einer hohen Parallelresistenzrate gegen zahlreiche weitere Antibiotika aus nahezu allen Klassen einher. Eine Ausnahme bildeten bislang die Glykopeptide Vancomycin und Teicoplanin, die daher verstärkt als Reserveantibiotika eingesetzt wurden. Seit 1997 häufen sich Berichte über *Staphylococcus-aureus*-Stämme mit einer verminderten Empfindlichkeit gegen Glykopeptide und über eine Ausbreitung von ORSA-Stämmen auch außerhalb von Krankenhäusern [8]. Bei den so genannten GISA- oder VISA-Stämmen (**G**lykopeptid- bzw. **V**ancomycin-**I**ntermediär-sensitive ***S**taphylococcus* ***a**ureus*) handelt es sich allerdings nicht um eine Resistenz im klassischen Sinne, vielmehr weisen diese Stämme lediglich eine verdickte und veränderte Zellwand auf. Im Sommer 2002 wurde in den USA ein *Staphylococcus-aureus*-Stamm isoliert, der die Vancomycin-Resistenzdeterminante *vanA* trägt [15]. Offensichtlich stammt dieses Gen, das eine High-level-Resistenz gegen Glykopeptide vermittelt, aus *Enterococcus faecalis*. Damit hat der von Wissenschaftlern bereits seit langem befürchtete Erwerb der Glykopeptidresistenz durch Staphylokokken tatsächlich stattgefunden. Da *vanA* innerhalb des Transposons Tn1546 auf einem konjugativen Plasmid lokalisiert ist, ist eine Übertragung in weitere Staphylokokkenstämme sehr wahrscheinlich. Diese Besorgnis erregende Entwicklung macht noch einmal den dringenden Forschungsbedarf für neue Antiinfektiva, nicht nur für Staphylokokkeninfektionen, für die nahe Zukunft deutlich.

Adhärenz und Biofilmbildung

Staphylokokken sind in der Lage, ein breites Spektrum von Matrixproteinen, Gewebestrukturen und löslichen Faktoren ihres jeweiligen Wirtsorganismus zu binden. Medizinische Implantate werden bereits unmittelbar nach ihrer Platzierung von solchen Komponenten überzogen. Meist weisen diese Implantate zusätzlich eine raue Oberflächenstruktur auf, die das Einwandern von Zellen und die Integration des Fremdkörpers in das Wirtsgewebe erleichtern sollen. Damit bieten diese Metall- und Kunststoffoberflächen ideale Angriffsorte für die Besiedlung durch Bakterien. Wie alle Gram-positiven Bakterien besitzen Staphylokokken einen charakteristischen Zellwandaufbau, der durch eine dicke Peptidoglykanschicht, eingelagerte Teichon- und Lipoteichonsäuren sowie typische Zellwand-assoziierte Proteine gekennzeichnet ist (▫ Abbildung 3.1).

Einige *Staphylococcus-aureus*-Stämme weisen zusätzlich eine Mikrokapsel auf. Die Zellwand-assoziierten Proteine vermitteln die Bindung an Kollagen, Fibronektin, Fibrinogen und zahlreiche andere Komponenten. Viele von ihnen sind an ihrem C-Terminus über ein LPXTG-Aminosäuremotiv kovalent mit der Zellwand verbunden und weisen eine ausgeprägte Domänenstruktur auf [3]. Diese und andere Oberflächen-assoziierte Proteine wie beispielsweise die Autolysine AtlE

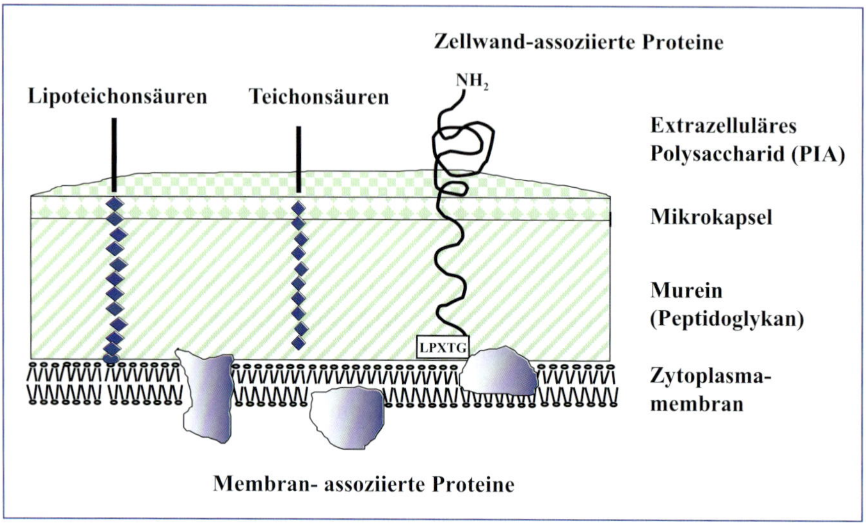

Abb. 3.1. Schematische Darstellung des *Staphylococcus-aureus*-Zellwandaufbaus

und Aae aus *Staphylococcus epidermidis* sowie Aas aus *Staphylococcus saprophyticus* sind wesentlich für die initiale Adhärenz der Erreger auf künstlichen Oberflächen verantwortlich [5–7]. Die Erstbesiedlung ist die Voraussetzung für die anschließende Akkumulation der Bakterien zu einem mehrschichtigen Biofilm. Unter Biofilmen im engeren Sinne versteht man Bakterien, die eine extrazelluläre Matrix produzieren, mit deren Hilfe sie aneinander und/oder auf festen Oberflächen haften. *Staphylococcus epidermidis* und *Staphylococcus aureus* synthetisieren ein Polysaccharid-interzelluläres Adhäsin (PIA), das aus 1,6 verknüpften Glukosaminoglykan-Untereinheiten besteht (aktuelle Übersicht in [4]). Die Bakterien hüllen sich in diese Substanz ein und sind so in der Lage, auf Polymeroberflächen effizient zu haften (▫ Abbildung 3.2).

Den genetischen Hintergrund für die PIA-Synthese bildet das so genannte *ica*ADBC-Operon, das die PIA-Syntheseenzyme kodiert. Während alle bisher untersuchten *Staphylococcus-aureus*-Isolate die *ica*-Gene enthalten, ist diese genetische Information nur selten in kommensalen *Staphylococcus-epidermidis*-Isolaten von gesunden Probanden zu finden. Dagegen besitzen ca. 90% der nosokomialen *Staphylococcus-epidermidis*-Isolate aus Katheter-assoziierten Septikämien das *ica*-Operon [2, 17]. Die Fähigkeit zur Biofilmbildung wird heute als wichtigster Pathomechanismus insbesondere von *Staphylococcus epidermidis* bei Fremdkörper-assoziierten Infektionen angesehen. Bakterien, die in Biofilmen organisiert sind, unterscheiden sich hinsichtlich ihrer Physiologie von ihren planktonischen Ursprungszellen. Sie weisen eine erheblich höhere Resistenz gegenüber Antibiotika und Umwelteinflüssen auf, was weniger auf die Barrierefunktion der Schleimschicht als vielmehr auf die veränderte Stoffwechsellage der Bakterien zurückzuführen ist. Es stehen derzeit kaum Möglichkeiten zur Verfügung, um Biofilme von Implantaten sicher zu beseitigen, und die Entfernung des

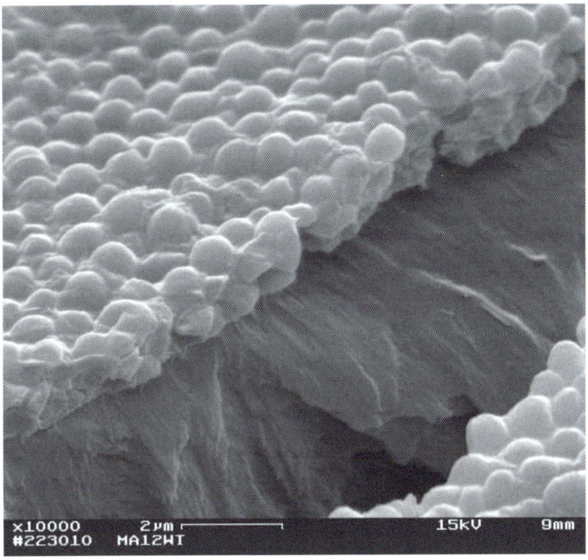

Abb. 3.2. Rasterelektonenmikroskopische Aufnahme eines *Staphylococcus-aureus*-Biofilms auf einer Polystyrenoberfläche

Fremdkörpers ist deshalb in den meisten Fällen unumgänglich. Auch hier besteht noch erheblicher Forschungs- und Entwicklungsbedarf für neue, alternative Therapieansätze.

Genetische und phänotypische Variabilität

Staphylokokken sind bekannt für ihre außerordentliche phenotypische Variabilität. So können Varianten desselben Elternstammes hinsichtlich zahlreicher Eigenschaften wie z. B. Koloniemorphologie, Wachstumsgeschwindigkeit, Hämolyse oder Antibiotikaempfindlichkeit stark variieren. Es wird angenommen, dass diese Flexibilität erheblich zur schnellen Anpassung der Bakterien an veränderte Umweltbedingungen beiträgt. Auch Adhärenz und Biofilmbildung sind Gegenstand dieser heterogenen Genexpression [19]. Dabei hängt die Biofilmbildung stark von äußeren Bedingungen wie Nährstoffangebot, Temperatur und Osmolarität ab. Interessanterweise gehören aber auch subinhibitorische Konzentrationen bestimmter Antibiotika (Streptogramine, Tetrazykline) zu den Faktoren, die die Biofilmexpression induzieren können [13]. Neben diesen regulatorischen Einflüssen existieren zusätzlich genetische Mechanismen, mit deren Hilfe die Biofilmbildung variiert werden kann. Dazu gehören reversibel Geninaktivierungen durch Insertionselemente, durch die die PIA-Synthese alternierend an- und abgeschaltet wird [10, 18]. Außerdem kommt es im Genom Biofilm-bildender *Staphylococcus epidermidis* häufig zu großen DNA-Umorganisationen und auch zu Deletionen der an der Biofilmbildung beteiligten *ica*-Gene [16].

Ein weiteres Phänomen klinischer *Staphylococcus-epidermidis-* und *Staphylococcus-aureus*-Stämme ist die Bildung so genannter Small-colony-Varianten

(SCVs). Sie werden besonders in der Orthopädie im Zusammenhang mit chronischen Infektionen gefunden [12]. Sie zeichnen sich durch eine niedrige Wachstumsrate, intrazelluläre Persistenz und Überleben, eine verminderte Exoproteinproduktion und eine erhöhte Resistenz gegenüber Antibiotika aus [11]. Diese Eigenschaften sind möglicherweise durch spontane Defekte in der Hämin- und Menadionsynthese verursacht, die als Konsequenz zu einer Beeinträchtigung aller energieabhängigen Prozesse in der Zelle führen [14]. SCVs können zumindest *in vitro* durch geringe Gentamicin-Konzentrationen induziert werden. Da SCVs sehr leicht wieder zum vollvirulenten Phänotyp revertieren können, werden sie heute als ein wichtiges bakterielles Reservoir für chronische und rekurrierende Infektionen angesehen.

FAZIT FÜR DIE PRAXIS

Trotz der großen Bedeutung von Staphylokokken als Erreger nosokomialer Infektionen ist überraschend wenig darüber bekannt, welche Mechanismen und Faktoren zur Etablierung dieser Bakterien im Hospitalmilieu beigetragen haben. Da Staphylokokken auch zur gesunden Hautflora gehören, ist die Unterscheidung von pathogenen Isolaten und Kulturkontaminanten besonders schwierig. Die Forschungsarbeiten der letzten Jahre haben gezeigt, dass nahezu alle Vertreter des Genus durch eine Reihe von Faktoren in der Lage sind, auf Polymer- und Metalloberflächen zu adhärieren. Die Biofilmbildung scheint dagegen eine spezifische Eigenschaft bestimmter *Staphylococcus-epidermidis*-Stämme zu sein, die als Marker für die Unterscheidung pathogener und kommensaler Stämme geeignet ist. Phänotypische Variabilität und genetische Flexibilität sind weitere Eigenschaften, die als Ursache für den Erfolg dieser Erreger in Frage kommen. Es ist sehr wahrscheinlich, dass die Präsenz mobiler DNA-Elemente wie Insertionssequenzen, Transposons-Phagen, Plasmide und Pathogenitätsinseln für die Genomflexibilität nosokomialer Isolate verantwortlich ist und beim Erwerb, dem Austausch oder auch dem Verlust bestimmter Resistenz- und Virulenzeigenschaften eine Rolle spielen. Das Verständnis dieser Zusammenhänge kann neue Einblicke in die Pathogenese nosokomialer Staphylokokkeninfektionen erbringen und so die Grundlage für künftige Therapie- und Präventionsansätze bilden.

Literatur

1. Berger-Bächi B (1999) Genetic basis of methicillin resistance in Staphylococcus aureus. Cell Mol Life Sci 56: 764–770
2. Cho SH, Naber K, Hacker J, Ziebuhr W (2002) Detection of the *ica*ADBC gene cluster and biofilm formation in *Staphylococcus epidermidis* isolates from catheter-related urinary tract infections. Int J Antimicrob Agents 19: 570–575
3. Foster TJ, Hook M (1998) Surface protein adhesins of *Staphylococcus aureus*. Trends Microbiol 6: 484–488
4. Götz F (2002) Staphylococcus and biofilms. Mol Microbiol 43: 1367–1378
5. Heilmann C, Hussain M, Peters G, Götz F (1997) Evidence for autolysin-mediated primary attachment of *Staphylococcus epidermidis* to a polystyrene surface. Mol Microbiol 24: 1013–1024

6. Heilmann C, Thumm G, Chhatwal GS, Hartleib J, Uekotter A, Peters G (2003) Identification and characterization of a novel autolysin (Aae) with adhesive properties from *Staphylococcus* epidermidis. Microbiology 149: 2769–2778
7. Hell W, Meyer HG, Gatermann SG (1998) Cloning of aas, a gene encoding a *Staphylococcus saprophyticus* surface protein with adhesive and autolytic properties. Mol Microbiol 29: 871–881
8. Hiramatsu K, Okuma K, Ma XX, Yamamoto M, Hori S, Kapi M (2002) New trends in *Staphylococcus aureus* infections: glycopeptide resistance in hospital and methicillin resistance in the community. Curr Opin Infect Dis 15: 407–413
9. Kresken M, Hafner D, Schmitz F-J, Wichelhaus TA für die Studiengruppe (2003) Resistenzsituation bei klinisch wichtigen Infektionserregern gegenüber Antibiotika in Deutschland und im mitteleuropäischen Raum. Bericht über die Ergebnisse einer multizentrische Studie der Arbeitsgemeinschaft Empfindlichkeitsprüfung & Resistenz der Paul-Ehrlich-Gesellschaft für Chemotherapie e. V. aus dem Jahre 2001. Antiinfective Intelligence, Bonn
10. Loessner I, Dietrich K, Dittrich D, Hacker J, Ziebuhr W (2002) Transposase-dependent formation of circular IS256 derivatives in *Staphylococcus epidermidis* and *Staphylococcus aureus*. J Bacteriol 184: 4709–4714
11. McNamara PJ, Proctor RA (2000) *Staphylococcus aureus* small colony variants, electron transport and persistent infections. Int J Antimicrob Agents 14: 117–122
12. Proctor RA, van Langevelde P, Kristjansson M, Maslow JN, Arbeit RD (1995) Persistent and relapsing infections associated with small-colony variants of *Staphylococcus aureus*. Clin Infect Dis 20: 95–102
13. Rachid S, Ohlsen K, Witte W, Hacker J, Ziebuhr W (2000) Effect of subinhibitory antibiotic concentrations on polysaccharide intercellular adhesin expression in biofilm-forming Staphylococcus epidermidis. Antimicrob Agents Chemother 44: 3357–3363
14. von Eiff C, Heilmann C, Proctor RA, Woltz C, Peters G, Götz F (1997) A site-directed *Staphylococcus aureus hem*B mutant is a small-colony variant which persists intracellularly. J Bacteriol 179: 4706–4712
15. Weigel LM, Clewell DB, Gill SR, Clark NC, McDougal LK, Flannagan SE, Kolonay JF, Shetty J, Killgore GE, Tenover FC (2003) Genetic analysis of a high-level vancomycin-resistant isolate of *Staphylococcus aureus*. Science 302: 1569–1571
16. Ziebuhr W, Dietrich K, Trautmann M, Wilhelm M (2000) Chromosomal rearrangements affecting biofilm production and antibiotic resistance in a *Staphylococcus epidermidis* strain causing shunt-associated ventriculitis. Int J Med Microbiol 290: 115–120
17. Ziebuhr W, Heilmann C, Gotz F, Meyer P, Wilms K, Straube E, Hacker J (1997) Detection of the intercellular adhesion gene cluster (*ica*) and phase variation in *Staphylococcus epidermidis* blood culture strains and mucosal isolates. Infect Immun 65: 890–896
18. Ziebuhr W, Krimmer V, Rachid S, Loessner I, Götz F, Hacker J (1999) A novel mechanism of phase variation of virulence in *Staphylococcus epidermidis*: evidence for control of the polysaccharide intercellular adhesin synthesis by alternating insertion and excision of the insertion sequence element IS256. Mol Microbiol 32: 345–356
19. Ziebuhr W, Loessner I, Krimmer V, Hacker J (2001) Methods to detect and analyze phenotypic variation in biofilm-forming Staphylococci. Methods Enzymol 336: 195–205

4 Klassische mikrobiologische Diagnostik im Skelettbereich und neue Methoden

L. Frommelt und M. Herrmann

Einführung

Die mikrobiologische Diagnostik ist bei Infektionen im Skelettsystem von Bedeutung, da für die z. T. lang dauernde und hochdosierte Antibiotikagabe die Kenntnis des Erregers und seiner Resistenz einen Bestandteil des Therapiekonzeptes darstellt und der Patient nicht unnötigen Risiken durch unerwünschte Wirkungen der Antibiotika ausgesetzt werden darf.

Die Osteomyelitis ist eine Infektionskrankheit, die alle Strukturen des Knochens befällt mit der Tendenz zur kontinuierlichen Ausbreitung. Sie führt unbehandelt nahezu immer zu einer Zerstörung der organischen Knochensubstanz, zu Nekrosen und zur Apposition von neuem Knochengewebe. Auf diese Weise können Sequester und so genannte Totenladen entstehen. Durch die anorganische Matrix ist das Knochengewebe nicht expandierbar, so dass eine Entzündung zu einer Druckerhöhung führt, die die Blutversorgung beeinträchtigt, die Bildung von Nekrosen fördert und so entzündetes Knochengewebe zu einem funktionellen „lower compartment" im Sinne der Pharmakologie macht [6]. Pathogenetisch ist die Adhäsion von Bakterien an der Knochen- und Bindegewebematrix, wie auch an implantierten Fremdmaterialien, von Bedeutung [4]. Diese sessilen Erreger weisen häufig höhere minimale Hemmkonzentrationen auf als planktonische Formen und erfordern aufgrund einer verlängerten Generationszeit eine verlängerte Antibiotikatherapie [3, 16, 17].

Die Arthritis ist eine Entzündungsreaktion des Gelenkinnenraumes und wird von Infektionserregern auf unterschiedliche Weise ausgelöst. Hier spielen neben dem Gelenkempyem reaktive, Infekt-assoziierte Arthritiden eine Rolle, die auch durch Viren verursacht sein können [10, 11].

Für einen qualifizierten Erregernachweis, der bei diesen Infektionen erforderlich ist, muss die mikrobiologische Diagnostik unter optimierten Bedingungen erfolgen, die die Zusammenarbeit aller beteiligten Fachdisziplinen erfordert, um klinisch relevante, valide Ergebnisse zu erhalten.

Der diagnostische Prozess

Die mikrobiologische Diagnostik lässt sich als Prozess beschreiben, wobei dies den Vorteil hat, dass auch der Weg in das Labor und die Bewertung am Kranken-

bett mit erfasst werden. Der Prozess beginnt mit der Indikation zu Untersuchung und endet mit der Validierung als Grundlage für eine Therapie. Dieser Prozess gliedert sich in drei Abschnitte:
1. die präanalytische Phase,
2. die analytische Phase,
3. die postanalytische Phase.

Die Ergebnisqualität wird von der Qualität der Einzelprozesse und ihrer Abstimmung aufeinander bestimmt. Da jeder Prozess für sich genommen optimiert sein kann, ohne dass die Ergebnisqualität zufriedenstellend ist, müssen alle Prozessbeteiligten die Stärken und Schwächen der Einzelprozesse kennen und für ihren Prozessabschnitt die erforderlichen Informationen erhalten. Es bedarf also eines angemessenen Schnittstellenmanagements durch strukturierte Kommunikation über die Schnittstellen hinweg. Die relevanten Schnittstellen befinden sich bei Übergabe der Probe an das Labor und bei Übergabe des Analyseergebnisses an die Klinik. Typische Schnittstellenfehler schließen beispielsweise unzureichende klinische Angaben ein, aufgrund derer diagnostische Spezialverfahren zum Nachweis langsam wachsender oder schwer kultivierbarer Erreger überhaupt nicht zum Einsatz kommen. Beispiel dafür ist der fehlende Hinweis auf einen Tuberkuloseverdacht: Fehlt er, wird das Material in der Regel als steril befundet, da die entsprechenden Spezialverfahren nicht angewendet wurden. Aber auch bei der Befundübermittlung kann es sein, dass nicht interpretierbare oder sinnlose Messwerte mitgeteilt werden. Ein Beispiel aus der Mikrobiologie ist die Mitteilung von irrelevanten Messwerten, wie Antibiogrammen bei Keimen, die offenkundig zur Standortflora gehören und keine therapeutischen Bedeutung haben. Hier besteht die Gefahr, dass durch einen unerfahrenen Therapeuten unnötige und unter Umständen aufgrund ihrer Nebenwirkungen gefährliche Therapien eingeleitet werden.

Allen Infektionen im Skelettsystem ist gemeinsam, dass sie sich in der Regel durch eine geringe Keimzahl in den Proben auszeichnen, und insbesondere bei den Fremdkörper-assoziierten Infektionen ist die Abgrenzung von Kontaminationen aus der Hautflora von besonderer Bedeutung für die Bewertung des kulturellen Ergebnisses.

Wann soll untersucht werden?

Jeder klinische Verdacht auf eine Knochen- und Gelenkinfektion stellt eine Indikation zur mikrobiologischen Untersuchung dar. Da das verwendete mikrobiologische Diagnostikverfahren nicht für alle Verdachtsdiagnosen gleich ist, sowohl was die Art der relevanten Proben als auch die Analysengänge betrifft, muss die Verdachtsdiagnose konkretisiert werden. Lokalisation der Infektion, Klinik und Anamnese geben Hinweise auf die mögliche Ätiologie der Infektion, so beispielsweise, ob eine bakterielle oder virale Genese in Betracht kommt oder ob es sich möglicherweise um eine reaktive Arthritis im Rahmen einer Campylobacter-Enteritis handelt. Die wesentlichen in Frage stehenden Diagnosen sind in der folgenden Übersicht aufgeführt.

Diagnosen im Bereich des Bewegungsapparates, die eine mikrobiologische Untersuchung erfordern

- Hämatogene Osteomyelitis
  - Kindesalter
  - Nosokomial
- Sekundär fortgeleitete Osteomyelitis
  - Posttraumatisch
  - Vaskuläre Insuffizienz
  - Implantat-assoziiert (z. B. periprothetische Infektion)
- Arthritis
  - Infektiös-septisch
  - Infekt-assoziiert
  - Viral

Die Auswahl geeigneter Proben und Untersuchungsverfahren hängt von der klinischen Verdachtsdiagnose und der Anamnese des Erkrankten ab. Bei Verdacht auf Virusinfektionen stehen serologische Untersuchungen im Vordergrund. Bei bakteriellen Infektionen sind kulturelle Methoden zum Erregernachweis das Standardverfahren, die die Erregeranzucht ermöglichen und die Voraussetzung für eine Resistenzbestimmung sind [1, 2, 5]. Molekularbiologische Methoden zum Nachweis bakterieller Nukleinsäuren sind momentan, außer bei speziellen Fragestellungen, wie dem Nachweis von Mykobakterien oder dem *MecA*-Gen bei Staphylokokken für die Routinediagnostik nicht verfügbar oder evaluiert.

In Tabelle 4.1 sind für unterschiedliche klinische Situationen angemessene Proben bzw. Untersuchungsverfahren aufgeführt und bezüglich ihrer diagnostischen Relevanz bewertet.

Die Probengewinnung für serologische Untersuchungen oder Nukleinsäure-Amplifikationstest(NAT)-Techniken ist unproblematisch und in der Regel „selbsterklärend". Für molekularbiologische Untersuchungen sollte die Art der Probe mit dem untersuchenden Labor abgeklärt werden. Bei Blutkulturen ist darauf zu achten, dass sie unter aseptischen Bedingungen gewonnen werden und dass eine sorgfältige Desinfektion der Durchstichmembran vorgenommen wird, um Kontaminationen zu vermeiden. Auch sollte eine ausreichende Zahl von Blutkulturen gewonnen werden. Bezüglich des Probenvolumens sind die Herstellerangaben zu beachten. Danach erfolgt die Erregeranzucht mittels Kulturverfahren.

Ungeeignete Proben sind Proben, die nicht repräsentativ für die Lokalisation, zu insensitiv oder kontaminationsträchtig sind. Bei den zu erwartenden geringen Keimzahlen ist auch auf ein ausreichendes Probenvolumen zu achten, da die Wahrscheinlichkeit des Erregernachweises mit der Probenmenge zunimmt. Für bakteriologische Kulturverfahren bedeutet das: Biopsien, Gelenkpunktate, Aspiration von Flüssigkeitsansammlungen und – bei Septikämien – Blutkulturen besitzen eine hohe Relevanz. Bei Gelenkpunktaten ist der Erregernachweis in bis zu 90% für Bakterien und in ca. 80% für Tuberkelbakterien möglich [9, 14]. Für die periprothetische Infektion wird für die Gelenkpunktion eine Sensitivität von

Tabelle 4.1. Angemessene Verfahren und Proben für die Abklärung verschiedener Infektionen im Skelettsystem

Läsion	Erreger	Untersuchungsmaterial Verfahren					
		Biopsie	Blutkultur	Gelenkpunktat	Kultur	Serologie	NAT
Osteomyelitis							
hämatogen	*S. aureus*	+	+++	ungeeignet	+++	ungeeignet	?
nosokomial	*S. aureus* *Enterobacteriacae* *P. aeruginosa*	+++	(+)	ungeeignet	+++	ungeeignet	?
Kunstgelenk	CNS, *S. aureus*	+++	ungeeignet	+++	+++	(+)	(+)
posttraumatisch	Diverse	+++	ungeeignet		+++	ungeeignet	?
Arthritis							
15–40Jahre	*N. gonorrhoae*	?	+++	+++	+++	+	+++
pcP	*S. aureus*	?	++	+++	+++	ungeeignet	?
Zeckenbiss	*Borrelia spp.*	ungeeignet			ungeeignet	+++	ungeeignet
reaktiv		ungeeignet		(+)	ungeeignet	+++	(+)
TBC	*M. tuberculosis*	+		+++	+++		(+)[a]
Virale Arthritis							
	Parvo-Virus, HBV, HCV, Röteln	?	ungeeignet	+	ungeeignet	+++	+[b]

Erläuterungen: *NAT* Nukleinsäure-Amplifikationstest; *pcP* rheumatoide Arthritis; *CNS* Koagulase-negative Staphylokokken; *HBV* Hepatitis-B-Virus; *HCV* Hepatitis-C-Virus; *?* nicht validiert; *(+)* in besonderen Fällen gerechtfertigt, nicht generell empfohlen; + möglich, nicht generell empfohlen, ++ geeignet, empfohlen; +++ sehr geeignet, Diagnostik der 1. Wahl.

[a] mögliches Verfahren, für Materialien aus Knochen und Gelenken derzeit nicht validiert; [b] in der Routine für Blutproben als Bestätigungstest etabliert – für Gelenkpunktate und Gewebe derzeit nicht validiert.

86% und eine Spezifität von 94% angegeben [12]. Fistelabstriche und Drainageflüssigkeiten sind ungeeignete Proben, da – mit Ausnahme des Nachweises von *Staphylococcus aureus* – aufgrund von möglichen Kontaminationen des Fistelganges keine sichere Aussage über den Erreger getroffen werden kann. Dies gilt auch für oberflächliche Wundabstriche. Das tiefe Abradat der Fistelwand nach vorheriger Desinfektion des Orificium fistulae kann in Zusammenhang mit der Untersuchung der Gelenkflüssigkeit bei periprothetischen Infektionen für gut fördernde Fisteln eine Zusatzinformation liefern. Intraoperative Abstriche sind bei der zu erwartenden niedrigen Keimzahl unangemessen, da nur Keime an der Oberfläche erreicht werden und die Keimausbeute damit im Gegensatz zu Materialien mit hohen Keimzahlen unmittelbar von der abgestrichenen Fläche abhängt. Es ist damit leicht möglich, die biologische Nachweisgrenze kultureller Verfahren zu unterschreiten. Biopsien aus mehreren makroskopisch verdächtigen Regionen des Operationssitus sind am aussagekräftigsten und beinhalten die Möglichkeit, irrelevante Kontaminationen zu erkennen [8].

Probengewinnung

Gelenkpunktate und diagnostische Biopsien müssen in einem qualifizierten Eingriffsraum und unter aseptischen Bedingungen durchgeführt werden, um den Patienten vor Eintrag von Keimen einerseits und die Proben vor irreführenden Kontaminationen zu schützen [7].

Intraoperative Biopsien sollten aus mehreren Regionen des Operationssitus stammen, wobei makroskopisch verdächtige Regionen zu bevorzugen sind. Bei Fremdkörper-assoziierten Infektionen sollten die Proben aus der Grenzschicht zum umgebenden Gewebe stammen. Das Probenvolumen sollte, wenn möglich, mindestens 1 cm^2 betragen, aber so dimensioniert sein, dass es – insbesondere bei Knochengewebe – in üblichen Kulturgefäßen verarbeitet werden kann. Dies sollte mit dem untersuchenden Labor abgestimmt werden. Bei vorhandenen Fremdkörpern können auch diese eingesandt werden, wobei allerdings die Größe eine kulturelle Untersuchung häufig unmöglich macht. Bei „sperrigen" oder ungewöhnlichen Proben muss das Prozedere vorher mit dem untersuchenden Labor abgesprochen werden.

Probentransport

Da auch empfindliche Erreger zu erwarten sind, ist generell ein rascher Probentransport (<2 Stunden) ins Untersuchungslabor erforderlich. Transportmedien wie Portagerm® (bioMérieux, Marcy l'Etoile, France) oder Portacul® (Becton Dickinson, San José, Kalifornien, USA) sind dazu ausgelegt, die Überlebensfähigkeit unempfindlicher Erreger über verlängerte Transportzeiten zu verbessern; das Überleben anspruchsvoller Erreger ist jedoch auch hierdurch nicht zu gewährleisten. Darüber hinaus sind Transportmedien für die bei Knocheninfektion besonders relevanten Gewebeproben nicht validiert und oft auch nicht geeignet.

Grundsätzlich werden Gewebeproben in einem sterilen Probenröhrchen transportiert. Kleinere Gewebestücke (z. B. Biopsiepartikel) werden durch Zugabe einiger Tropfen steriler Kochsalzlösung feucht gehalten, ein Austrocknen von Gewebeproben ist unbedingt zu vermeiden! Besondere Transportbedingungen (insbesondere: kurze Transportzeiten) sind für Material zur Untersuchung auf Anaerobier zu beachten; hier ist generell eine Rücksprache mit dem Untersuchungslabor sinnvoll.

Probenverarbeitung im Labor

Mikroskopische Untersuchung

Bei Gelenkpunktaten ist eine mikroskopische Untersuchung im der Gramfärbung erforderlich. Bei der infektiös-septischen Arthritis ist der mikroskopische Erregernachweis in über 50% der Fälle möglich und gibt erste Hinweise für eine kalkulierte Antibiotikatherapie [15]. Auch bei der periprothetischen Infektion ergeben sich aus der Leukozytenzahl sowie dem Nachweis von Rhagozyten, Kristallen oder Abriebpartikeln wertvolle Hinweise auf die Art der Gelenkläsion und für die Validierung des kulturellen Ergebnisses [13].

Kulturelle Verarbeitung

Da zur Probengewinnung in nahezu allen Fällen ein chirurgischer Eingriff erforderlich ist und auch eine Gelenkpunktion mit dem Risiko behaftet ist, eine Infektion zu setzen, ist eine Stufendiagnostik, wie sie bei der Diagnostik von z. B. Haut- und Weichteil- oder Atemwegsinfektionen üblich ist, nicht möglich. Die Kulturen müssen auf festen und flüssigen, nährstoffreichen Optimalmedien aerob, anaerob und ggf. unter erhöhter CO_2-Spannung angesetzt werden. Häufig ist eine Bebrütung von 2–4 Tagen ausreichend, aber wenn nach diesem Zeitraum kein Wachstum erfolgt ist, muss die Kultur über 10–14 Tage weiter beobachtet werden. Die Begründung liegt in der Tatsache, dass, ähnlich wie bei Blutkulturen, insbesondere bei der „low grade infection" die Keimzahlen sehr gering sind und diese Keime teilweise konstitutionell lange Anzuchtzeiten benötigen, wie das bei Propionibakterien der Fall ist. Teilweise liegen die Bakterien auch in veränderter, z. T. noch sessiler Form vor. Sessile Bakterien zeichnen sich durch zum Teil extrem verlängerte Generationszeiten aus. So konnten Zak u. Sande bei einem *Staphylococcus-aureus*-Stamm, der von einem Sequester bei Osteomyelitis stammte, eine Verdopplungszeit von über 20 h im Gegensatz zu 35 min bei planktonischen Formen beobachten [17]. Kulturen auf Mykobakterien mit einer Verdoppelungszeit von 18 h zeigen in der Regel erst nach 3–4 Wochen ein sichtbares Wachstum.

In positiven Fall schließen sich an die Isolierung eines Keimes die Identifizierung und die Resistenzprüfung an. Dieses Vorgehen unterscheidet sich nicht vom Vorgehen bei anderen Materialien, allerdings sollte bei resistenten Staphylokokken zusätzlich eine Testung von Rifampicin durchgeführt werden. Bei

Enterokokken ist eine Testung der „high-level resistance" gegenüber Aminoglykosiden, wie bei der Endokarditis, erforderlich.

Kontaminationen

Das Anwachsen von Bakterien in der Kultur hängt einerseits von der Verdoppelungszeit, andererseits von der Menge der vermehrungsfähigen Keime ab. Das bedeutet aber auch, dass Kontaminationen, die meistens in geringer Keimzahl in die Probe eingebracht werden, bei längerer Bebrütungsdauer häufiger nachgewiesen werden, als bei kurzer Beobachtungsdauer. Dies gilt für die Kontamination sowohl bei Probengewinnung als auch während der Bearbeitung im Labor. Ist ein Wachstum nur in einer von mehreren parallel angesetzten Kulturen zu beobachten, liegt der Verdacht einer bakteriellen Kontamination nahe. Es ist deswegen erforderlich, Rückstellmuster der Probe geeignet zu lagern, damit eine Wiederholungsprüfung möglich ist. In Zweifelsfällen und in Abhängigkeit von der Bedeutung der Probe im klinischen Kontext muss eine Untersuchung, wenn dies möglich bzw. in einer Risikoabwägung dem Patienten zumutbar ist, wiederholt werden.

Validierung des Ergebnisses und Befundmitteilung

Für die Validierung des kulturellen Ergebnisses ist es erforderlich, Kontaminationen auszugrenzen bzw. diese unwahrscheinlich zu machen. Neben dem oben beschriebenen Vorgehen ist anhand des Protokolls eine Plausibilitätsprüfung der Daten erforderlich, die im Falle von Unklarheiten im Endbefund mitgeteilt werden müssen. Dies kann auch die Eignung der Probe betreffen, da bei diesem aufwendig gewonnenen Material eine Probenzurückweisung nicht angemessen ist.

Die Bewertung der kulturellen, serologischen und/oder molekularbiologischen Befunde bei Verdacht auf Knochen- oder Knorpelinfektionen kann nur in Zusammenschau mit klinischen, röntgenologischen oder anderen bildgebenden und klinisch-chemischen Daten vorgenommen werden. Dazu gehört auch die Bewertung des gesamten diagnostischen Prozesses vom Entnahmeort über die Beschaffenheit der Probe, den Probentransport und die Verarbeitung im Labor bis zur Befunderstellung.

Erst diese interdisziplinäre Betrachtung sichert die Ergebnisqualität des gesamten Prozesses und gibt eine sichere Basis für eine optimierte Antibiotikatherapie, die in der Lage ist, den Erfolg der in den meisten Fällen erforderlichen chirurgischen Therapie abzusichern.

Entscheidend für ein solches optimiertes Vorgehen ist eine strukturierte Kommunikation über die Fachgrenzen hinweg. Einen Beitrag zur Verbesserung leistet der im Entwurf vorgestellte Qualitätsstandard in der mikrobiologisch-infektiologischen Diagnostik (MIQ) „Infektionen der Knochen und des Knorpels", der sich zurzeit in Abstimmung zwischen den beteiligten Fachgesellschaften, der Deutschen Gesellschaft für Hygiene und Mikrobiologie, der Deutschen

Gesellschaft für Orthopädie und Orthopädische Chirurgie und der Deutschen Gesellschaft für Unfallchirurgie befindet. In diesem MIQ wird die mikrobiologische Diagnostik für den Bereich der Knochen- und Gelenkinfektionen fachübergreifend dargestellt.

FAZIT FÜR DIE PRAXIS

Bei Infektionen von Knochen und Gelenken sind auf Grund der Besonderheit dieser Erkrankungen die mikrobiologische Diagnostik und die Bewertung der Analysenergebnisse im klinischen Kontext von entscheidender Bedeutung für eine optimierte Antibiotikatherapie in Ergänzung zur fast ausnahmslos erforderlichen radikalen chirurgischen Therapie. Der diagnostische Prozess beginnt am Krankenbett mit dem Verdacht auf eine Infektion und kehrt über die Probengewinnung, die mikrobiologische Verarbeitung im Labor und die Befunderstellung ans Krankenbett zurück, wo die interdisziplinäre Zusammenschau aller Befunde zu einem Therapiekonzept führt. Die Ergebnisqualität hängt von der Qualität der einzelnen Prozessabschnitte ab und wird durch die Kommunikation der Prozessbeteiligten bestimmt. Eine strukturierte Kommunikation ist an den Übergängen aus der Klinik ins Labor und zurück erforderlich, um im Einzelfall ein optimiertes Ergebnis zu erzielen.

Literatur

1. Berk RH, Yazici M, Atabey N, Ozdamar OS, Pabuccuoglu U, Alici E (1996) Detection of *Mycobacterium tuberculosis* in formaldehyde solution-fixed, paraffin-embedded tissue by polymerase chain reaction in Pott's disease. Spine 21: 1991–1995
2. Hoeffel DP, Hinrichs SH, Garvin KL (1999) Molecular diagnostics for the detection of musculoskeletal infection. Clin Orthop 360: 37–46
3. Hoyle BD, Alcantara J, Costerton JW (1992) *Pseudomonas aeruginosa* biofilm as a diffusion barrier to piperacillin. Antimicrob Agents Chemother 36: 2054–2056
4. Hudson MC, Ramp WK, Frankenburg KP (1999) *Staphylococcus aureus* adhesion to bone matrix and bone-associated biomaterials. FEMS Microbiol Lett 173: 279–284
5. Jalava J, Skurnik M, Toivanen A, Toivanen P, Eerola E (2001) Bacterial PCR in the diagnosis of joint infection. Ann Rheum Dis 60: 287–289
6. Mader JT, Calhoun JH (2000) Osteomyelitis. In: Mandell GL, Bennett JE, Dolin R (eds) Principles and practice of infectious diseases, 5th edn. Churchill Livingstone, Philadelphia, pp 1182–1196
7. Robert Koch Institut Berlin (2003) Anlage 5.1 13. In: Richtlinie für Krankenhaushygiene und Infektionsprävention. Urban & Fischer, München Jena, S 7–8
8. Schumacher-Perdreau F, Stefanik D, Peters G et al. (1996) A four-year prospective study on microbial ecology of explanted prosthetic hips in 52 patients with „aseptic" prosthetic joint loosening. Eur J Clin Microbiol Infect Dis 15: 160–165
9. Sharp JT, Lidsky MD, Duffy J, Duncan MW (1979) Infectious arthritis. Arch Intern Med 139: 1125–1130
10. Sieper J, Heesemann J, Jilg W (2000) Infekt-assoziierte Arthritis – Reaktive Arthritis. In: Marre R, Mertens T, Trautmann M, Vanek E (eds) Klinische Infektiologie. Urban & Fischer, München, pp 506–518
11. Smith JW, Piercy EA (1995) Infectious arthritis. Clin Infect Dis 20: 225–230
12. Spangehl MJ, Younger AS, Masri BA, Duncan CP (1998) Diagnosis of infection following total hip arthroplasty. Instr Course Lect 47: 285–295

13. Stein A, Drancourt M, Raoult D (2000) Ambulatory management of infected orthopedic implants. In: Waldvogel FA, Bisno AL (eds) Infections associated with indwelling medical devices, 3rd edn. ASM Press, Washington, D.C., pp 211–230
14. Wallace R, Cohen AS (1976) Tuberculous arthritis: A report of two cases with review of biopsy and synovial fluid findings. Am J Med 61: 277–282
15. Ward JR, Atcheson SG (1977) Infectious arthritis. Med Clin North Am 61: 313–329
16. Webb LX, Holman J, de Araujo B, Zaccaro DJ, Gordon ES (1994) Antibiotic resistance in staphylococci adherent to cortical bone. J Orthop Trauma 8: 28–33
17. Zak O, Sande MA (1982) Correlation of in vitro activity of antibiotics with results of treatment in experimental animal models and human infection. In: Sabath LD (ed) Action of antibiotics in patients. Hans Huber, Bern, p 5567

II Osteomyelitis

5 Pathophysiologie

A. Battmann und I. Jürgensen

Knocheninfektionen werden in den Industrienationen seltener. Dies liegt zum einen an den Erfolgen der Präventivmedizin, zum anderen an verbesserten chirurgischen Techniken und den verfügbaren neuen Antibiotika. Die Osteomyelitis wird heute als primäre Form bei Menschen mit eingeschränkter Immunkompetenz [11], d. h. bei Kindern und älteren Mitbürgern beobachtet. Die sekundäre Osteomyelitis stellt eine Komplikation auf dem Boden von Frakturen oder operativen Eingriffen dar.

Primäre Osteomyelitis

Die primäre Osteomyelitis entsteht zumeist auf dem Boden einer hämatogenen Aussaat als so genannte „septische Metastase". Betroffen sind hierbei zumeist Patienten in den zwei ersten oder jenseits der 5. Lebensdekade. Bei Erwachsenen sind zumeist die Diaphysen sowie die Wirbelkörper betroffen (◘ Abbildung 5.1) [1].

Ausgangspunkte können hier eitrige Entzündungen jedweder Lokalisation sein, so z. B. Nabelschnurinfektionen, Pyodermien, Pemphigus, otogene Entzündungen, Furunkulose, Tonsillitis, Otitis, Mastitis, Pneumonien, Abszesse, Phlebitiden, Bisse, Insektenstiche etc. [2, 7].

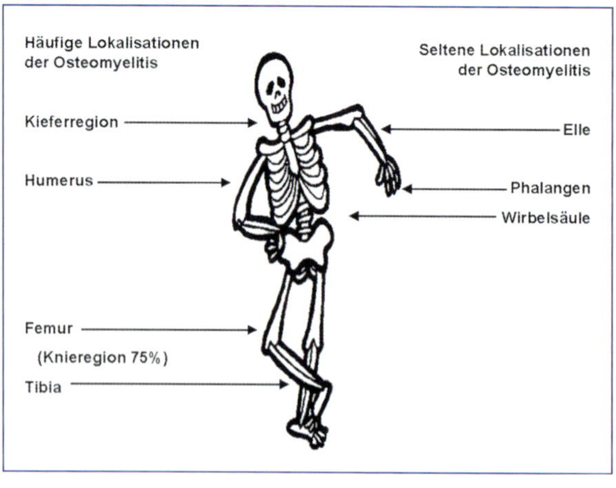

◘ Abb. 5.1. Häufige und seltene Lokalisationen der Osteomyelitis

Pathogenetisch ist der Knochen durch seine besondere, eher langsame Durchblutung gefährdet. Der langsame Blutstrom begünstigt die Ablagerung der Bakterien, entstehende lokale Thrombosen führen zu einer weiteren Durchblutungsminderung und Förderung des Entzündungsprozesses [4]. In 75% aller Fälle sind die langen Röhrenknochen der unteren Extremität betroffen. Bei Kindern im ersten Lebensjahr greift die Entzündung häufig auf Epiphyse und Gelenk über, während sie bei älteren auf die Metaphyse beschränkt bleibt.

Als Erreger treten in 90% der Fälle Staphylokokken auf, jedoch können auch Streptokokken, Klebsiellen, Pseudomonas und Salmonellen die Ursache sein. Als Besonderheit des Säuglingsalters ist hier wiederum die hohe Rate an Infektionen mit Streptokokken (60%) und Enterokokken (30%) anzusehen. Weiterhin kommen aufgrund der besonderen vaskulären Versorgung der Epiphyse auch Übergriffe auf das benachbarte Gelenk vor [6].

Die Symptome der akuten Osteomylitis sind Schmerz, Schwellung, Fieber, lokale Überwärmung und eingeschränkte Funktion.

Sekundäre Osteomyelitis

Die sekundäre Osteomyelitis kommt durch unmittelbares Einbringen eines Erregers in den Knochen zustande. Entstehungsmechanismen sind hier offene traumatische Frakturen, das Einbringen infizierten Materials, z. B. durch Schussverletzungen, offene Knochenabschnitte bei Hautdefekten, z. B. durch eine arterielle Verschlusskrankheit, und operative Eingriffe am Skelettsystem [3]. Der Verlauf der Infektion gleicht dem der akuten Osteomyelitis, wobei jedoch zu berücksichtigen ist, dass z. B. eingebrachtes Osteosynthesematerial eine Ausbreitung außerhalb der anatomisch definierten Kompartimente ermöglicht [2].

Verlauf

Die Osteomyelitis breitet sich im Regelfall zunächst entlang des metaphysären Markraums aus. Durch das knocheneigene Gefäßsystem kann auch die Kompakta durchdrungen und subperiostale Abszesse ausgebildet werden, die häufig perforieren (◘ Abbildung 5.2).

Der durch die Entzündung abgestorbene Knochen bildet den so genannten „Sequester" (◘ Abbildung 5.3).

Die Kambiumschicht des Periosts bildet nun weiterhin neuen Knochen, das so genannte Involucrum. Dieses legt sich schalenartig um das abgestorbene Knochenfragment („Totenlade"). Historische Präparate zeigen teils völlig ummantelte Röhrenknochen. Der neu gebildete Knochen kann jedoch nie die funktionelle Integrität des gesunden Organs erreichen [8] (◘ Abbildung 5.4).

Der Sequester unterhält gleichsam als infizierter Fremdkörper die Infektion, daher steht therapeutisch an erster Stelle eine Entfernung desselben. Nach Entfernung des Sequesters ist grundsätzlich eine Ausheilung möglich, häufig gehen Osteomyelitiden jedoch auch in chronische und rezidivierende Formen über, die auch nach Jahren des Stillstandes wieder aufflackern können.

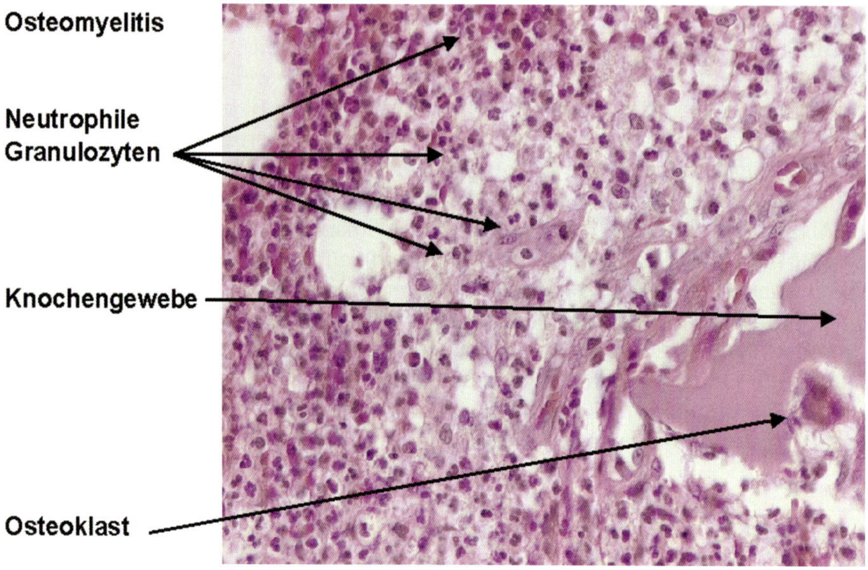

Abb. 5.2. Eitrige Osteomyelitis, Haematoxylin-Eosin, 200 ×. Dicht gelagerte segmentkernige Granulozyten, *rechts* noch im Abbau befindliches Knochenbälkchen mit Osteoklast

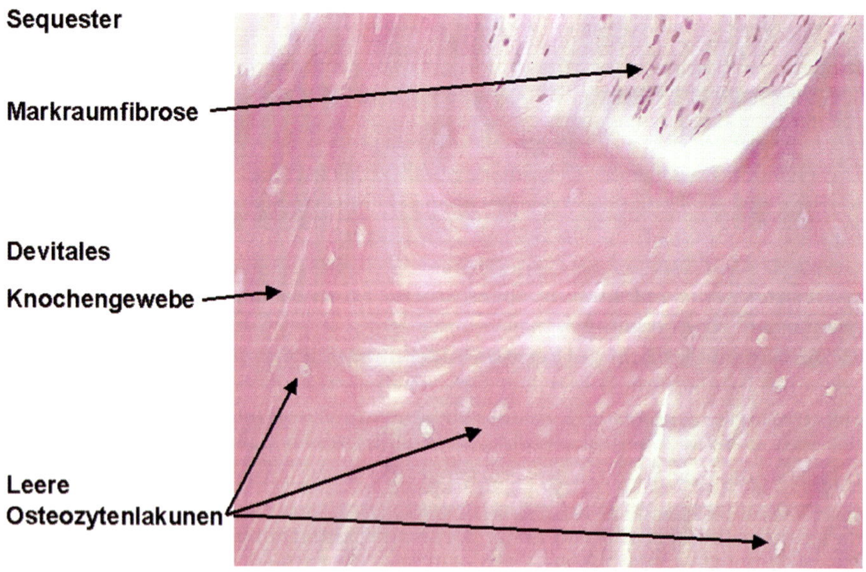

Abb. 5.3. Knochensequester, Haematoxylin-Eosin, 200 ×. Vollständig avitales Knochenfragment mit leeren Osteozytenlakunen und randständiger Fibrose

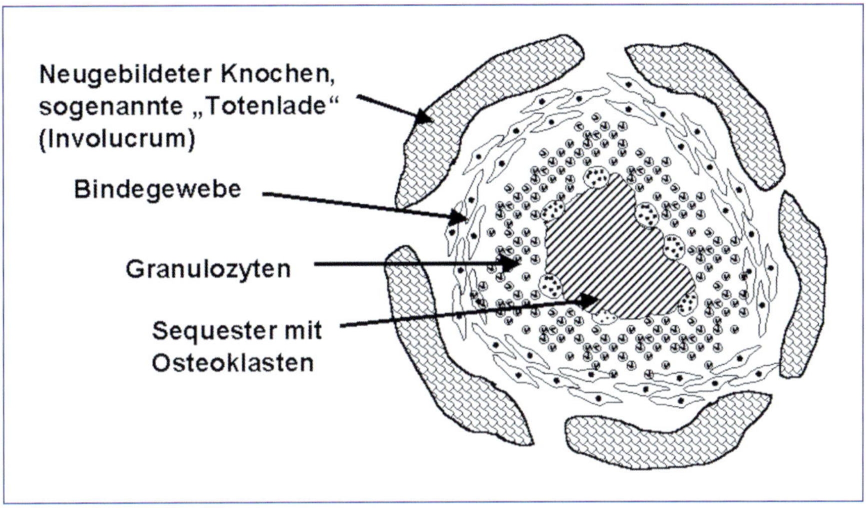

Abb. 5.4. Typischer Aufbau einer eitrigen Osteomyelitis

Komplikationen

Auch nach Jahren können noch Rezidive auftreten. Systemische Komplikationen können in Form weiterer septischer Streuherde auftreten. Gelenkversteifungen sowie Änderungen des Längenwachstums als auch Frakturen sind möglich, bei chronischem Verlauf kann auch eine Amyloidose entstehen [10]

Eine seltene regionäre Komplikation der chronischen, fistelnden Osteomyelitis kann die Ausbildung eines Plattenepithelkarzinoms im Bereich der Fistelgangsysteme sein [12].

Spezifische Osteomyelitis

Die durch Tuberkuloseerreger verursachte Osteomyelitis ist in den Industrienationen selten geworden. Die früher durch die Milch infizierter Kühe verursachte Verbreitung der Tuberkuloseerreger wurde durch eine konsequente Beseitigung der befallenen Kuhbestände nahezu vollständig zum Verschwinden gebracht.

Die Aussaat erfolgt hämatogen. Besonders gefährdet für eine Frühstreuung sind heutzutage Patienten mit kompromittierter Immunabwehr und/oder großen tuberkulösen Primärkomplexen. Eine Spätstreuung kann als folge „ruhender“ Infektionen im höheren Lebensalter oder bei Einschränkung der Immunabwehr z. B. durch konsumierende Erkrankungen oder Steroidbehandlungen stattfinden. In 20% der Fälle zeigen die Patienten eine begleitende Pleuritis exudativa [9].

Prädilektionsort der tuberkulösen Osteomyelitis ist die Wirbelsäule, zumeist unter dem Bild einer Spondylodiszitis tuberculosa (weiteres in gleichnamigem

Kapitel dieses Buches). Weitere Prädilektionsstellen sind das Hand- oder Fußskelett sowie die großen Gelenke.

Differentialdiagnose

Osteomyelitiden müssen differentialdiagnostisch von Osteosarkomen abgegrenzt werden. Der so genannte „Brodie-Abszess" kann hierbei in langen Röhrenknochen dem radiologischen Bild eines Osteosarkoms entsprechen. Weitere wichtige Differentialdiagnosen sind das Ewing-Sarkom und maligne Lymphome.

FAZIT FÜR DIE PRAXIS

Die bakteriell bedingte Osteomyelitis breitet sich in der Regel im metaphysären Markraum aus. Entlang des knocheneigenen Gefäßsystems kann auch die Kompakta durchdrungen werden. Der durch die Entzündung nekrotische Knochen bildet den so genannten Sequester, der quasi als infizierter Fremdkörper die Entzündung unterhält. Komplikationen sind chronische und rezidivierende Verläufe. Knochentuberkulosen sind in den Industrienationen selten geworden. Differentialdiagnostisch ist die Osteomyelitis gelegentlich von Sarkomen abzugrenzen.

Literatur

1. Adler CP (1983) Knochenentzündung. In: Adler CP (Hrsg) Knochenkrankheiten, Thieme, Stuttgart New York, S 101–127
2. Bohm E, Josten C (1992) What's new in exogeneous ostemyelitis? Pathol Res Pract 188: 254–258
3. Eerenberg JP, Patka P, Haarmann HJ, Dwars BJ (1994) A new model for posttraumatic osteomyelitis in rabbits. J Invest Surg 7: 453–465
4. Hienz SA, Sakamoto H, Flock JI et al. (1995) Development and characterization of a new model of hematogeneous osteomyelitis in the rat. J Inf Dis 171: 1230–1236
5. Jensen AG, Espersen F, Skinhoj P et al. (1993) *Staphylococcus aureus* meningitis. A review of 104 nationwide consecutive cases. Arch Intern Med 153: 1902–1908
6. Laughlin RT, Sinha A, Calhoun JH, Mader JT (1994) Osteomyelitis. Curr Opin Rheumatol 6: 401–407
7. Lavery LA, Harkless LB, Ashry HR, Felder Johnson K (1994) Infected puncture wounds in adults with diabetes: risk factors for osteomyelitis. J Foot Ankle Surg 33: 561–566
8. Lennert K (1965) Pathologische Anatomie der Osteomyelitis. Verh Dtsch Orthop Ges 27–64
9. Perrone C, Saba J, Behloul Z et al. (1994) Pyogenic and tuberculous spondylodiscitis (vertebral osteomyelitis) In 80 adult patients. Clin Infect Dis 19: 746–750
10. Delling G (1997) Skelettsystem. In: Remmele W (Hrsg) Pathologiem Bd 5. Springer, Berlin Heidelberg New York, S 297–316
11. Trueta J (1959) The three types of acute hematogenous osteomyelitis. J Bone Joint Surg (Br) 41: 671–680
12. Wening JV, Stein M, Langendorff U, Delling G (1989) Chronische Osteomyelitis und Fistelcarcinom. Langenbecks Arch Chir 374: 55–59

Osteomyelitis: Bildgebung mit Magnetresonanztomographie (MRT) 6

W. KENN

Aus pathologisch-anatomischer sowie aus klinischer Sicht unterscheidet man entsprechend der Eintrittspforte zwischen akuter und chronischer hämatogener Osteomyelitis einerseits sowie zwischen akuter und chronisch exogener (sog. posttraumatischer und postoperativer) Osteomyelitis andererseits. Als so genannte sekundäre Form wird die Form bezeichnet, bei der die Infektion im Wesentlichen von dem umgebenden Weichteilmantel ausgeht. Aus radiologischer Sicht bleibt festzuhalten, dass sich das kernspintomographische Erscheinungsbild der verschiedenen Verlaufsformen überschneiden kann und eine Vielzahl möglicher Differentialdiagnosen beachtet werden muss, wobei in vielen Fällen eine definitive Klärung auch unter Berücksichtigung des klinischen Kontextes nur durch eine Probebiopsie erfolgen kann.

Unbestritten ist die hohe Sensitivität der Magnetresonanztomographie (MRT) in der Detektion der Osteomyelitis. Ihre Sensitivität liegt, vergleichbar mit der der Skelettszintigraphie, bei annähernd 100%, wohingegen die Spezifität in der Größenordnung von 50–60% liegt (Skelettszintigraphie 18–25%). Auch wenn in der Literatur Einzelberichte [3] einer falsch-negativen MR-Untersuchung vorliegen (maskiert durch eine exzessive Markraumsiderose), schließt eine negative MRT eine Osteomyelitis nahezu aus. Dabei ist bei der Sequenzwahl eine T2-gewichtete fettunterdrückte Sequenz (Inversion-recovery-Technik oder spektrale Fettsättigung) von entscheidender Bedeutung, insofern es bei der Verwendung von T2-gewichteten Turbo-SE-Techniken durch die künstliche Signalüberhöhung des Fettgewebes zu einer Demaskierung des Markraumödems kommen kann. Im T1-gewichteten Bild stellt sich die Osteomyelitis als Areal erniedrigter Signalintensität dar. Die erhöhte Vaskularität und Gefäßwandpermeabilität im entzündlichen Areal führt zu einer Kontrastmittelaufnahme. Abszesse zeigen das typische Bild eines ringförmigen Enhancement mit zentral liquiden Anteilen. Ein Brodie-Abszess zeigt ein charakteristisches Bild mit dem so genannten „Penumbra-Zeichen" [2]. Sequestrierungen weisen eine niedrige Signalintensität in beiden T1- und T2-gewichteten Sequenzen sowie eine fehlende Kontrastmittelaufnahme auf. Fisteln zeigen ein variables MR-Bild in Abhängigkeit von der Zusammensetzung des Fistelinhalts, typisch ist jedoch die tubuläre Kontrastmittelaufnahme im Verlauf entzündlich aktiver Fisteln.

Die hohe Sensitivität sowohl für die Markraumveränderungen als auch für die Weichteilsituation bedingt eine Reihe diagnostischer Probleme, die letztendlich die mäßige Spezifität der MRT erklären.

1. Bei der akuten Osteomyelitis ist die Unterscheidung einer Weichteilinfektion von einem begleitendem Weichteilödem oft nicht möglich. Dies ist jedoch klinisch weniger von Belang als die Unterscheidung, ob das Markraumödem bei einer primären Weichteilinfektion als Osteomyelitis interpretiert werden kann (so genannte sekundäre Osteomyelitis) oder ob es sich um eine so genannte Begleitosteitis handelt. Für eine sekundäre Osteomyelitis sprechen ein über die Kontaktzone mit dem entzündlichen Weichteilprozess hinausgehendes Markraumödem, kortikale Erosionen sowie periostale Knochenneubildungen.
2. Bei einer septischen Arthritis ist die Differenzierung einer sekundären Osteomyelitis von einem reaktiven Markraumödem oft nicht möglich. Für die Osteomyelitis sprechen die Einseitigkeit der Markraumveränderung sowie das Vorhandensein von Erosionen und periostalen Reaktionen.
3. Die Unterscheidung von einem regelhaften postoperativen Zustand und einer postoperativen Sekundärinfektion kann u. U. unmöglich sein und sollte in Zusammenschau mit dem klinischen Bild erfolgen. Veränderungen, die auf das Operationsareal und den Zugangsweg begrenzt sind, sprechen für einen Zustand nach Operation. Gehen die Veränderungen weit darüber hinaus und sind periostale Reaktion, erosive Veränderungen, Sequester oder gar Abszedierungen abgrenzbar, so ist von einer sekundären Osteomyelitis auszugehen.

Akute hämatogene Osteomyelitis

Fast alle Patienten mit einer akuten hämatogen Osteomyelititis sind jünger als 21 Jahre, wobei in mehr als 90% der Fälle die Röhrenknochen befallen sind; ein Befall der Röhrenknochen im Erwachsenenalter stellt eine Rarität dar, wohingegen die Wirbelkörperosteomyelitis keine Seltenheit ist.

Die primär hämatogene Osteomyelitis beginnt in der Regel metaphysär, bei Kindern unter einem Jahr kann sich die Osteomyelitis wegen der die Wachstumsfuge perforierenden Kapillaren nach epiphysär ausbreiten (infantiler Typ), während die Osteomyelitis jenseits des 1. Lebensjahres (Kleinkindtyp) wegen der Barriere Epiphyse vorwiegend auf die Metaphyse beschränkt bleibt (siehe Kap. 15). In großen Gelenken (Schulter, Hüfte, Knie) kann sich die Infektion jedoch via Gelenk nach epiphysär ausbreiten, wenn die Gelenkkapseln z. B. die Metaphysen umgreifen. Im Erwachsenenalter (Erwachsenentyp) ist eine hämatogene Osteomyelitis eine Rarität, die Lokalisation ist vorwiegend epiphysär und eine Involvierung benachbarter Gelenke leicht möglich, da die Epiphysenfuge als Barriere wegfällt (◘ Abbildung 6.1 und ◘ 6.2).

Akute exogene Osteomyelitis

Sie bezeichnet die Gruppe der Osteomyelitiden, die akut nach einem Trauma, einer Weichteil- oder Gelenkinfektion auf den Knochen übergreifen (◘ Abbildung 6.3).

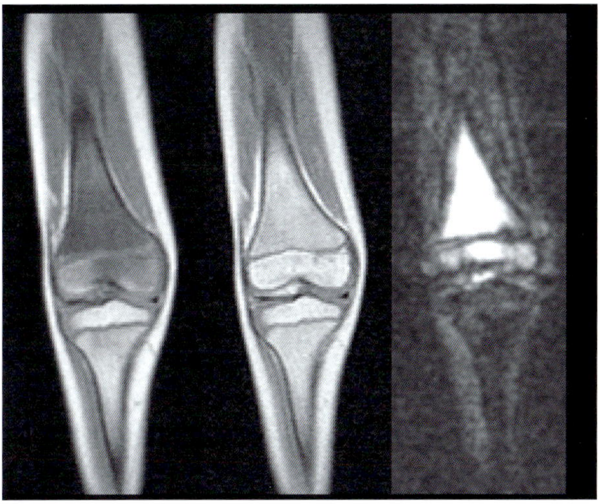

Abb. 6.1.
Akute Osteomyelitis eines 9-jährigen Jungen. Ausgedehnter metaphysärer Befall. Mitbeteiligung der Epiphyse. T1-gewichtete Spin-Echo- (SE)-Sequenz vor und nach i.v.-Kontrastmittelgabe. *Rechts* T2-gewichtete TIRM-Sequenz

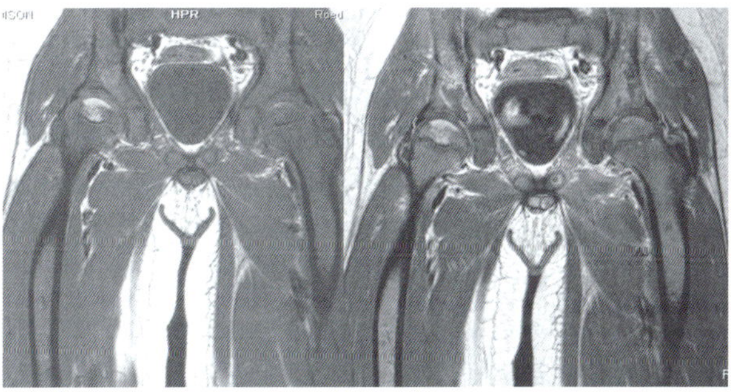

Abb. 6.2.
Septische multifokale Osteomyelitis vor *(linkes Bild)* und nach i.v. Kontrastmittelgabe *(rechts)*. Einschmelzende Herde erst nach i.v.-Kontrastmittelgabe abgrenzbar! Wichtige Differentialdiagnose Lymphom

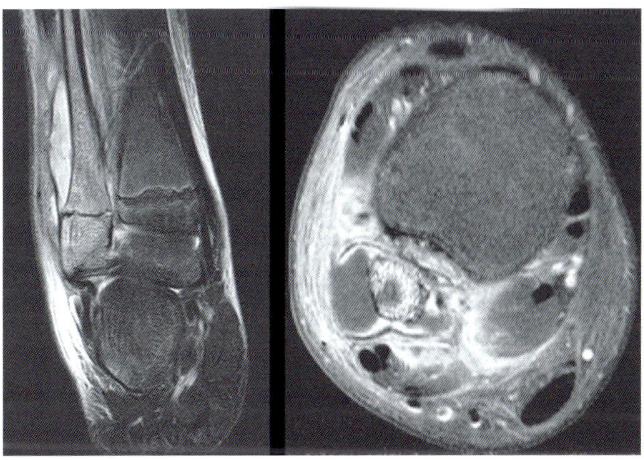

Abb. 6.3.
T1-gwichtete SE-Sequenz post Kontrast (fettsupprimiert). Weichteilinfektion mit sekundärer Ausbreitung in die Fibula

Subakute und chronische hämatogene Osteomyelitis

Zu den in der Literatur erwähnten Erkrankungen werden die Plasmazellosteomyelitis, der Brodie-Abszess und die chronisch-sklerosierende Osteomyelitis Garré gezählt. Bei diesen Formen einer plasmazellulären und/oder lymphozytären Osteomyelitis, zu denen möglicherweise auch die so genannte chronisch rezidivierende multifokale Osteomyeliltis (CMRO) des Kindesalters und der so genannte Synovitis-Acne-pustulosis-Hyperostosis-Osteitis(SAPHO)-Komplex des Erwachsenenalters gehören, handelt es sich möglicherweise um unterschiedliche Manifestationsformen einer subakut bis chronisch verlaufenden abakteriellen Osteomyelitis.

Einen typisches MR-radiologisches Bild zeigt der Brodie-Abszess mit dem so genannten „Penumbra-Zeichen", das in 75% der Fälle zu finden ist. Es bezeichnet im T1-gewichteten Bild die signalreiche Ringstruktur zwischen dem signalarmen peripheren Halo in der zentralen Kavität (◘ Abbildung 6.4).

Die chronische rezidivierende multifokale Osteomyelitis (CRMO) als Oberbegriff umfasst eine Vielzahl subakut und chronisch verlaufender plasmazellulärer und/oder lymphozytärer Osteomyelitiden des Kindesalters (5–10 Jahre), die auch unifokal vorkommen und rezidivfreie Verläufe über mehr als 10 Jahre zeigen können. Sie zeigen konventionell radiologisch wie auch im MRT ein zum Teil buntes Bild mit periostalen Appositionen, osteolytischen, osteosklerotisch-hyperostotischen Veränderungen, homogenen Markraumödemen mit Kontrastmittelaufnahme sowie fokal umschriebenen Läsionen (◘ Abbildung 6.5).

Pustulöse Hauteffloreszenzen werden in gut einem Viertel angetroffen, genauso wie sklerosierende, z. T. symmetrische Veränderungen der Klavikula.

Zu den subakuten und chronisch verlaufenden Osteomyelitiden des Erwachsenalter zählt das so genannte Synovitis-Acne-pustulosis-Hyperostosis-Osteitis-Syndrom (SAPHO). Pustulöse und plantare Hautveränderungen finden sich in weniger als 40% der Patienten. Betroffen sein können Achsenskelett, Röhrenknochen sowie flache Knochen; typisch ist ein Befall von Sternum, Klavikula und vorderer, oberer Rippe (sternokostoklavikuläre Hyperostose) (◘ Abbildung 6.6).

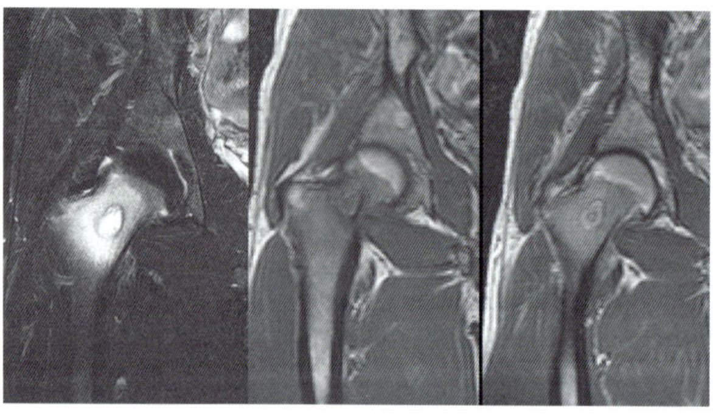

◘ Abb. 6.4. Typischer Brodie-Abszess mit so genanntem „Penumbra-Zeichen"

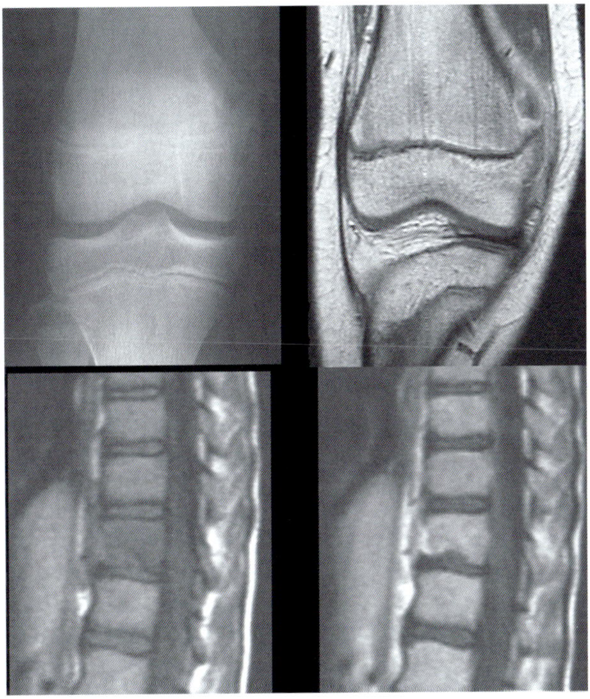

Abb. 6.5.
9-jähriges Mädchen mit Schmerzen im rechten Knie und in der Wirbelsäule. Chronisch-rezidivierende multifokale Osteomyelitits (CRMO)

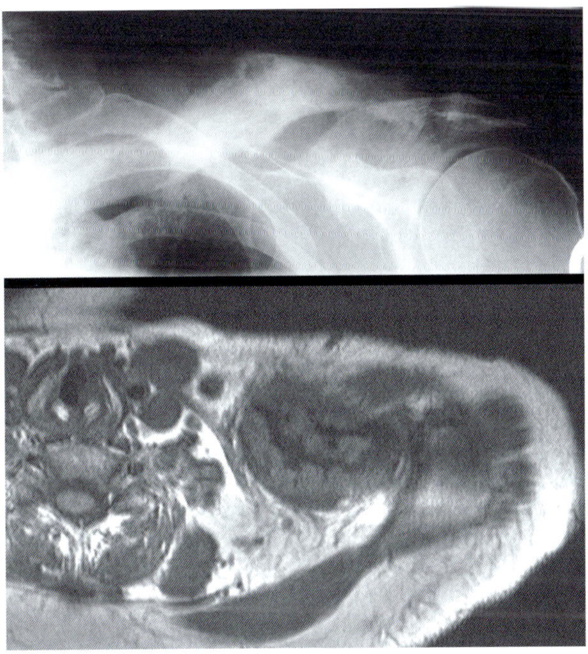

Abb. 6.6.
64-jährige Patientin mit SAPHO-Syndrom. Klinisch keine Hauteffloreszenzen

Chronische exogene posttraumatische Osteomyelitis

Die Sensitivität der MRT wird in der Literatur mit 100% angegeben bei einer Spezifität von 50–60% und liegt in Studien im direkten Vergleich mit der Skelettszintigraphie, kombiniert mit dem Leukozytenscan, damit um etwa 20% bzw. 10% höher [1]. In Einzelfällen kann die Unterscheidung von einem regelhaften postoperativen Zustand und einer postoperativen Sekundarinfektion u. U. unmöglich sein, eine Klärung ist dann nur anhand des klinischen Verlaufes möglich (siehe oben). Eine negative MRT schließt mit an Sicherheit grenzender Wahrscheinlichkeit einen entzündlichen Prozess aus (◘ Abbildung 6.7).

Wichtige Differentialdiagnosen

Eine der wichtigsten und manchmal sehr schwierigen Differentialdiagnosen der chronischen Osteomyelitis im Kindes- und Adoleszentenalter ist das Ewing-Sarkom. Als Unterscheidungskriterium können gelten: metaphysäre Lokalisation, nicht unterbrochene, regelmäßige Knochenneubildung sowie eine ödematöse Verwischung der Trennlinien zwischen den Muskeln. Weitere, wichtige Differentialdiagnosen können die Langerhans-Zell-Histiozytose (LCH), das Osteoidosteom, die chronische Stressfraktur und Erkrankungen des lymphatischen Formenkreises sein.

Im Erwachsenenalter sind die wesentlichen Differentialdiagnosen das histiozytäre Lymphom des jungen Erwachsenen und die Knochenmetastase des älteren Menschen. Die Liste der sklerosierenden Knochenveränderungen umfasst u. a. das Lymphom, die sklerosierende Sarkoidose, den M. Paget und die osteoplastische Metastase (◘ Abbildung 6.8).

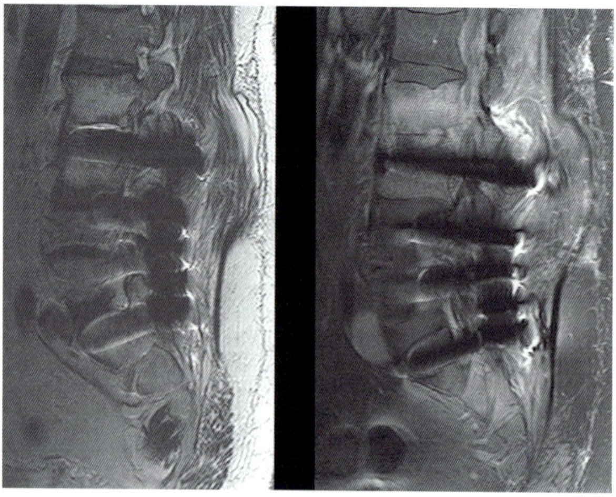

◘ Abb. 6.7. Zustand nach Spondylodiszitis LWK 4/5 mit persistierender Instabilität. Versorgung mit Fixateure interne bei einem 67-jährigem Patienten. Postoperativ Infektzeichen. Osteomyelitis des nichtinstrumentierten Wirbelkörpers.

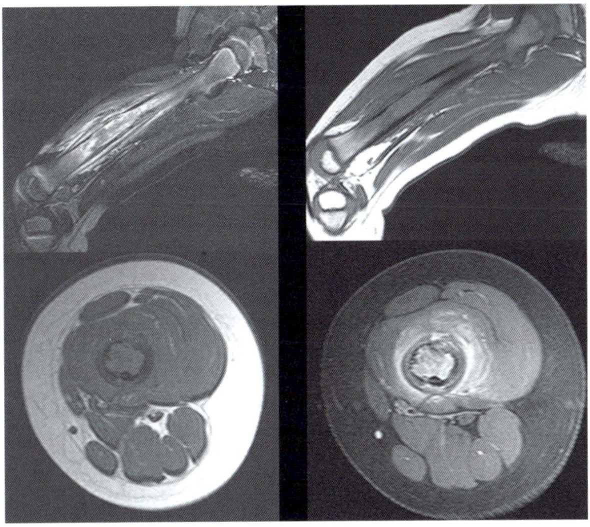

Abb. 6.8. 2-jähriges Kind (BSG 50, CRP 4,5) mit Spontanfraktur der Femurdiaphyse. Histologisch zeigt sich eine Langerhans-Zell-Histiozytose (LCH). Pathologische Frakturen bei Osteomyelitiden sind in diesem Alter selten. Als weitere Differentialdiagnose kommt das Ewing-Sarkom in Betracht

FAZIT FÜR DIE PRAXIS

Die Sensitivität der MRT für die Detektion der Osteomyelitis beträgt, vergleichbar mit der Skelettszintigraphie, annähernd 100%. Entscheidend ist die Verwendung einer T2-gewichteten fettunterdrückten Sequenz (Inversion-recovery-Technik oder spektrale Fettsättigung). Allerdings erreicht die MRT nur eine Spezifität von 50–60%. Ursache dafür ist die hohe Sensitivität sowohl für die Markraumveränderungen als auch für die Weichteilsituation. Die Unterscheidung einer Weichteilinfektion von einem begleitenden Weichteilödem ist oft ebenso wenig möglich wie die Differenzierung einer sekundären Osteomyelitis von einem reaktiven Markraumödem bei der septischen Arthritis. Für die Osteomyelitis sprechen die Einseitigkeit der Markraumveränderung sowie das Vorhandensein von Erosionen und periostalen Reaktionen. Wichtige Differentialdiagnosen sind im Jugendalter das Ewing-Sarkom und beim Erwachsenen Lymphome und osteoplastische Metastasen.

Literatur

1. Kaim A, Ledermann HP, Bongartz G, Messmer P, Muller-Brand J, Steinbrich W (2000) Chronic post-traumatic osteomyelitis of the lower extremity: comparison of magnetic resonance imaging and combined bone scintigraphy/immunoscintigraphy with radiolabelled monoclonal antigranulocyte antibodies. Skeletal Radiol 29: 378–386
2. Marti-Bonmati L, Aparisi F, Poyatos C, Vilar J (1993) Brodie abscess: MR imaging appearance in 10 patients. J Magn Reson Imaging 3: 543–546
3. Wingen M, Alzen G, Gunther RW (1998) MR imaging fails to detect bone marrow oedema in osteomyelitis: report of two cases. Pediatr Radiol 28: 189–192

7 Etappenrevision

M. Bühler und S. Kirschner

Septische Komplikationen am Bewegungsapparat

Der Schlüssel zur erfolgreichen Behandlung von septischen Komplikationen am Bewegungsapparat liegt zunächst einmal darin, die Komplikation als solche zu erkennen. Bei postoperativen Komplikationen ist die Abgrenzung vom normalen Wundheilungsverlauf notwendig. Fulminante Infektionen mit Fieber, putridem Wundsekret und starken Schmerzen stellen in der Regel keine diagnostische Schwierigkeit dar. Bei Patienten, die noch nicht alle Zeichen einer septischen Komplikation zeigen, ist die richtige Diagnose dagegen schwierig. Häufig ist der Operateur geneigt, die Symptomatik nicht als Komplikation zu bewerten, da das Eintreten einer septischen Komplikation als persönliches Versagen betrachtet wird. Im Zweifelsfall sollte der Patient einem erfahrenen und in der Behandlung bisher unbeteiligten Kollegen vorgestellt werden, um eine richtige Einschätzung der Situation zu erreichen. Die frühzeitige Erkennung einer septischen Komplikation ist wichtig. Um deren negative Folgen zu minimieren, muss die Behandlung erfolgen, bevor sich systemische Infektzeichen eingestellt haben [6, 16].

Die septische Komplikation muss nach Diagnosestellung in ihrer Bedeutung eingeordnet werden. Dabei hat sich die Unterteilung in ein Problem, eine leichte und schwere Komplikation im klinischen Alltag bewährt. Das Problem stellt die leichteste Form einer septischen Komplikation dar und kann häufig durch geeignete konservative Maßnahmen, wie z. B. Aussetzung der aufgenommenen Belastung, konsequente Hochlagerung und kühlende, antiseptische Verbände, beherrscht werden. Bei leichten Komplikationen reicht häufig eine einzeitige operative Behandlung aus. Bei schweren Komplikationen ist unverzüglich ein konsequentes und mehrzeitiges operatives Vorgehen erforderlich, um Funktionseinschränkungen und andere Folgeschäden zu minimieren.

Etappenrevision als Behandlungskonzept

Die Durchführung von geplanten, mehrfachen Revisionen wird als Etappenrevision bezeichnet. Etappenrevisionen kommen bei schweren postoperativen Komplikationen zur Anwendung. Sie stellen eine komplexe Behandlungskaskade dar, die in mehreren operativen Schritten das Ziel der Infektberuhigung und Wiederherstellung erreicht. Ein einzeitiges operatives Vorgehen, bei dem alle Probleme gleichzeitig gelöst werden, hat sich nicht bewährt, es führt in vielen Fällen nicht zum gewünschten Behandlungsziel. Die aufgetretenen Probleme lassen sich nach der Notwendigkeit ihrer medizinischen Behandlung sequentiell ordnen. So ist bei einer infizierten Infektpseudarthrose zunächst die Infektberuhigung und Stabilisierung erforderlich. Im nächsten Behandlungsschritt muss die Weichteilsituation so weit verbessert werden, dass später eine knöcherne Heilung möglich wird [8, 9]. An die Weichteilsanierung schließt sich dann die Durchführung der definitiven Osteosynthese an, unter der die Ausheilung der Fraktur erreicht wird. Bei größeren Knochendefekten ist vor oder auch simultan mit der definitiven Osteosynthese ein Behandlungsschritt zur Auffüllung des Knochendefektes erforderlich, wie z. B. eine Kallusdistraktion.

Aus diesem Beispiel wird ersichtlich, dass die Behandlungsschritte logisch aufeinander aufbauen. Erst die erfolgreiche Behandlung eines Problems ermöglicht den nächsten Behandlungsschritt.

Etappenrevisionen bieten sich bei schweren Komplikationen wie infizierten Osteosynthesen, periprothetischen Infektionen und Gelenkempyemen an. In diesen Fällen soll durch die Etappenrevision der Übergang von einer akuten in eine chronische Infektion mit ihren negativen Folgen verhindert werden [6] (◘ Abbildungen 7.1 a, b und ◘ 7.2 a, b).

Das Intervall zwischen den einzelnen Behandlungsschritten wird vom Operateur festgelegt. Das Intervall richtet sich nach der zu behandelnden Komplikation und der klinischen Situation. In der Regel werden Intervalle von 5–8 Tagen eingehalten. Bei hoch akuten Verläufen kann die Verkürzung des Behandlungsintervalls angezeigt sein. Die Behandlung wird in der Regel vom gleichen Operateur durchgeführt. Dazu zählt neben der Operationsdurchführung auch die regelmä-

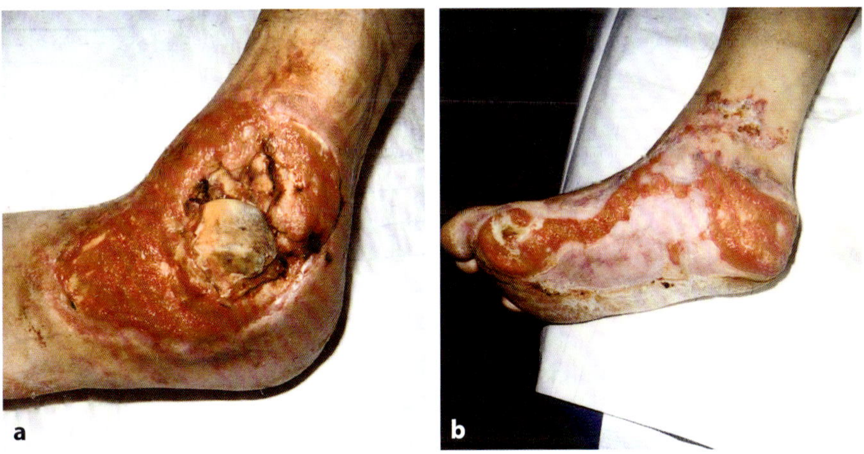

◘ **Abb. 7.1a, b.** Offenes OSG-Empyem nach bimalleolärer Infektion mit luxiertem, chronisch infiziertem Talus nach Metallentfernung. Gegenseite mit chronischen Hautwunden im Bereich des gesamten Fußes und offenem Großzehengrundgelenkempyem. Patient 61 Jahre alt, Diabetes mellitus, nachgewiesene Keime: *Pseudomonas aeruginosa, Escherichia coli* und *Enterococcus faecalis*

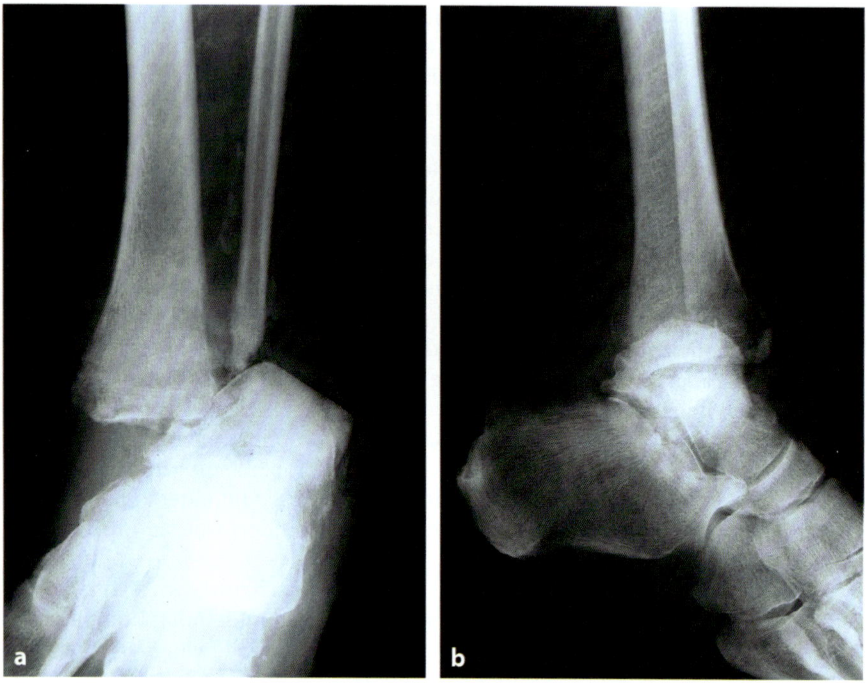

Abb. 7.2a, b. Röntgenbild beider Füße bei Behandlungsbeginn

ßige klinische Wundkontrolle. Der Informationsverlust, der durch unterschiedliche Behandler entsteht, kann im Einzelfall negative Auswirkungen für den Patienten haben [4].

Allgemeine Operationsvoraussetzungen bei schweren Komplikationen

Bevor man mit der Behandlung einer schweren Komplikation beginnt, sollte sichergestellt sein, dass alle notwendigen Behandlungsschritte in operativer, pflegerischer und intensivmedizinischer Hinsicht durchgeführt werden können.

Bei postoperativen Komplikationen muss der ehemalige Zugang auf voller Länge eröffnet werden, um zumindest den gleichen Überblick wie bei der Voroperation zu erreichen. Häufig ist eine Erweiterung des Zugangs erforderlich. Kleine Inzisionen und minimal-invasive Techniken haben sich in der Behandlung von schweren Komplikationen nicht bewährt.

Das Vorhalten oder Beschaffen des Instrumentariums für verschiedene Osteosyntheseverfahren oder Endoprothesensysteme ist unerlässlich. Bei septischen Komplikationen hat sich ein umfangreiches Instrumentarium für die Kürettage des Knochens bewährt. Beispielhaft soll hier eine große Anzahl verschiedener scharfer Löffel genannt werden. Für schadhafte Schraubenköpfe werden spezielle Metallbohrer und Hohlfräsen zur Entfernung des Schraubenkörpers benötigt.

Unterschiedliche Hakensysteme zum Ausschlagen von Marknägeln sowie flexible Bohrer und Fräsen komplettieren die instrumentellen Voraussetzungen [10]. Der Operateur sollte mit den durchgeführten Osteosyntheseverfahren oder implantierten Endoprothesen vertraut sein. Im Rahmen der chirurgischen Behandlung von schweren Komplikationen müssen die Patienten postoperativ überwacht oder intensivmedizinisch betreut werden. Da in der Regel keine Blutaufbereitung und Retransfusion möglich ist, müssen häufig Blutkonserven bereitgestellt werden.

Etappenrevision bei infizierten Osteosynthesen

Im ersten Schritt der operativen Behandlung erfolgen ein radikales Débridement und eine Nekrektomie. Abgestorbene Knochensequester werden vollständig entfernt (Sequestrektomie), auch wenn es hierbei zur Entstehung von Defekten kommt. Aus den Grenzbereichen zum sicher infizierten/nekrotischen Gewebe werden Proben für mikrobiologische und histologische Untersuchungen entnommen. Die unterschiedlichen Lokalisationen müssen separat eingesandt und untersucht werden.

Die Osteosynthese wird auf ihre Stabilität überprüft. Vereinzelt gelockerte Schrauben werden entfernt. Nur bei einer stabilen Osteosynthese kann ein Erhaltungsversuch unternommen werden [10]. Sofern die Osteosynthese instabil ist, erfolgt ein Verfahrenswechsel auf einen Fixateur externe [18]. Bei frühem Behandlungsbeginn kann die Osteosynthese eventuell bis zur knöchernen Konsolidierung erhalten werden. Bei einem verzögerten Behandlungsbeginn liegt in der Regel die Auslockerung des Implantates vor, so dass hier regelhaft ein Verfahrenswechsel erforderlich wird.

Nach Abschluss des Débridements wird die Wunde mit einer Jet-Lavage gespült. Hierbei wird eine physiologische Spüllösung wie z. B. Ringerlaktat verwendet. Ein Zusatz von Antibiotika zur Spüllösung wird nicht durchgeführt. Durch die Lavage wird eine weitere mechanische Reinigung des Gewebes und die Reduktion der Keime erreicht [1,17]. Bei einliegendem Fremdmaterial (Osteosynthese) bietet sich die Implantation von Gentamicin-PMMA-Ketten (Septopal®) an [5, 13, 14] (siehe Kap. 12). Sofern der intraoperative Befund günstig und eine einmalige Intervention zur Infektberuhigung ausreichend erscheint, ist die Implantation von resorbierbaren Antibiotikaträgern aus Kollagenvlies wie z. B. Septocoll® zu erwägen. In die Wunde werden Überlaufdrainagen eingelegt. Bei eingetretenem Gewebedefekt erfolgt der Wundverschluss mit einem geeignetem Hautersatzmaterial (◘ Abbildung 7.3a, b).

Postoperativ erfolgt eine systemische Antibiotikatherapie zunächst kalkuliert. Bei positivem Keimnachweis wird die Antibiotikatherapie gegebenenfalls angepasst. Der Zeitpunkt der nächsten Etappenrevision richtet sich nach dem Lokalbefund und der Entwicklung der Laborparameter. Bei Verdacht auf eine persistierende Infektion sollte die Indikation zur frühzeitigen Revision großzügig gestellt und die Osteosynthese einer erneuten peniblen Überprüfung unterzogen werden [4]. Bei ausbleibender Infektberuhigung muss ein Verfahrenswechsel durchgeführt werden. Bei günstigem intraoperativen Befund sowie klinischer

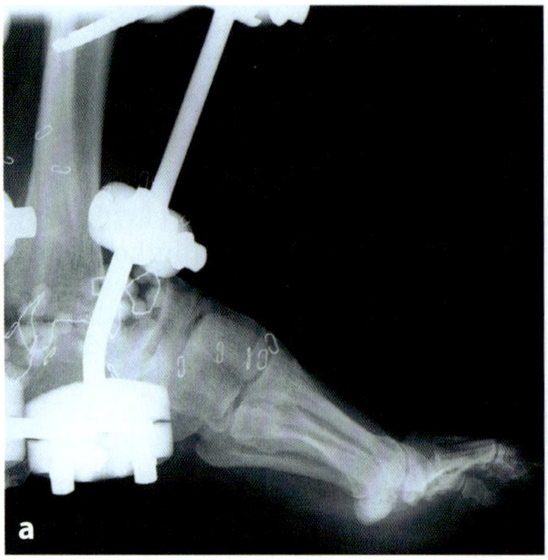

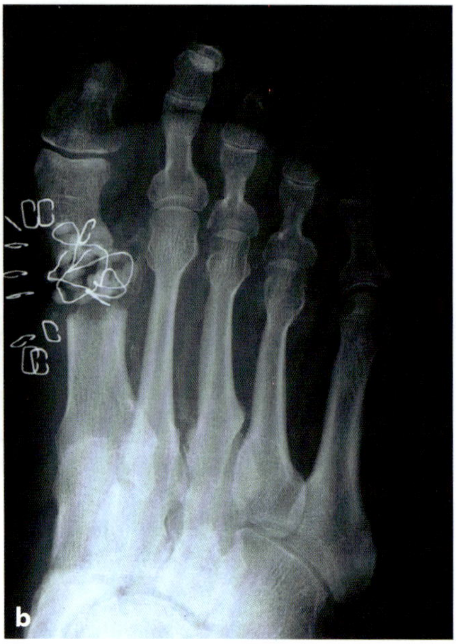

Abb. 7.3a, b. Erster Behandlungsschritt: Resektion des nekrotischen und chronisch infizierten Talus, Septopal®-Ketten-Implantation, Reposition, Anlage eines Fixateur externe; Gegenseite: Resektion Großzehengrundgelenk und Einlage von Septopal®-Ketten

und laborchemischer Infektberuhigung ist eine weitere Etappenrevision nicht erforderlich. Dies gilt auch im Fall eines positiven Keimnachweises aus den intraoperativen Probenentnahmen.

Im Folgenden werden einzelne Probleme und erforderliche Lösungsschritte, die bei der Behandlung einer schweren Komplikation notwendig werden können, aufgezeigt. Die Reihenfolge ist zufällig und entspricht nicht in jedem Fall der klinischen Notwendigkeit. Die Behandlung muss sich am Einzelfall orientieren.

Weichteildefekt

Bei eingetretenem Weichteildefekt ist die Entscheidung zu treffen, wie ein Wundverschluss zu erreichen ist. Verfahren wie eine Spalthautübertragung oder eine Dermatotraktion können in der Regel durch einen erfahrenen Operateur selbst erbracht werden [9]. Für eine plastische Defektdeckung mit lokalem Schwenklappen oder freiem Gewebetransfer ist ein spezialisierter Plastischer Chirurg erforderlich. Im Fall eines möglichen Defektverschlusses durch Dermatotraktion werden das Gewebe im Rahmen der folgenden Etappenrevision mobilisiert und die Wundränder für die Dehnungsbehandlung vorbereitet. Durch tägliche Traktion werden die Wundränder angenähert, bis durch eine Sekundärnaht der Wundverschluss erreicht wird (Abbildung 7.4a, b).

Bei Anwendung plastischer Deckungsverfahren hat sich das Hinzuziehen des Plastischen Chirurgen zu einer Etappenrevision bewährt. Die gemeinsame Revision bietet die beste Grundlage für das weitere Vorgehen.

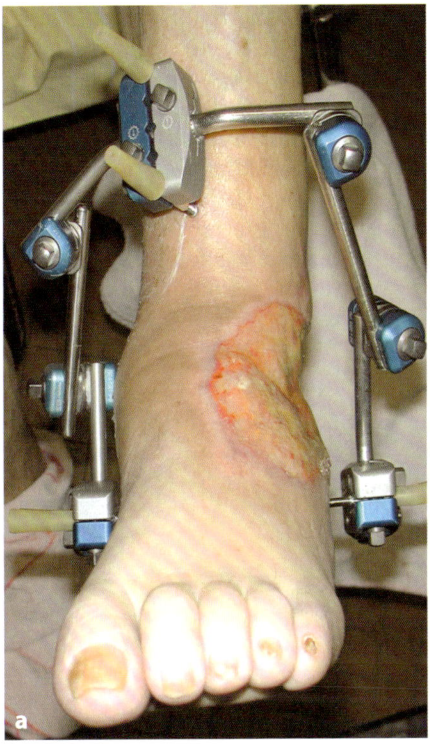

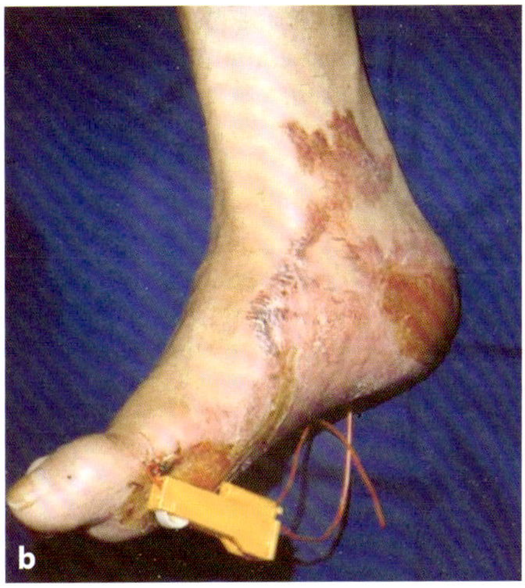

Abb. 7.4a, b. Klinischer Zustand nach Etappenrevision mit Septopal®-Ketten-Entfernung beidseits, intensiver Hautpflege und Einleitung einer Dermatotraktion im Bereich des Großzehengrundgelenkes

Osteosyntheseverfahren und Knochendefekte

Bei eingetretener Infektberuhigung ist zu entscheiden, ob die Fraktur mit dem Fixateur externe ausbehandelt werden kann oder ein erneuter Verfahrenswechsel erforderlich ist. Bei eingetretenen Knochendefekten muss eine definitive Osteosynthese die Defektauffüllung berücksichtigen. Bei langstreckigen Vollschaftdefekten ($\geq$ 3 cm) wird häufig eine Kallusdistraktion z. B. durch Ilizarov Fixateur erforderlich [2, 3, 11] (siehe Kap. 8). Bei kleineren Halbschaftdefekten kann die Auffüllung mit autologer Spongiosa ausreichend sein. Interne Osteosyntheseverfahren kompromittieren in der Regel die Durchblutung im Defektbereich und sollten zurückhaltend eingesetzt werden [20].

Rehabilitation

Auch nach erfolgreicher Beherrschung einer schweren Komplikation bleiben häufig funktionelle Einschränkungen zurück. Die Hilfsmittelversorgung unter Berücksichtigung der beruflichen Anforderungen wird bereits während der Behandlung eingeleitet. Durch eine unmittelbar an die Behandlung des Infektes anschließende krankengymnastische Behandlung wird das bestmögliche funktionelle Ergebnis erreicht und die Rehabilitationszeit im Rahmen der Möglichkeiten verkürzt. Invasive Schmerztherapieverfahren, wie z. B. Katheter an der Wirbelsäule können genutzt werden. Ebenso sind Narkosemobilisationen mit direkt anschließender krankengymnastischer Beübung möglich. Die enge Verzahnung mit der physikalischen Therapie stellt einen Vorteil für den Patienten und das funktionelle Ergebnis dar.

Für Patienten, die sich im berufsgenossenschaftlichen Heilverfahren befinden, kann an die akute Behandlung eine stationäre Belastungserprobung angeschlossen werden. Nach erfolgreicher Absolvierung sollte gemeinsam mit einem Sozialarbeiter die berufliche Wiedereingliederung oder eine Umschulungsmaßnahmen geplant werden (◘ Abbildung 7.5).

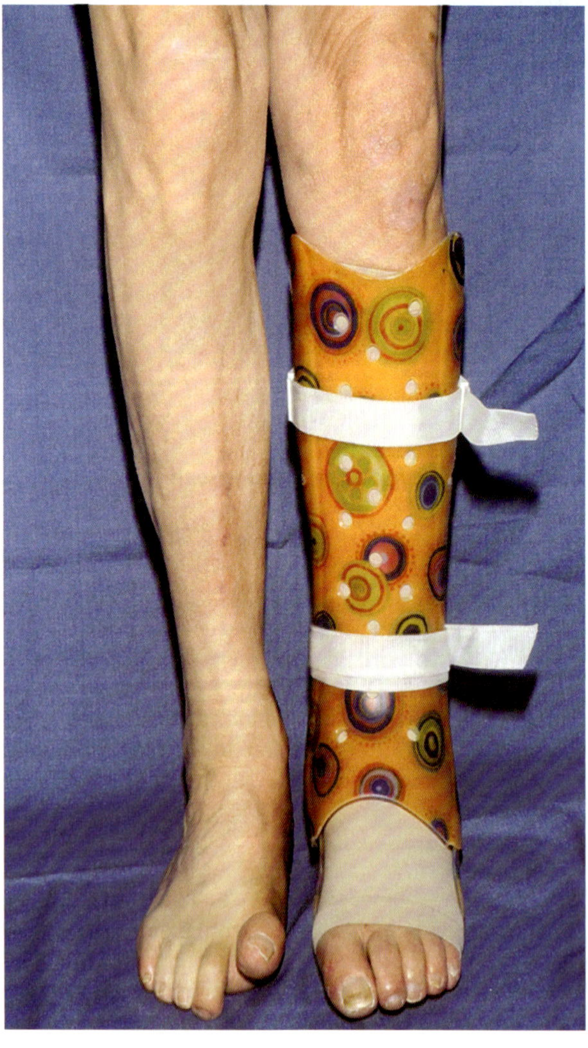

◘ Abb. 7.5. Klinischer Zustand nach Abschluss der Behandlung mit Etappenrevisionen: Ausheilung des Großzehengrundgelenkempyems und Abheilung der Hautwunden. Beruhigung des chronischen OSG-Empyems. Patient ist mit der abgebildeten Orthese unter Vollbelastung mobilisiert

Etappenrevision bei periprothetischer Infektion

Im ersten Schritt erfolgt wie bei einer infizierten Osteosynthese ein radikales Débridement, eine periartikuläre plastische Ausschneidung und die Entnahme von Gewebeproben zur mikrobiologischen und histologischen Untersuchung. Nur bei festem Prothesensitz ist der Verbleib des Implantates möglich. Austauschbare Polyäthylenteile müssen im Rahmen der Revision entfernt werden, um ein radikales Débridement z. B. in den dorsalen Anteilen des Kniegelenkes zu ermöglichen. Die Polyäthylenteile sollten gewechselt werden. Sofern entsprechende Austauschmaterialien nicht verfügbar sind, kann nach gründlicher Reinigung eine Sterilisation und Reimplantation erfolgen.

Der zementierte Patellaersatz bei infizierten Knieprothesen wird in der Regel bei der ersten Etappenrevision erhalten, sofern sich keine Hinweise auf einen lokalen Infektfokus ergeben. Bei unbefriedigendem postoperativen Verlauf ist der Patellaersatz zu entfernen.

Nach Abschluss der chirurgischen Gewebereinigung wird eine Jet-Lavage durchgeführt.

Bei periprothetischen Infekten bietet sich neben der Implantation von lokalen Antibiotikaträgern in Form von Septopal®-Ketten eventuell auch die Vakuumversiegelung an. In jüngster Zeit werden ermutigende Ergebnisse in der Behandlung von periprothetischen Infektionen mit Instillationsvakuumversiegelungen berichtet. Beide Verfahren setzen kurzfristig geplante Revisionen voraus. Eine kontinuierliche Überwachung des Vakuums ist ebenfalls eine zwingende Vorraussetzung zur erfolgreichen Anwendung der Methode. Im Kap. 17 dieses Buches wird ausführlich auf die Methode und ihre Anwendungsmöglichkeiten eingegangen.

Mit dem Patienten sollte vor Beginn der Behandlung ein Limit vereinbart werden, bis zu dem ein prothesenerhaltendes Vorgehen durchgeführt wird. Aus unserer Erfahrung ist nach Durchführung von 2 Etappenrevisionen keine weitere Verbesserung der Situation zu erwarten. Wenn bis zu diesem Zeitpunkt keine Infektberuhigung eingetreten ist, sollte ein Prothesenausbau erfolgen und ein mehrzeitiges Wechselregimen durchgeführt werden (siehe Kap. 27–29).

Etappenrevision bei Gelenkempyem

Bei Empyemen ist wegen der großen Vulnerabilität des Knorpels ein schneller Behandlungsbeginn von besonderer Bedeutung. Schon nach wenigen Stunden setzt der Verlust der Knorpelmatrix ein. Nach 48 Stunden ist der Knorpel in der Regel irreversibel zerstört, und gelenkerhaltende Maßnahmen können nicht mehr erfolgreich durchgeführt werden.

In den Stadien I und II des Gelenkempyems kann eine arthroskopische Behandlung mit Synovialektomie und ausführlicher Gelenkspülung durchgeführt werden (siehe Kap. 14). Eine Infektberuhigung kann in der Regel gegebenenfalls mit mehrfachen Arthroskopien erreicht werden.

In den Stadien III und IV liegt eine schwere Komplikation vor. Wir bevorzugen in diesen Fällen eine offene Behandlung. Das radikale Débridement zu

Behandlungsbeginn umfasst eine radikale Synovialektomie aller Gelenkkompartimente. Sofern der Infekt beim schweren Empyem bereits auf den Knochen übergegangen ist, muss auch dieser in die Behandlung einbezogen werden. Nekrotische Knochenbereiche werden entfernt. In diesen Fällen ist auch eine sorgfältige Überprüfung des Gelenkknorpels erforderlich. Im Stadium IV ist eine Knorpelerweichung mit partieller Ablösung vom subchondralen Knochen möglich [7, 19]. Der Knorpel als bradytrophes Gewebe kann dann nicht erhalten und die Gelenkflächen müssen reseziert werden. Nach Abschluss der chirurgischen Reinigung erfolgt eine Jet-Lavage des Gelenkes. Zum Abschluss der Operation werden lokale, nichtresorbierbare Antibiotikaträger eingelegt. In schweren Fällen kann der Gelenkverschluss zunächst unterbleiben, um einen neuerlichen Verhalt zu vermeiden.

Bei der geplanten Revision ist der Zustand des Gelenkes zu überprüfen. Bei deutlich gebessertem lokalen Befund kann nach Débridement und Jet-Lavage die Einlage resorbierbarer Antibiotikaträger erfolgen [12]. Anderenfalls werden nichtresorbierbare Antibiotikaträger eingelegt und eine weitere Etappenrevision vorgesehen. Bei ausbleibender Infektberuhigung im Rahmen der Etappenrevisionen ist der Gelenkknorpel als mögliche Ursache der Infektpersistenz in Betracht zu ziehen [15]. Zu einem späteren Zeitpunkt kann es erforderlich sein, die Gelenkflächen zu resezieren, um eine Infektberuhigung zu erreichen.

Etappenrevison bei traumatischer Amputation

Traumatische Amputationen kommen nur selten vor. Im Gegensatz zu einer geplanten Amputation können die Amputationshöhe und die Stumpfdeckung nicht geplant werden. Häufig liegen schwer verschmutzte Wunden mit erheblichen Weichteilschäden vor. Im ersten Behandlungsschritt erfolgen ein Débridement des sicher avitalen Gewebes, eine Jet-Lavage und die Einlage von antibiotikahaltigen Ketten. Ein primärer Wundverschluss soll nicht erzwungen werden; mit Hautersatzmaterialien wird ein temporärer Verschluss erreicht. Bei dem geplanten Second-Look wenige Tage nach dem Unfall muss die Vitalität der verbliebenen Weichteile eingeschätzt werden. Nachresektionen können erforderlich werden. Ziel des weiteren Vorgehens ist der definitive Wundverschluss. Dieser kann bei günstigem Weichteilbefund als Sekundärnaht oder aber bei ungünstigen Weichteilverhältnissen mit schrittweiser Wundverkleinerung oder Lappenplastiken erreicht werden [4].

FAZIT FÜR DIE PRAXIS

Schwere septische Komplikationen stellen therapeutische Herausforderungen dar. Prinzip der Behandlung ist „small steps to solve big problems." Unter Etappenrevisionen versteht man mehrzeitige, geplante operative Eingriffe. Der Patient muss vor Behandlungsbeginn umfassend informiert werden, um das Behandlungskonzept mitzutragen. Die Behandlung sollte durch einen erfahrenen Operateur erfolgen, der mit den gängigen Osteosynthese- und Endoprothetikverfahren vertraut ist.

Literatur

1. Anglen JO (2001) Wound irrigation in musculoskeletal injury. J Am Acad Orthop Surg 9: 219–226
2. Aronson J, Johnson E, Harp JH (1989) Local bone transportation for treatment of intercalary defects by the Ilizarov technique – biomechanical and clinical considerations. Clin Orthop 243: 71–79
3. Burri C, Henkemeyer H, Ruedi T (1971) Chirurgische Behandlung infizierter Knochendefekte. Langenbecks Arch Chir 330: 54–78
4. Bühler M, Schmidt HGK, Engelhardt M (2003) Septische postoperative Komplikationen. Atlas für Unfallchirurgen und Orthopäden. Springer, Wien New York
5. Calhoun JH, Klemm K, Anger DM, Mader JT (1994) Use of antibiotic-PMMA beads in the ischemic foot. Orthopedics 17: 453–457
6. Esenwein SA, Ambacher T, Kollig E, Kutscher-Lissberg F, Hopf F, Muhr G (2002) Septische Arthritiden des Schultergelenkes nach intraartikulärer Injektionstherapie. Letaler Verlauf nach zeitverzögertem Therapiebeginn. Unfallchirurg 105: 932–938
7. Gächter A (1994) Gelenkinfekt – Arthroskopische Spülungsbehandlung – Hints und Tricks. Arthroskopie 7: 98–101
8. Heppert V, Wentzensen A (1998) Treatment of soft tissue damage – definitive management. Langenbecks Arch Chir Suppl 115: 964–967
9. Heppert V, Kessler T, Malze K, Wentzensen A (2000) Vastus lateralis flap – an ideal procedure for definitive surgery of infected cavities of the hip. Unfallchirurg 103: 938–944
10. Hofmann GO, Bär T, Bühren V (1997) Osteosyntheseimplantat und früher postoperativer Infekt: Sanierung mit oder ohne Materialentfernung. Chirurg 68: 1175
11. Ilizarov GA (1988) The principles of the Ilizarov method. Bull Hosp Jt Dis Orthop Inst 48: 1–11
12. Kirschner S, Bühler M (2004) Der Stellenwert von Septocoll in der Behandlung von Knochen- und Weichteilinfektionen. Eine Anwendungsbeobachtung. (im Druck)
13. Klemm K, Börner M (1986) Behandlung der chronischen Osteomyelitis mit Gentamicin-PMMA-Ketten. Unfallchirurg 12: 128–131
14. Klemm K (2001) The use of antibiotic-containing bead chains in the treatment of chronic bone infections. Clin Microbiol Infect 7: 28–31
15. Laer L von (1997) Septische Arthritis. In: Hefti F (Hrsg) Kinderorthopädie in der Praxis. Springer, Berlin Heidelberg New York, S 567–577
16. Mader JT, Mohan D, Calhoun J (1997) A practical guide to the diagnosis and management of bone and joint infections. Drugs 54: 253–264
17. Saxe A, Goldstein E, Dixon S, Ostrup R (1980) Pulsatile lavage in the management of postoperative wound infections. Am Surg 46: 391–397
18. Schmidt HGK (1991) Fixateur externe und Infekt. In: Wolter D, Zimmer W (Hrsg) Die Plattenosteosynthese und ihre Konkurenzverfahren. Springer, Berlin Heidelberg New York, S 286–295
19. Stutz G, Gachter A (2001) Diagnosis and stage-related therapy of joint infections. Unfallchirurg 104: 682–686
20. Wittek F, Schmidt HGK, Neikes M (1990) Häufigkeit, Behandlung und Ergebnisse infizierter, gelockerter externer Osteosynthesen. In: Rahmanzadeh R, Breyer HG (Hrsg) Das infizierte Implantat. Springer, Berlin Heidelberg New York. S 48–55

8 Rekonstruktion von Knochendefekten

H.G.K. Schmidt und U.-J. Gerlach

In der Orthopädie und Unfallchirurgie sind Knochendefekte – auch längerstreckige – nicht selten. Sie resultieren nach Trauma, nach Korrekturoperationen, nach Knochen- und/oder Gelenkinfektionen, nach Tumoren oder als Folgen von Gelenkprothesen, Wirbelkörperersatz, fehlgeschlagenen Verlängerungen oder Ähnlichem.

Die Möglichkeiten des Knochendefektaufbaus sind vielfältig. Es können autogene, allogene und xenogene Knochenmaterialien ebenso wie Metall- und Kunststoffimplantate sowie eine Vielzahl von Knochenersatzmaterialien verwendet werden (siehe folgende Übersicht), wobei Letzteren mit Wahrscheinlichkeit zukünftig dann mehr Bedeutung zukommen wird, wenn die Abläufe der Knochenregeneration, die sicher kaskadenartig ablaufen, besser erforscht sind und damit einzelne Faktoren gezielter als jetzt, nämlich zum richtigen Zeitpunkt und in der richtigen Dosierung, angewendet werden können.

Möglichkeiten des Knochendefektaufbaus

- autogen = autolog (körpereigen)
- allogen = homolog (artgleich)
- xenogen = heterolog (artfremd)
- Metall- und Kunststoffimplantate
- Knochenersatzmaterialien: Knochenmatrix, Glas- und Apatitkeramik, natürliche/synthetische Kalziumphosphate, Mineralknochen, Kollagen, osteoinduktive Kollagene

In diesem Beitrag wollen wir unsere Methoden des Knochendefektaufbaus speziell nach Knochen- und Gelenkinfektionen darstellen und dabei die Prinzipien erläutern, die sich bei uns während der letzten 25 Jahre in Problemsituationen und bei Problempatienten bewährt haben.

Der erfolgreiche Knochendefektaufbau nach Infektion ist von bestimmten Voraussetzungen abhängig, wobei die drei Faktoren

- Stabilität,
- Infektberuhigung,
- Weichteildefektverschluss

die wesentlichsten sind. Natürlich gelten auch für diese drei Faktoren gewisse Ausnahmen, auf die wir im Folgenden kurz eingehen wollen.

Stabilität

Bei der Stabilität handelt es sich grundsätzlich um einen relativen Begriff, wobei keine absolute Stabilität erforderlich ist, sondern das „Bewegungsspiel" im Defektbereich die bekannten Toleranzgrenzen der Dehnung nicht überschreiten darf. So verträgt Granulationsgewebe problemlos eine Dehnung bis 100%, ohne zerstört zu werden; straffes Bindegewebe kann hingegen nur zu 20% schadenfrei gedehnt werden, kortikaler Knochen hingegen erlaubt nur eine Dehnung von 2%. Daraus ist zu schlussfolgern, dass die Steifigkeit der Stabilisierung sich der sich bildenden Knochensteifigkeit anpassen sollte, wobei selbstverständlich die sich entwickelnde Knochensteifigkeit wesentlich zur Steifigkeit des Gesamtkomplexes (Osteosynthese plus Knochen) beiträgt.

Bei dem Gesichtspunkt Stabilität spielen aber auch die Lokalisation des Defekts, die Art und Menge des umgebenen Weichgewebes und der Grad der Durchblutungsstörung eine wesentliche Rolle. Erfahrungsgemäß sind körperstammnahe Defekte, wie z. B. im Schultergelenk- und Hüftgelenkbereich, nach Infektion auch bei höherem Instabilitätsgrad eher erfolgreich zu behandeln als Schaftbereiche, insbesondere an den unteren Extremitäten, und zwar hier speziell im mittleren und körperfernen Unterschenkeldrittel und am Fuß. Das heißt, in diesen Bezirken kommt der Steifigkeit einer Osteosynthese zur Beruhigung der Infektion wesentliche Bedeutung zu, während dies im Hüftbereich, an der Wirbelsäule, an der oberen Extremität, und hier speziell im Schulterbereich, im geringeren Ausmaß der Fall ist.

Infektberuhigung

Die wesentlichste Voraussetzung für den erfolgreichen Knochendefektaufbau nach Infektion ist die Infektionsberuhigung. Wir verstehen unter Infektionsberuhigung den Zustand der ruhenden Infektion, d. h. der normalisierten klinischen und laborchemischen Parameter, wobei sich auch in den technischen Untersuchungen keinerlei Infekthinweise mehr nachweisen lassen. Wir sprechen grundsätzlich nur von Infektionsberuhigung, nicht von Infektionsbeseitigung, obwohl dies letztendlich angestrebt, aber wegen der Problematik der bakteriellen Infektion nicht zu erreichen sein wird. Nach den Erkenntnissen der Mikrobiologie wird es immer einigen Keimen aufgrund spezieller Schutzmechanismen gelingen, auch im gesunden Knochengewebe inapparent zu überleben (siehe Kap. 3). Deshalb ist der Begriff Infektionsbeseitigung am Knochen fehl am Platz.

Auch bei der Infektionsberuhigung handelt es sich um einen relativen Begriff. Die Infektionsberuhigung ist von vielen Faktoren abhängig und wird insbesondere dadurch beeinflusst, ob im Infektionsbereich Fremdmaterial oder Sequester einliegen, ob Weichteildefekte bestehen, ob die Durchblutung gestört ist und ob die lokale oder allgemeine Immunabwehr Defekte aufweist. Selbstverständlich sind hier alle Kombinationen möglich, wobei der Infektionsberuhigung als Voraussetzung für den Knochendefektaufbau immer dann besondere Bedeutung zukommt, wenn die lokalen Verhältnisse ungünstig sind – neben Knochendefekten auch Weichteildefekte und gleichzeitig z. B. lokale oder allgemeine Immunabwehrschwächen vorliegen, wie es beispielsweise bei Störungen der zellulären Infektionsabwehr oder bei Stoffwechselerkrankungen (z. B. Diabetes mellitus) der Fall ist. Darüber hinaus sind auch bei der Infektionsberuhigung die oben bei der Stabilität genannten ungünstigen anatomischen Lokalisationen in gleicher Weise bedeutsam, d. h. Infektionen am körperfernen Unterschenkel und Fuß sind schon aufgrund der verminderten Blutperfusionsrate schwieriger zu beruhigen als körperstammnahe Infektionen. Aus diesen Erkenntnissen ist zu folgern, dass in den ungünstigen anatomischen Lokalisationen deutlich akribischer gearbeitet werden muss, um dauerhafte Infektionsberuhigung zu erlangen, als in den begünstigten.

Dies sei an einem Beispiel erläutert: Eine Knocheninfektion z. B. am Oberschenkel ist bei einem immunkompetenten Individuum auch dann erfolgreich zu beruhigen, wenn kleine Teile von Knochensequestern und/oder stark sklerosierter Knochen belassen bleibt. Bei einem immungeschwächten, z. B. einem AVK-Patienten oder Diabetes-mellitus-Kranken mit Knocheninfektion am distalen Unterschenkel oder Fuß, ist zur Knocheninfektberuhigung 100%iges Ausräumen der Sequester und weitgehendes Ausräumen der sklerosierten Knochenanteile erforderlich, weil eine Selbstheilung kaum existiert.

Mit anderen Worten muss bei der operativen Ausführung der infektberuhigenden Maßnahmen – aber auch bei der systemischen Infektionsberuhigung (Antibiose) – bei immungeschwächten oder lokal schwer geschädigten Individuen wesentlich subtiler und akribischer vorgegangen werden als bei jungen gesunden Individuen, auch wenn bei diesen eine ausgedehnte Knocheninfektion vorliegt. Daraus ergibt sich, dass es sehr unterschiedliche Schwierigkeitsgrade der Knocheninfektionsbehandlung gibt, nämlich solche, die ohne spezielle Maßnahmen relativ leicht erfolgreich gelingen, und das andere Extrem, dass nur mit größtem Aufwand unter Beachtung aller Maßnahmen – und zwar zum richtigen Zeitpunkt – erfolgreiche Behandlungen möglich sind. Und schließlich gibt es Situationen, bei denen eine Infektberuhigung wegen der Summe der genannten Probleme gar nicht möglich und damit die Amputation nicht zu umgehen ist.

Weichteildefektverschluss

Dem Weichteildefektverschluss kommt im Rahmen des Knochen-/Weichteildefektaufbaus für die dauerhafte Infektberuhigung wesentliche Bedeutung zu. Man unterscheidet bei den Weichteildefekten solche, die über Weichteilen liegen, und solche, die über Knochen liegen. Dies ist insofern von wesentlicher Relevanz, als der Verschluss dieser verschiedenen Defekte unterschiedlich zu lösen ist. Die Defekte über Weichteilen lassen sich in aller Regel mit einfachen Spalt- oder Vollhautplastiken beseitigen, während Weichteildefekte über Knochen, insbesondere am Unterschenkel, speziell über der medialen Fläche und am Fuß grundsätzlich aufwendiger plastisch zu verschließen sind, wobei bei kleineren Defekten fasziokutane Schwenklappen, bei größeren Defekten Muskellappen oder gestielte bzw. freie Lappen erforderlich sind.

Wir selbst führen in unserer unfallchirurgischen Klinik nur den Weichteildefektverschluss bis zum fasziokutanen Lappen aus, während alle anderen – insbesondere gestielte und freie Lappen – von den Kollegen der Abteilung für Plastische Chirurgie ausgeführt werden.

Dies bedeutet, dass bei Vorliegen einer kombinierten Knochen-/Weichteildefektproblematik stets ein Therapiestufenplan erstellt werden muss, wobei als Erstes die Infektberuhigung mit Schaffen von zureichender Stabilität erforderlich ist. Im Zuge dieser ersten infektberuhigenden Operation werden Hautdefekte über Weichteilen unverzüglich mit Spalthaut oder temporär, z. B. mit Epigard® oder Vacuseal®-Schwämmen, versorgt und Weichteildefekte über Knochen stets mit Hautersatzmaterial, z. B. Epigard®, verschlossen und erst im zweiten Operationsschritt (nach ca. 14 Tagen) durch den Kollegen aus der Plastischen Chirurgie definitiv versorgt.

Natürlich ist grundsätzlich nach erfolgreicher Ausführung der infektberuhigenden Maßnahmen die unverzügliche Deckung eines Weichteildefekts über Knochen mit einem entsprechenden Transplantat möglich. Für uns sprechen aber zwei Gründe gegen ein derartig kombiniertes Vorgehen: Auf der einen Seite ist nie ganz sicher, ob die operativen und systemischen infektberuhigenden Maßnahmen Erfolg haben, was bei gleichzeitiger Ausführung der plastischen Versorgung z. B. mit freiem Lappen im weiteren Verlauf die Beurteilung, ob Infektfreiheit erreicht wurde, viel schwieriger gestaltet, als wenn der Weichteildefekt mit Hautersatzmaterial verschlossen wurde. Die primäre Verwendung von Hautersatzmaterial erleichtert in den Folgetagen die sichere Beurteilung, ob die infektberuhigenden Maßnahmen ausreichend waren und der Knochen- und Weichteildefektaufbau angeschlossen werden kann. Sollte nämlich die Infektion nicht beruhigt sein, muss vor dem Knochen-/Weichteildefektaufbau eine erneute Sequestrektomie/Débridement ausgeführt werden, was bei bestehendem Hautdefekt in aller Regel deutlich leichter ist als nach Transplantation eines Lappens. Auf der anderen Seite erscheint uns die Kombination der infektberuhigenden Maßnahmen und des Weichteildefektverschlusses insofern problematisch, als die infektberuhigenden Maßnahmen mit Entfernung von Fremdosteosynthesematerial, ausgedehnter Sequestrektomie, Weichteildébridement, Einbringen eines stabilen Fixateurs, Einlegen von Septopal® und Hautdefektverschluss mit Epigard® häufig mehr als 2 Stunden benötigen, so dass eine Ausdehnung der Narkose zum Zeitpunkt der floriden Infektion durch anschließende plastische Maßnahmen uns für den Patienten als zu belastend erscheint.

Aus diesem Grund erfolgt die Behandlung einer komplexen Infektion stets als mehrstufiges Therapiekonzept, wobei der erste Schritt die Infektionsberuhigung darstellt, der zweite Schritt den Weichteildefektverschluss und erst der dritte Schritt den Knochendefektaufbau umfasst (siehe folgende Übersicht).

Es sei eindringlich davor gewarnt zu unterstellen, dass die Transplantation eines freien Lappens einen wesentlichen Schritt zur Infektionsberuhigung darstellt. Hier sollten verschiedene Begriffe klar gestellt werden. Der freie Lappen ist selbstverständlich aufgrund der Transplantation gesunden, ungeschädigten Gewebes in einen schwer gestörten Wundbereich eine grundsätzlich günstige Maßnahme, die meist die lokalen Durchblutungsverhältnisse zu verbessern im Stande ist. Allerdings führt auch der erfolgreiche Weichteildefektverschluss nicht zur Verbesserung der lokalen Infektionsabwehr, indem hier beispielsweise die Resorption von Sequestern besser gelänge oder eine chronische Infektion beruhigt werden könnte. Dies ist sicher nicht der Fall. Lokale Infektionsberuhigung muss entsprechend radikal chirurgisch ausgeführt werden, wobei durchaus oben mitgeteilte Besonderheiten gelten.

Die freie Lappentransplantation verhindert mit Sicherheit nach erfolgreicher Infektberuhigung die Reinfektion eines Knochen-/Weichteildefektes, d. h. dem freien Lappen kommt für das Erreichen dauerhafter Infektionsberuhigung durchaus wesentliche Bedeutung bei. Nur darf nicht davon ausgegangen werden, dass eine bestehende chronische Infektion ohne ausreichendes Débridement/Sequestrektomie durch Transplantation eines Lappens zu beherrschen wäre.

Der beste Garant für eine dauerhafte Infektionsberuhigung stellt die Zusammenarbeit des Knocheninfektspezialisten mit einem Plastischen Chirurgen dar, nicht aber die Fähigkeit eines dieser Kollegen alleine.

Auch beim Weichteildefektverschluss gelten spezielle Ausnahmen; so heilt in aller Regel eine offene autogene Spongiosaplastik trotz Fortbestehen kleinerer Hautweichteildefekte relativ problemlos ein, weil die autogene Spongiosa so viel induktive Kraft besitzt, dass der Knochen einbaut, auch wenn eine leichte chronische Infektion weiterbesteht und sogar die Oberfläche des transplantierten Knochens nekrotisch wird. In diesem Zusammenhang sei darauf hingewiesen, dass man keinesfalls die oberflächlich infizierte Knochenschicht bei offener Spongiosaplastik abtragen darf, weil dann die nächste Schicht infiziert und nekrotisch wird und kein Durchwachsen mit Granulationsgewebe stattfindet. Man darf eine nekrotisch gewordene Knochenschicht bei einer offenen autogenen Spongiosaplastik erst nach weitgehendem Einbau der Spongiosa entfernen, wodurch es anschließend auch zur Epithelisation kommt.

Eine weitere Ausnahme des unterlassenen Weichteildefektverschlusses über Knochendefekt stellt der offene Segmenttransport dar, wobei mit dem Knochenrohr gleichzeitig Weichteile mitverschoben werden, mit denen ein Weichteildefekt weitgehend aufgefüllt werden kann. Dabei kann eine leichte chronische Infektion in dem Defekt weiter bestehen. Wir vermeiden eine wesentliche Reinfektion bei offenem Transport durch die gleichzeitige Verwendung von Hautersatzmaterial, das regelmäßig gewechselt wird, und in die Tiefe eingelegten lokal wirksamen Antibiotikumketten, die schrittweise vor dem ab- oder aufsteigenden Segment entfernt werden.

Therapiestufenplan bei Infekt-Defekt-Pseudarthrosen

1. Schritt: Infektberuhigung
2. Schritt: Weichteilinfektbeseitigung
3. Schritt: Knochendefektaufbau
4. Schritt: Berufliche und soziale Wiedereingliederung

Auch wenn darauf in diesem Zusammenhang nicht näher eingegangen werden kann, sei darauf hingewiesen, dass eine Behandlung von infizierten Knochendefekten nur mit parallel laufendem umfassenden Rehabilitationsprogramm sinnvoll ist. Alle Patienten mit Knocheninfektionen besitzen Inaktivitäts- und Dystro-

phiemangelschäden in unterschiedlicher Ausprägung, die durch das umfassende Rehabilitationsprogramm gebessert oder beseitigt werden müssen. Hier ist durch krankengymnastische Behandlung nicht nur die verletzte Extremität, sondern der gesamte Organismus zu behandeln, parallel müssen hydrophysikalische, sporttherapeutische und ergotherapeutische Maßnahmen, Gehschulbehandlung sowie Selbsthilfetraining stattfinden. Eine Behandlung von infizierten Knochen-Weichteil-Defekten ohne umfassendes Rehabilitationsprogramm führt nicht zu befriedigenden Ergebnissen. Auch transplantierte infektfreie Spongiosa wird nicht ein- und umgebaut, wenn nicht eine entsprechende gezielte und dosierte Teilbelastung erfolgt, die der Patient erst speziell erlernen muss. Mit anderen Worten: Eine Abkopplung der Rehabilitation von der akuten chirurgischen Behandlung der Knochen-Weichteil-Defekte führt zum Misserfolg, d. h. die Trennung von operativer Behandlung und Rehabilitationsbehandlung ist bei diesem speziellen Krankheitsbild kontraindiziert.

Autogen-autologe Spongiosa

Die Hauptarbeit des Knochendefektaufbaus nach Infektion einschließlich zirkulärer Defekte bis etwa 3 cm Schaftlänge stellt die autogene Spongiosa dar. Wir verwenden diese häufig nach dem o. g. Stufenplan, wobei die Spongiosa immer erst nach Infektionsberuhigung und Weichteildefektverschluss angewendet wird, mit o. g. Ausnahme der offenen Spongiosaplastik. Wir füllen mit der Spongiosa Fragment- oder Resektionsdefekte, Arthrodesen und Infekt-Defekt-Pseudarthrosen bis zu einer zirkulären Schaftlänge von etwa 3 cm auf.

Da in unserem Patientenkollektiv häufig größere Defekte mit Spongiosa aufgefüllt werden müssen – z. B. größere Halbschaftdefekte – gewinnen wir die Spongiosa in aller Regel zuerst von den hinteren Beckenkämmen, wobei wir in der Spina iliaca posterior superior direkt neben der Ileosakralfuge nach lateral eingehen und von hier aus nach Schaffen eines Knochenfensters die gesamte Spongiosa mit scharfen Löffeln entnehmen. Dabei lassen sich meist zwischen 15 und 30 g Spongiosa gewinnen (was eine größere Menge darstellt, weil Spongiosa leicht ist).

Sind die hinteren Beckenkämme ausgeräumt oder können wegen liegender Beckenosteosynthesen o. Ä. nicht verwendet werden, räumen wir die Spongiosa aus den Trochanteren, den vorderen Beckenkämmen, den Femurkondylen und manchmal auch aus dem Tibiakopf aus. Auch wenn die Menge des spongiösen Knochens, z. B. am distalen Oberschenkel oder auch am Tibiakopf, recht beträchtlich sein kann, wird diese Region für die Entnahme routinemäßig nicht bevorzugt verwendet, weil dies in der Folge möglicherweise Stabilitätsprobleme erzeugt und eine Teilbelastung über längere Zeit erfordert, die in aller Regel bei gleichzeitig bestehendem Defekt an der kontralateralen unteren Extremität die weitere Mobilisation sehr schwierig gestaltet. Obwohl die Knochenentnahme am hinteren Beckenkamm vorübergehend deutliche Probleme verursacht (meist zwischen 5 bis 7 Tagen), sehen wir hier weder zahlreiche Komplikationen noch schwer wiegende Mobilitätsverluste.

Zur Technik der Entnahme sei erwähnt, dass nach Ausräumen des hinteren Beckenkammes, wobei die Kortikales nicht perforiert werden sollten – insbesondere nicht nach ventral –, zur lokalen Blutstillung ein Hämostyptikum eingelegt wird und der Knochendeckel, wenn er im Weichteilverbund verblieben ist, zurückgeschlagen wird, die Weichteile schichtweise verschlossen werden sowie eine subkutane Redondrainage eingelegt wird. Mit dieser Technik sahen wir bei ca. 5000 Entnahmen 3 Infektionen, die lokal revidiert werden mussten und 5 revisionspflichtige Hämatome, keine Nervenschäden sowie keine bleibenden Mobilitätsschäden, d. h. die Komplikationen sind als ausgesprochen gering einzustufen (Infektrate ≈0,06%, Hämatomrate ≈0,1%).

Wir verwenden ausnahmslos reine autogene/autologe Spongiosa ohne kortikale Anteile und zum Knochendefektaufbau nach Infektion weder kortikospongiöse Chips noch kortikospongiöse Späne, die mit dem Hohlmeißel vom Beckenkamm abgehoben werden, weil dadurch die Komplikationsrate u. E. wesentlich erhöht wird.

Der autogenen Spongiosa wird bei der Transplantation trotz erreichter Infektionsberuhigung zur Reinfektionsprophylaxe regelhaft ein lokales resorbierbares Antibiotikum beigemischt, in den letzten Jahren Septocoll®-Schwamm, bei speziellen Infektionen in letzter Zeit mit zunehmender Tendenz auch Targobone®, ein osteoinduktives Kollagen, das mit dem Antibiotikum Teicoplanin beladen ist.

Die transplantierte Spongiosa wird – auch bei infektberuhigter Situation immer resorbiert und durch Geflechtknochen ersetzt, wodurch eine gewisse Grundstabilität resultiert. Der Geflechtknochen wird dann in den folgenden Monaten schrittweise zum Röhrensystem mit Havers-Knochenaufbau umgebaut. Die als Geflechtknochen umgebaute Spongiosaplastik erzeugt eine Teilsteifigkeit des Extremitätenabschnitts, die in aller Regel den Abbau des äußeren Spanners gestattet. Dabei ist die Refrakturgefahr, insbesondere wegen der stattfindenden Umbauvorgänge, erheblich erhöht, weshalb wir in dieser Phase stets eine Versorgung mit einem teilentlastenden Gehapparat vornehmen. Durch dieses Vorgehen war es möglich, die Refrakturrate nach Spongiosaaufbau auf 10–15% zu senken (nach zirkulärem Knochendefektaufbau).

Kortikospongiöser Block

Wir verwenden kortikospongiöse Blöcke zum Defektaufbau nach Infektion nur bei Spondylodesen nach Infektberuhigung, wobei in solchen Fällen auch durchaus Sandwich-Blocks zur Anwendung gelangen. Zirkuläre Knochendefekte der Extremitäten haben wir bisher nicht mit kortikospongiösen Blöcken aufgebaut.

Die kortikospongiösen Blöcke werden aus den vorderen Beckenkämmen entnommen, wobei hier auch größere Blöcke von bis zu 7–8 cm Länge gewonnen werden können. Allerdings ist hierbei die Rate von lokalen Nervenschäden nicht unerheblich.

Mikrovaskulärer Knochenspan

Bei größeren kombinierten Knochen-Weichteil-Defekten, bei denen eine Transplantation eines freien Lappens angezeigt ist, ist auch die Verwendung eines osteokutanen Transplantates möglich. Unsere Kollegen aus der plastischen Chirurgie haben bislang Teile des Radius bei Hebung eines freien Unterarmlappens bzw. Fibulasegmente mit Hebung eines sog. Indikatorweichteillappens verwendet. Der operative Aufwand eines osteokutanen Lappens ist beträchtlich und speziell bei der freien Fibula technisch besonders anspruchsvoll, bei Hebung eines freien Unterarmlappens weniger problematisch. Andernorts wurde auch die Entnahme von Anteilen der Skapula bei Hebung eines Latissimus-dorsi-Lappens beschrieben, und es sind weitere osteokutane Lappen möglich, die bei uns keine Verwendung finden.

Der entnommene Knochenanteil beim osteokutanen Lappen muss im Defekt sicher stabilisiert werden. Dies geschieht in aller Regel durch Einfalzen und gleichzeitige Verschraubung oder Verdrahtung, was trotz Beruhigung einer Infektion grundsätzlich v. a. bei lokaler oder systemischer Immunschwäche eine spezielle Problematik darstellt. Darüber hinaus ist die primäre Stärke des transplantierten Knochenanteils in aller Regel im Vergleich mit der aufzubauenden Schaftdicke zu gering bemessen, d. h. neben der osteokutanen Transplantation ist gleichzeitig oder sekundär eine autogene Spongiosaplastik erforderlich. Trotz mikrovaskulären Anschlusses wird das Knochentransplantat umgebaut. Da der Umbau von Spongiosa und kortikalem Knochen verschiedene zeitliche Abläufe aufweist, ist der Einbau dieser komplexen Knochentransplantation in aller Regel nicht unproblematisch und bereitet gelegentlich deutliche Stabilitätsprobleme. Deshalb bleibt diese Methode – unserer heutigen Erfahrung nach – Sonderfällen vorbehalten und stellt keinesfalls eine Routinemethode dar.

Segmenttransport

Das Prinzip des Segmenttransports ist von Ilizarov und Mitarbeitern eingeführt und standardisiert worden. Der Segmenttransport dient dem Knochendefektaufbau segmentaler Defekte, die größer als 3 cm sind. Das Prinzip beruht darauf, dass nach Stabilisierung der Defektsituation mit Fixateur externe oder speziellem Nagel nach kompletter Segmentresektion des kranken Knochenabschnitts eine proximale oder distal gelegene Knochendurchtrennung erfolgt und der gelöste Knochenteil mit einem speziellen Transportmechanismus postoperativ schrittweise in den Defekt hinein verschoben wird. Bei diesem Verfahren sind zahlreiche Gesichtspunkte zu beachten, die hier nur stichwortartig Erwähnung finden sollen:

- Stabilität: Diese wird erreicht durch Ringfixateur nach Ilizarov, andere Fixateursysteme oder spezielle Nagelimplantate.
- Gewebeschonende Vaskularitäts-erhaltende Knochendurchtrennung = Kortikotomie. Die Knochendurchtrennung, genannt Kortikotomie, wird in schonender Weise ausgeführt, wobei möglichst die medullären Gefäße geschont werden sollen.
- Verzögerter Beginn der Distraktion: Die Lösung des Transportsegments nach operativer Durchtrennung erfolgt erst Tage später, nachdem sich zwischen den Fragmenten Granulationsgewebe gebildet hat, was dann anschließend gedehnt wird und über den Dehnungsreiz die Knochenbildung erzeugt.

Die Knochenbildung, genannt intramembranöse Knochenbildung, folgt speziellen Gesetzmäßigkeiten, die zuerst von Ilizarov und Mitarbeitern erforscht und beschrieben und inzwischen von vielen weiteren Autoren bestätigt wurden.

- Ausmaß und Rhythmus der Distraktion: Das Erforschen des Ausmaßes und des Rhythmus der Distraktion ist ebenfalls das Verdienst von Ilizarov, der erkannt hat, dass gerade das sehr gleichmäßige und sehr langsame Transportieren des Transportsegments von entscheidender Bedeutung ist. In aller Regel wird pro Tag 1 mm Defektstrecke transportiert, wobei dieses in möglichst vielen Portionen erreicht werden soll, um eine gleichmäßige Knochenbildung zu erzeugen.
- Erhalt und/oder Wiederherstellung der Extremitätenfunktion: Dies stellt eine weitere Säule des erfolgreichen Segmenttransports dar. Ohne Funktionswiedergewinn kommt es zwar zur Knochenbildung, diese erfolgt allerdings verzögert und es fehlt die Steifigkeit, die erst durch die funktionelle Beübung erreicht wird. Unsere biomechanischen Messungen hatten in Übereinstimmung mit den Ergebnissen anderer Autoren ergeben, dass nach Segmenttransport und Wiedergewinn der vollen Funktion im Ringfixateur unter Vollbelastung der Distraktionsknochen stabiler ist als die Kortikalis eines Vergleichknochens des gleichen Individuums.

Neben diesen genannten Grundprinzipien des Segmenttransports sind bei der Durchführung des Transports viele weitere Kleinigkeiten zu berücksichtigen, um diesen erfolgreich zu gestalten.

Wir führen diese Methode in unserer Klinik seit 1990 durch und haben inzwischen allein an der unteren Extremität über 100 Segmenttransporte ausgeführt. Wir erachten diese Methode nach Überwinden der Anfangsprobleme inzwischen als wesentliches Standbein des Knochendefektaufbaus langstreckiger Defekte.

Unsere umfangreichen Untersuchungen zum Vergleich des Spongiosaaufbaus versus Segmenttransport haben ergeben, dass sowohl die Reinfektionsrate, speziell aber die Refrakturrate nach Segmenttransport deutlich geringer ist als nach Spongiosaaufbau, weshalb diese Methode derzeit unsere Standardmethode zum Aufbau langstreckiger Schaftdefekte darstellt.

Die Ergebnisse, Schwierigkeiten und Komplikationen haben wir in verschiedenen anderen Veröffentlichungen dargestellt, auf die an dieser Stelle verwiesen wird.

Zusammenfassend lässt sich zur Problematik des Segmenttransports hervorheben, dass das Verfahren und die Ergebnisse als ausgezeichnet einzustufen sind. Wir verwenden derzeit zum Segmenttransport ausschließlich den Ringfixateur. In diesem System bestehen durchaus viele kleine Probleme und leichte Komplikationen, selten schwer wiegende Komplikationen, wie z. B. ausbleibende Knochenbildung in der Distraktionsstrecke oder Reinfektion im transportierten Segment bzw. in der Defektstrecke.

Die Schwachstelle des Segmenttransports stellt nicht die Distraktionsstrecke, sondern die Dockingregion dar. Hier erfolgt in aller Regel auch bei Ausführen der empfohlenen Kompression ein verzögerter Knochendurchbau, der die ohnehin lange Konsolidierungszeit weiter verlängert. Wir sind deshalb dazu übergangen, frühzeitig eine Spongiosaplastik in die Dockingzone einzubringen, um einen schnelleren Durchbau zu erzeugen.

An zwei Beispielen wollen wir unser Vorgehen illustrieren:

Fall 1

Infizierte Nagelinfektion nach drittgradig offener Unterschenkeldreietagefraktur mit liegendem unaufgebohrten Marknagel und liegendem Klammerfixateur: 45 Jahre alter Mann ohne wesentliche andere Erkrankungen. Die Infektion ist kurze Zeit nach Frakturversorgung eingetreten; in der Mitte des Unterschenkels lag eine Drainage, die Eiter ableitete. Infektion mit Oxacillin-resistentem *Staphylococcus aureus* (MRSA/ORSA) (◘ Abbildung 8.1).

Fall 2

Infizierte Nagelosteosynthese mit langstreckiger Sequestrierung im mittleren Drittel und größeren Hautweichteildefekten: 59 Jahre alter Mann mit arterieller Durchblutungsstörung im Stadium II nach Fontaine sowie Arrhythmia absoluta (◘ Abbildung 8.2).

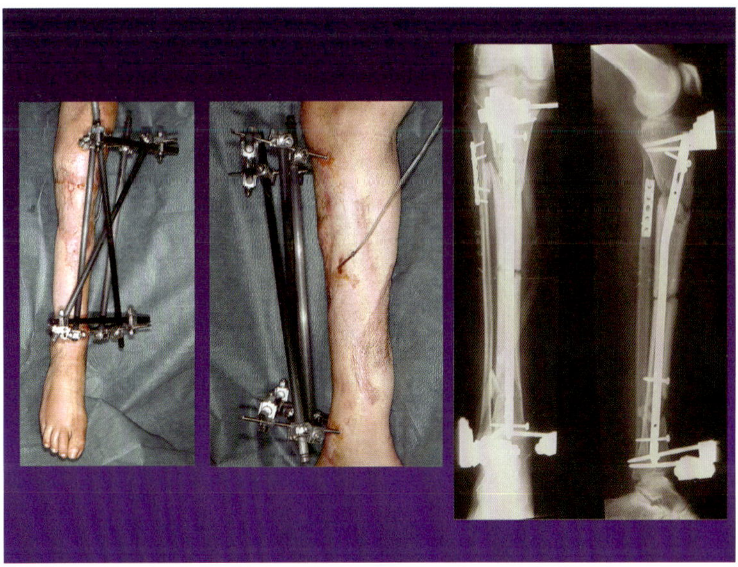

◘ **Abb. 8.1. a** Klinische und röntgenologische Ausgangssituation: liegender unaufgebohrter infizierter Nagel mit Infektionen aller drei Frakturetagen und hier liegenden kleineren Sequestern

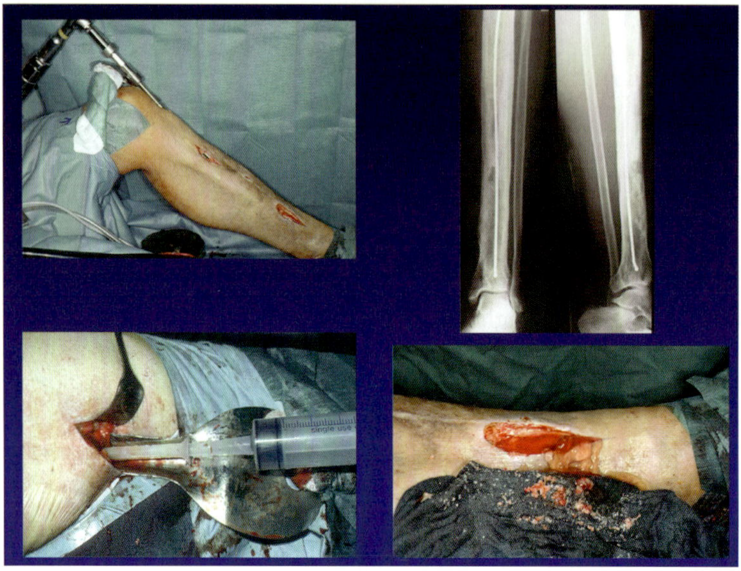

Abb. 8.1. b Erster operativer Schritt, Infektionsberuhigung: Entfernen des Fixateurs, Entfernen des Marknagels, Aufbohren des Markraums. Die Abbildung zeigt allerdings einen anderen Patienten (bei dem obigen Behandlungsfall war leider intraoperativ nicht fotografiert worden). Anschließend lokale Sequestrektomie in allen drei Etagen, Einlegen von selbstgefertigten Antibiotikumformkörpern, die Vancomycin und Gentamycin enthielten. Stabilisation des Unterschenkels in einem Doppelklammerfixateur

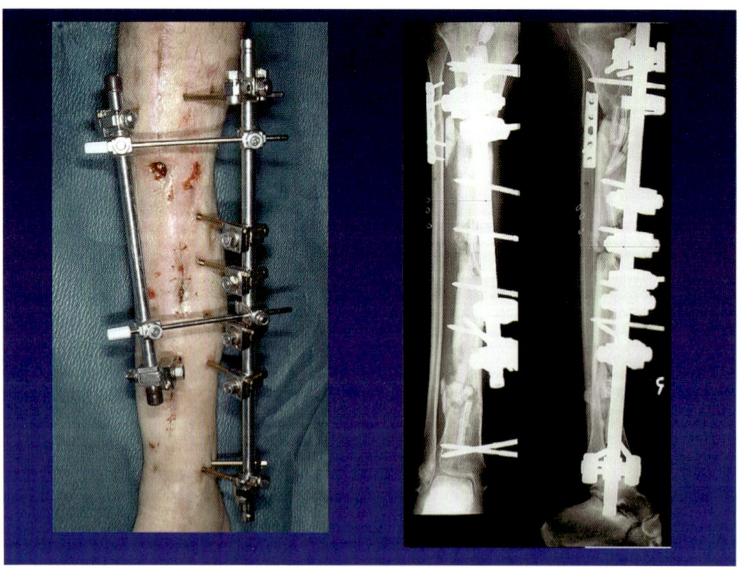

Abb. 8.1. c Postoperatives Ergebnis

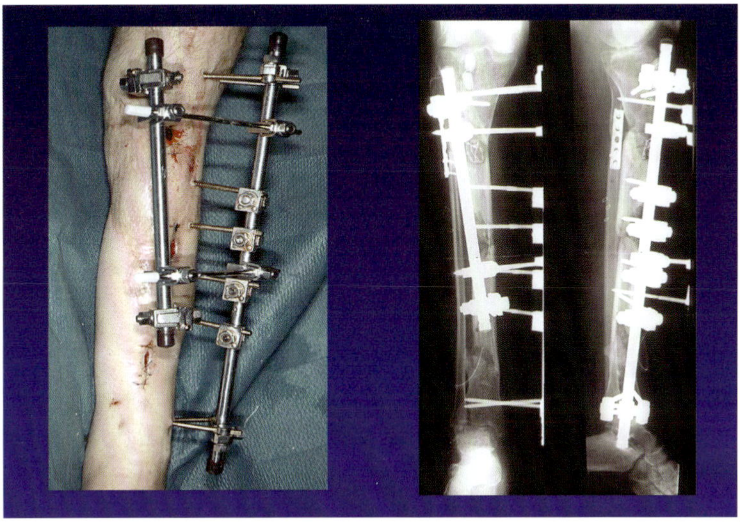

Abb. 8.1. d Zweiter operativer Schritt: Entfernen der Antibiotikumformkörper in den Etagen 1 und 3, Einbringen von autogener Spongiosa nach Entnahme vom hinteren Beckenkamm, nochmalige Sequestrektomie in der Etage 2, weil hier noch keine Infektberuhigung eingetreten war, postoperatives Ergebnis

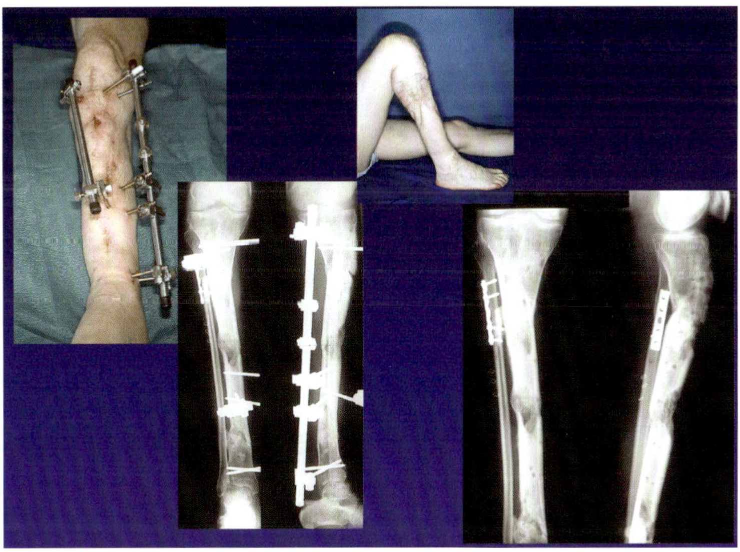

Abb. 8.1. e Dritter Operationsschritt: Nach definitiver Infektberuhigung auch in der Frakturetage 2 autogene Spongiosaplastik nach Entnahme aus dem zweiten hinteren Beckenkamm. Postoperativ komplette Infektionsberuhigung, allmählicher Spongiosaumbau in allen drei Etagen. Demotage des Fixateurs nach 10 Monaten, währenddessen durchgehend ein frühfunktionelles Mobilisationsprogramm stattfand. Es bestand freie Kniegelenkbeweglichkeit, Peroneuslähmung mit passiv guter Beweglichkeit im oberen Sprunggelenk

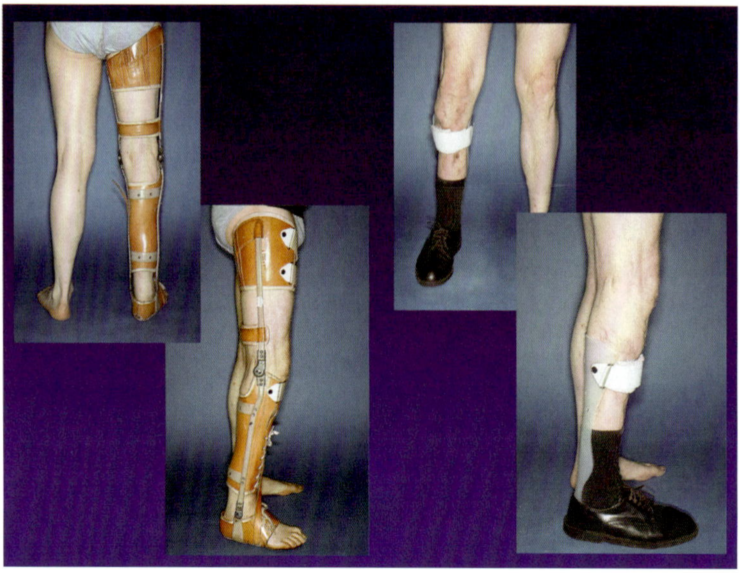

Abb. 8.1. f Nach primärer Versorgung mit einem teilentlastenden Oberschenkelgehapparat, in dem die Belastung schrittweise gesteigert wurde, konnte nach einem weiteren ¾ Jahr der Gehapparat abtrainiert werden und die Versorgung mit einer Peroneusschiene erfolgen. Der Patient ist jetzt 7 Jahre infektberuhigt und belastet weiterhin voll

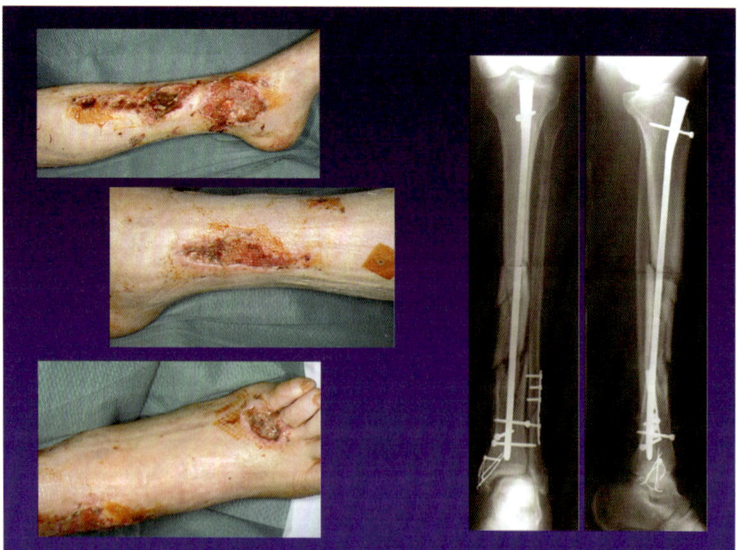

Abb. 8.2. a Klinische und röntgenologische Ausgangssituation: liegender Verriegelungsnagel, Sequestrierung im Mitteldrittel, Hautdefekte überwiegend medial, d. h. als Defekt über Knochen imponierend, lateral und am Fuß (Defekte über Weichteilen

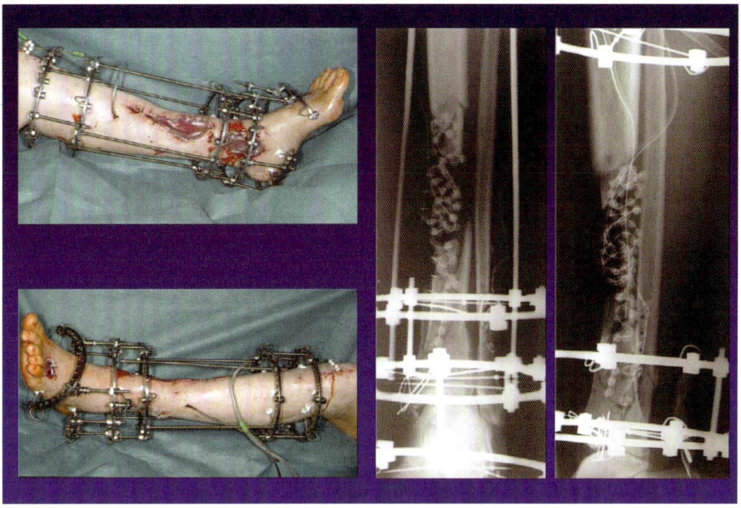

Abb. 8.2. b Erster operativer Schritt, Infektionsberuhigung: Marknagelentfernung, Aufbohrung, Segmentresektion von 12 cm, Reosteosynthese im Ringfixateur unter Einschluss des Fußes, Einlegen von Antibiotikumketten, Hautdefektverschluss mit Epigard®. Im Folgenden war die Infektion beruhigt, die Angiographie ergab nur ein zureichend durchblutetes Gefäß, die Arteria tibialis posterior. Der Plastische Chirurg empfahl den Versuch eines offenen Transports, weil er bei einer Lappentransplantation Schwierigkeiten befürchtete

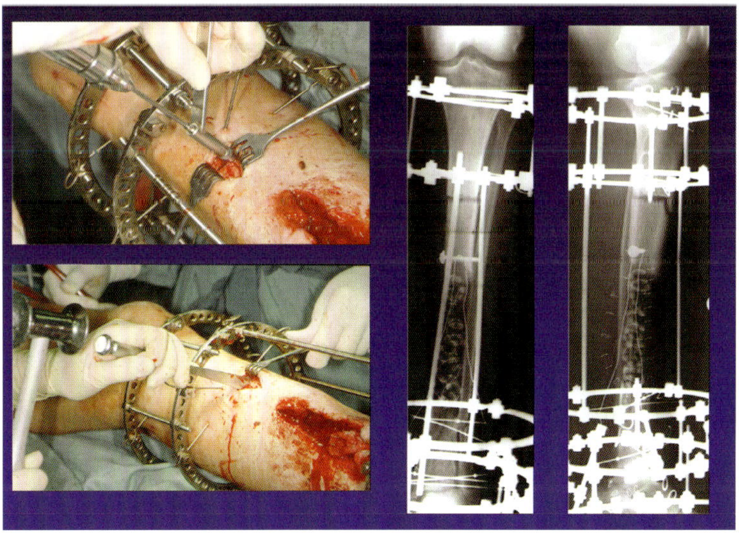

Abb. 8.2. c Nach nochmaligem Débridement der Defektstrecke Wechsel der Antibiotikaketten, Kortikotomie der Tibia mit Spezialmeißel nach vorherigem fächerförmigen Anbohren, Transportmechanismus mit Cerclagedraht über eine von medial eingebrachte Fixationsschraube im Transportsegment. Die im Defekt liegenden Ketten wurden schrittweise gezogen. Der Hautweichteildefekt wurde täglich gebadet, gesäubert und mit Epigard® verbunden

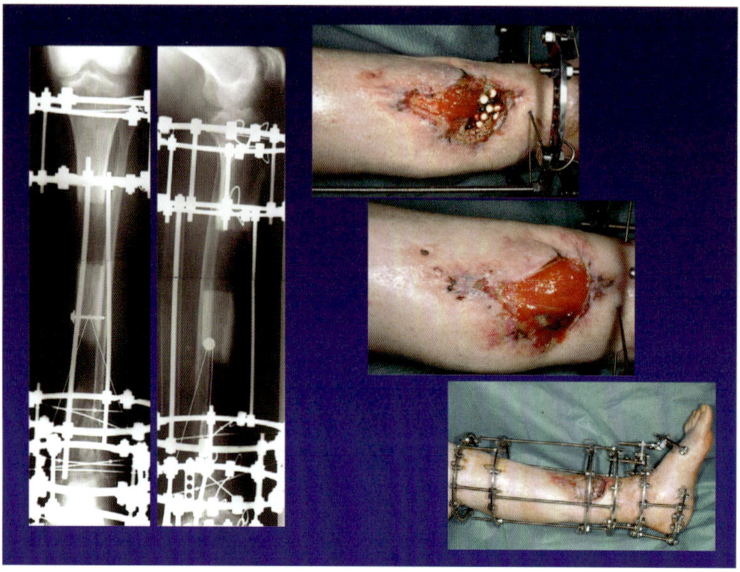

Abb. 8.2. d Achsgerecht laufender Segmenttransport, medialer Weichteildefekt über Knochen nach autologer Spongiosaplastik in die Dockingzone mit Spalthaut verschlossen

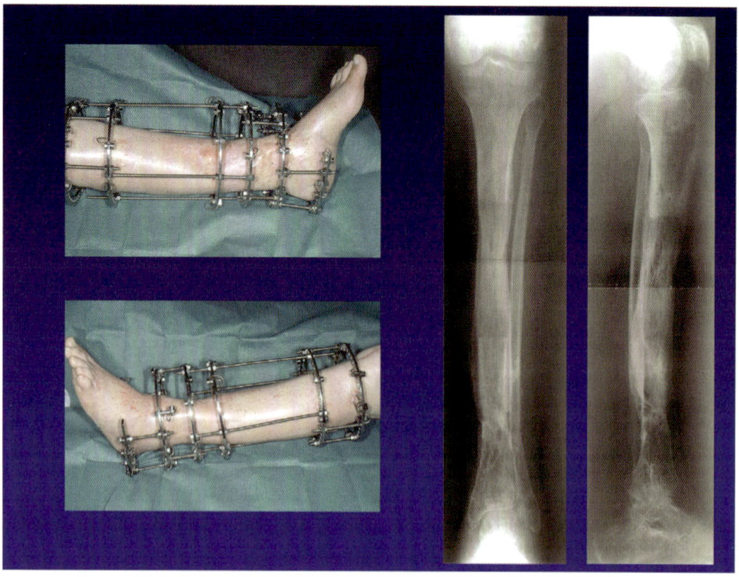

Abb. 8.2. e Abgeschlossener Segmenttransport, Abnahme des Ringfixateurs 9 Monate nach Beginn der Behandlung bei uns

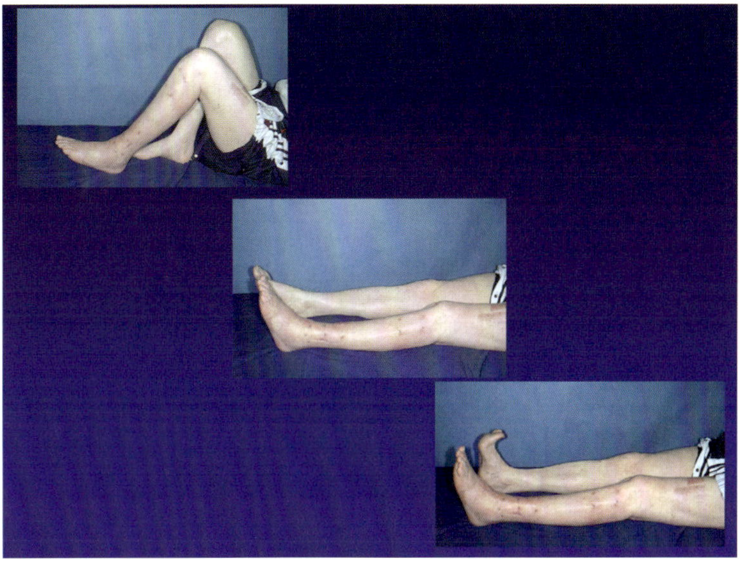

Abb. 8.2. f Funktionelles Ergebnis, klinische und radiologische Situation (radiologisches Ergebnis 1½ Jahre nach Segmenttransportabschluss): Nach vorübergehender Versorgung mit Unterschenkelgehapparat inzwischen freie Vollbelastung im orthopädischen Schuhwerk. Infektfreiheit besteht jetzt seit 4 Jahren.

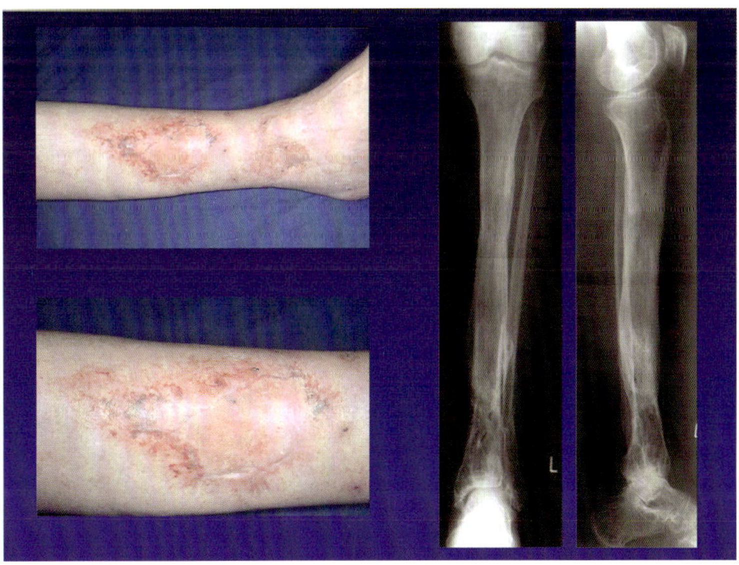

Abb. 8.2. g Funktionelles Ergebnis, klinische und radiologische Situation (radiologisches Ergebnis 1½ Jahre nach Segmenttransportabschluss): Nach vorübergehender Versorgung mit Unterschenkelgehapparat inzwischen freie Vollbelastung im orthopädischen Schuhwerk. Infektfreiheit besteht jetzt seit 4 Jahren.

FAZIT FÜR DIE PRAXIS

Knochendefekte sind in der Unfallchirurgie und Orthopädie durchaus nicht selten. Wir müssen sie insbesondere nach Knocheninfektionen gehäuft behandeln. Uns hat sich speziell nach Infektion der autogene Knochen bewährt, wobei wir kleinere Defekte (bis 3 cm zirkulär) mit Eigenspongiosa aufbauen, der bevorzugt aus den hinteren Beckenkämmen gewonnen wird. Bei zirkulären Defekten ab 3 cm bevorzugen wir heute den Segmenttransport nach Ilisarow, mit dem z.T. auch desolate Situationen sehr befriedigend bis optimal rekonstruiert werden können. Da häufig gleichzeitig grössere Haut/Weichteildefekte bestehen, ist die enge Zusammenarbeit mit einem plastischen Kollegenteam von besonderer Bedeutung.

Weiterführende Literatur

1. Bagnoli G, Paley D (1990) The Ilizarov-Method. BC Decker, Philadelphia Toronto
2. Giebel G (1993) Kallusdistraktion, klinische Anwendung; Traumatologie aktuell, 2. Aufl. Thieme, Stuttgart New York
3. Ilizarov GA (1992) Transosseous Osteosynthesis. Springer, Berlin Heidelberg New York Tokyo
4. Pfeil J, Grill F, Graf R (1996) Extremitätenverlängerung, Deformitätenkorrektur, Pseudarthrosenbehandlung. Springer, Berlin Heidelberg New York Tokyo
5. Reichel H (1998) Der diaphysäre Knochen nach Kallusdistraktion. Zuckschwerdt, München Bern Wien New York
6. Rüter A, Kohn D, Correll J, Brutscher R (1998) Kallusdistraktion. Urban & Schwarzenberg, München Wien, Baltimore

Literatur

1. Abbott LC (1927) The operative lengthening of the tibia and fibula. J Bone Joint Surg [Am] 9: 128–152
2. Allan FG (1948) Bone lengthening. J Bone Joint Surg [Br] 30: 490–493
3. Anderson MV (1952) Leg lengthening. J Bone Joint Surg [Br] 34: 150–154
4. Aronson J, Harp JH (1992) Mechanical considerations in using tensioned wires in a transosseous external fixation system. Clin Orthop 280: 23–29
5. Aronson J, Harrison B, Boyd CM, Cannon DJ, Lubansky HJ (1988) Mechanical induction of osteogenesis: The importance of pin rigidity. J Pediatr Orthop 8: 396–401
6. Aronson J, Harrison BH, Stewart CL, Harp JH (1989) The histology of distraction osteogenesis using different external fixators. Clin Orthop 241: 106–116
7. Barr JS, Ober FR (1933) Leg lengthening in adults. J Bone Joint Surg [Am] 15: 674–678
8. Bier A (1923) Über Knochenregeneration, über Pseudarthrosen und über Knochentransplantate. Archiv Klin Chir 127: 1–135
9. Brutscher R (1989) Die Behandlung ausgedehnter Defekte an langen Röhrenknochen durch Segmentverschiebung. Habilitationsschrift, Universität München
10. Brutscher R, Rueter A, Rahn B, Perren SM (1992) Die Bedeutung der Corticotomie oder Osteotomie bei der Callusdistraktion. Chirurg 63: 124–130
11. Calhoun JH, Li F, Bauford WL, Lehman T, Ledbetter BR, Lowery R (1992) Rigidity of half-pins for the Ilizarov external fixator. Bull Hosp Jt Dis Orthop Inst 52: 21–26
12. Calhoun JH, Li F, Ledbetter BR, Gill CA (1992) Biomechanics of the Ilizarov fixator for fracture fixation. Clin Orthop 280: 15–22

13. De Bastiani G, Aldegheri R, Renzi-Brivio L, Trivella G (1987) Limb lengthening by callus distraction (callotasis). J Pediatr Orthop 7: 129–134
14. De Pablos J, Canadell J (1990) Experimental physeal distraction in immature sheep. Clin Orthop 250: 73–80
15. Delloye C, Delefortrie G, Coutelier L, Vincent A (1990) Bone regenerate formation in cortical bone during distraction lengthening – an experimental study. Clin Orthop 250: 34–42
16. Delprete C, Gola MM (1993) Mechanical performance of external fixators with wires for the treatment of bone fractures – Part I: Load-displacement behavior. J Biomech Eng 115: 29–36
17. Delprete C, Gola MM (1993) Mechanical performance of external fixators with wires for the treatment of bone fractures – Part II: Wire tension and slippage. J Biomech Eng 115: 37–42
18. Green SA (1991) The Ilizarov method: Rancho technique. Orthop Clin North Am 22: 677–688
19. Ilizarov GA (1989a) The tension-stress effect on the genesis and growth of tissues. Part I: The influence of stability of fixation and soft-tissue preservation. Clin Orthop 238: 249–281
20. Ilizarov GA (1989b) The tension-stress effect on the genesis and growth of tissues: Part II: The influence of the rate and frequency of distraction. Clin Orthop 239: 263–285
21. Kawamura B, Hosono S, Takahashi T, Yano T, Kobayashi Y, Shibata N, Shinoda Y (1968) Limb lengthening by means of subcutaneous osteotomy. J Bone Joint Surg [Am] 50: 851–878
22. Kenwright J, White SH (1993) A historical review of limb lengthening and bone transport. Injury 24 [Suppl 2]: 54–61
23. Lascombes P, Membre H, Prévot J, Barrat E (1991) Histomorphométrie du régénérat osseux dans les allongements des membres selon la technique d'Ilizarov. Rev Chirurg Orthop 77: 141–150
24. Monticelli G, Spinelli R (1981) Distraction epiphysiolysis as a method of limb lengthening. I. Experimental study. Clin Orthop 154: 254–261
25. Paley D (1988) Current techniques of limb lengthening. J Pediatr Orthop 8: 73–92
26. Pesch H-J, Wagner H (1974) Histomorphologische Befunde der Knochenregeneration unter Distraktion bei der diaphysären Verlängerungsosteotomie. Verh Dtsch Ges Pathol 58: 305–308
27. Pfeil J, Niethard FU (1990) Unterschenkelverlängerung mit dem Ilizarov-System. Darstellung der unterschiedlichen operativen Techniken und Analyse der 1986–1989 durchgeführten Unterschenkelverlängerungen. Orthopäde 19: 263–272
28. Schmidt HGK, Neikes M, Zimmer W (1987) Aufbau von tangentialen und zirkulären infizierten Knochendefekten. Aktuel Traumatol 17: 257–267
29. Schmidt HGK, Wolter D (1995) Technik und Ergebnisse der Knochenneubildung mit dem Distraktionsverfahren nach Ilizarov. Langenbecks Arch Chir 380 [Suppl II]: 239–244
30. Shearer JR, Roach HI, Parsons SW (1992) Histology of a lengthened human tibia. J Bone Joint Surg [Br] 74: 39–44
31. Weber M (2003) Segmenttransport mittels Kabelrollentechnik. Trauma Berufskr 5: 264
32. White SH, Kenwright J (1990) The timing of distraction of an osteotomy. J Bone Joint Surg [Br] 72: 356–361
33. White SH, Kenwright J (1991) The importance of delay in distraction of osteotomies. Orthop Clin North Am 22: 569–579
34. Wolfson N, Hearn TC, Thomason JJ, Armstrong PF (1990) Force and stiffness changes during Ilizarov leg lengthening. Clin Orthop 250: 58–60

9 Plastisch-chirurgische Behandlung von Weichteildefekten

P.M. Vogt, L.U. Lahoda, S. Kall und K. Das Gupta

Einführung

Moderne plastisch-chirurgische Rekonstruktionsverfahren haben wesentlich zur Verbesserung der Behandlungsergebnisse bei offenen Frakturen und Gelenkinfektionen beigetragen. So ist der Einsatz Weichteil-plastischer Methoden heute ein integraler Bestandteil des interdisziplinären Vorgehens in dieser problematischen Patientengruppe [11].

Neben Trauma, Infektionen und Malignomen gehören auch Therapiefolgen, z. B. im Rahmen onkologischer multimodaler Behandlungskonzepte zum Behandlungsspektrum der Plastischen Chirurgie [13, 15].

Häufig betroffene Regionen außerhalb der oberen Extremität stellen die Thorakolumbalregion, die dorsale Beckenregion, das Oberschenkelsegment, der Kniegelenkbereich, die Unterschenkelregion sowie das Sprunggelenk mit Fuß dar.

Im Bereich der oberen Extremität dominieren schwere subtotale Amputationsverletzungen mit ausgedehnten Weichteilschäden, daneben Strahlenfolgen im Schultergürtel nach Mammakarzinom.

Problemanalyse

Jede septische Knochen- und Gelenkinfektion bedarf einer sorgfältigen Problemanalyse. Diese umfasst den Gefäßstatus, die Situation des Knochens oder Gelenks, der Nerven ebenso wie die Hautweichteildeckung.

Da es sich in häufig um einen Status nach Voroperationen handelt, beinhaltet die Vorbereitung vor allem die Identifikation von Inzisionen, Narbenfeldern und die Beurteilung der lokalen Durchblutungsverhältnisse an Weichteilen und Knochen [15].

Stellenwert des Débridements

Nach wie vor stellt die Qualität des chirurgischen Débridements den wichtigsten Faktor in der Behandlung chronischer Infektionen im Orthopädischen Bereich dar [15]. Besonderes Augenmerk ist avitalen Knochenfragmenten und Weichgeweben zu widmen. Nur ein radikales Débridement reduziert die lokale Keimbesiedelung so ausreichend, dass eine Weichteil-plastische Maßnahme erfolgreich verlaufen kann [14].

Das Belassen von Nekrosen führt zur Persistenz eines bakteriellen Nährbodens, der die Infektionsproblematik unterhält und auch von exzellent durchbluteten Lappen nicht bewältigt werden kann. Neben der Infektion der Weichteile erfordert das Vorgehen am Knochen eine Sequestrektomie bis hin zum „Unroofing". Ziel des interdisziplinären Behandlungskonzeptes ist es also, die bestmögliche und schnellste Defektdeckung der oftmals langwierig exponierten Frakturen und Implantate zu schaffen [14].

Propädeutik der Lappenplastiken

1. Der Einsatz von Lappenplastiken folgt den allgemeinen plastisch-chirurgischen Prinzipien: Rotationslappen verlieren z. B. ein Drittel ihrer gesamten Länge bei der Verlagerung um 90 Grad. Transpositionslappen müssen ausgedehnt unterminiert sein, um ausreichend mobilisiert zu werden. Das Vorgehen erfordert eine sorgfältige Planung, um bei der Dimensionierung auch Sekundäreingriffe mit einzuplanen [2].
2. Bei der Hebung gestielter Lappen sind insbesondere venöse Abflüsse zu schonen, da bei der betroffenen Patientengruppe eine hohe Inzidenz für tiefe Beinvenenthrombosen zu erwarten ist.
3. Im Bereich von Thorax, Hüfte, oberer und unterer Extremität ist eine Vielzahl von myokutanen und fasziokutanen Lappenplastiken definierbar (siehe ◘ Abbildung 9.1).
4. Infektresistenz der Lappenplastiken: Wie aus zahlreichen Untersuchungen bekannt ist, bieten gut durchblutete Muskellappen bei freiliegenden Implantaten, bakteriell belasteten Wunden und in minderdurchbluteten Arealen bessere Erfolgsaussichten als fasziokutane Lappen.
5. Lappenplastiken sezernieren Wachstumsfaktoren in das Wundmilieu und sorgen so für eine Heilungsförderung.
6. Die Auswahl der Lappenplastik hängt von der lokalen Verfügbarkeit sowie von der geeigneten Gewebequalität und Gewebemenge ab. Dies gilt insbesondere für die Indikationsstellung für freie Gewebetransplantate [2].
7. Vorzugsweise werden lokale Lappen eingesetzt, sofern die Gewebemengen ausreichen und die Hebedefektmorbidität vertretbar ist.
8. Folgende Anforderungen an die Defektdeckung müssen erfüllt werden [14]:
   - sachgerechte Wundbeurteilung mit Abschätzung des primären Schädigungsausmaßes und relevanten Nebenbefunden (z. B. Nervenschäden),
   - Beurteilung der Durchblutungssituation mit Ausschluss von Gefäßverschlüssen und Kompartmentsyndromen,
   - adäquate Inzisionen mit Schonung dominanter Venen- und Lymphgefäße,
   - ausreichendes Débridement ohne Belassen infizierter und minderdurchbluteter Gewebe,
   - sichere Bedeckung von Knochen, Implantaten, Nerven, Gefäßen und Sehnen,
   - belastungsfähige Weichteile,
   - sichere Weichteile für Sekundärrekonstruktionen.

Operatives Vorgehen bei der plastischen Defektdeckung

Sowohl für die Versorgung exponierter Frakturen und Osteosynthesematerialien als auch für freiliegende Gelenkimplantate stehen vielfältige plastische Rekonstruktionsverfahren wie zur Rekonstruktion nach Resektion bösartiger Tumoren der Extremitäten zur Verfügung [2].

Strategien für die Erhaltung der Extremität bei bösartigen muskuloskelettalen Tumoren und Prävention von Knochen- und Gelenkinfektionen umfassen nach Steinau [2]:

- radikales Débridement oder analog eine R0-Resektion (Anatomie erhalten),
- Auffüllung von Hohlräumen,
- Prävention und/oder Therapie von Wundheilungsstörungen,
- sichere Bedeckung von Implantaten, Knochen, Sehnen und Gefäßrekonstruktionen,
- Behandlung von Bestrahlungsfolgen,
- suffizienter Weichteilmantel für sekundäre Rekonstruktionen,
- Reduktion der Amputationsindikation,
- Transplantation zur Stumpferhaltung oder Verlängerung.

Strategien für die chirurgische Behandlung muskuloskelettaler Tumoren

Auf die Grundsätze der onkologiegerechten Resektion von Weichteil- und Knochentumoren wird hier nicht näher eingegangen.

Bei sachgerechter Resektion resultieren nach der onkologischen Resektion ausgedehnte Weichteil- oder muskuloskelettale Defekte, die einer primären Wiederherstellung bedürfen. Das Spektrum umfasst Weichteilrekonstruktionen mit gestielten und mikrochirurgisch frei verpflanzten Transplantaten [4], tenoplastische Maßnahmen, motorische Ersatzoperationen und die Knochenwiederherstellung.

Ohne eine adäquate Weichteilbedeckung ist eine Skelett- oder Gefäßrekonstruktion zum Scheitern verurteilt. So können die neoadjuvante Chemotherapie und Strahlentherapie sekundäre Wundheilungsstörungen induzieren, deren Inzidenz an 40% heranreicht [12]. Die adäquate Weichteilrekonstruktion vermag dieses Problem zu reduzieren und trägt maßgeblich zum Erhalt der Gelenkfunktion insbesondere bei intraoperativer Eröffnung im Rahmen des Resektionsverfahrens bei.

Analoges gilt für maligne Knochentumoren, bei denen eine Rekonstruktion mit autogenem Knochen oder Endoprothesen indiziert ist [4]. Als regeneratives Verfahren hat die Kallusdistraktion Bedeutung auch in der Wiederherstellung nach Entfernung maligner Extremitätentumoren mit Knochenbeteiligung erlangt. So kann in die Defektzone hinein auch langstreckig ein Segmenttransport durchgeführt werden. Voraussetzung für ein solches Vorgehen ist die Schaffung eines gut vaskularisierten Regeneratlagers durch plastisch-chirurgische Weichteilrekonstruktion.

In größeren Serien hat sich der Wert der myoplastischen Defektdeckung entweder mit lokalen gestielten oder freien mikrovaskulären Transplantaten gezeigt und eine Verkürzung des Konsolidierungsindex ergeben [16]. Die zunehmende Erfahrung mit der mikrovaskulären Rekonstruktion, die mittlerweile in spezialisierten Zentren als Standardverfahren etabliert ist, ermöglicht sukzessive oder kombinierte Lappentransplantate, die bei ausreichender lokaler vaskulärer Anschlussmöglichkeit erfolgreich zum Weichteilverschluss beitragen. Unter diesen Transplantaten lassen sich auch ausgedehnte alloplastische Skelettrekonstruktionen durchführen.

Im Hinblick auf die regenerativen Verfahren der Knochenwiederherstellung (Segmenttransport) haben primär vaskularisierte Knochentransplantate an Bedeutung verloren [7, 16]. In der Kombination von myoplastischen Weichteilrekonstruktionen mit Segmenttransport lassen sich bessere Ergebnisse erzielen. Das betrifft insbesondere auch die Frequenz an sekundären Korrekturverfahren, die beim primär vaskularisierten Knochentransfer höhere Raten für Knochenanlagerungen in Folge von Pseudarthrosen oder Spontanfrakturen mit sich bringt [7].

Stumpfverlängerungen – Stumpfdistalisierung

Ist im onkologischen Vorgehen eine langstreckige Segmentresektion indiziert, kann durch plastisch-rekonstruktive Maßnahmen eine Distalisierung der Amputationsebene vorgenommen werden. Dies umfasst z. B. für den Kniebereich den Einsatz der Borggreve-Plastik und im distalen Unterschenkel modifizierte Amputationsverfahren z. B. unter Einsatz vaskularisierter Fußfilets [3]. Ziel dieser Verfahren ist immer der endbelastbare Stumpf bei weitgehendem Längenerhalt.

Posttraumatische und postdegenerative Weichteilproblematik

Außerhalb der onkologischen Patientengruppe resultieren im Bereich der Traumafolgen und der alloplastischen Gelenkchirurgie Defektzustände, die in analoger Weise rekonstruiert werden. Es werden lokale Lappen eingesetzt, sofern die Durchblutungssituation und Kollateralschäden die Hebung eines gestielten Transplantats zulassen.

Als Problemzonen stellen das distale und das mittlere Drittel des Unterschenkels besondere Anforderungen an die Plastische Chirurgie. Aus Gründen der Erhaltung der Muskelisometrie wird von den Autoren im Gegensatz zu den klassischen Algorithmen (◘ Abbildung 9.1) im mittleren Unterschenkeldrittel der gestielte Soleuslappen nur ausnahmsweise eingesetzt, da hier eine höhere Inzidenz von Thrombosen und ein signifikanter Kraftverlust für die Fußeversion auftreten. Dies gilt nicht für den Lappentransfer des Musculus gastrocnemius im proximalen Drittel des Unterschenkels [16]. Somit hat der freie Myokutanlappen (Latissimus dorsi) im mittleren und unteren Unterschenkeldrittel eine klare Präferenz erzielt. Der Hebedefekt im Bereich des Thorax kann bei minimaler Kraftreduktion im Schulterbereich vernachlässigt werden.

Mit der frühzeitigen myoplastischen Stumpfdeckung konnten die Raten der posttraumatischen Osteitis und Pseudarthrosen auf ein Drittel reduziert werden.

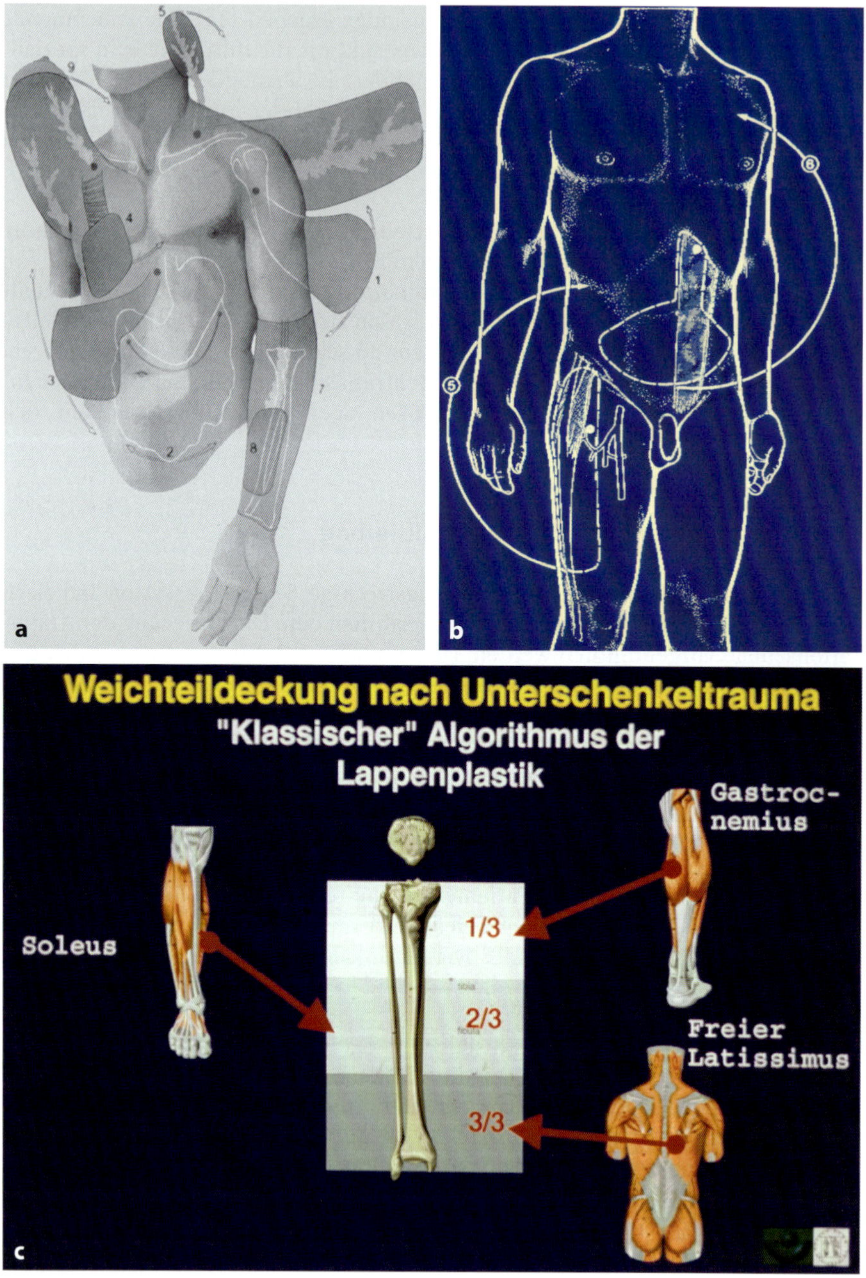

Abb. 9.1. a Gestielte Lappenplastiken im Thoraxbereich. **b** Gestielte Lappenplastiken im Oberschenkel und Rumpfbereich. **c** Gestielte und freie Lappenplastik im Bereich des Unterschenkels. Aufgrund seiner Hebedefektmorbidität sollte der Soleuslappen im mittleren Unterschenkeldrittel nur noch ausnahmsweise eingesetzt werden. Wir geben daher im mittleren Drittel freien Lappen den Vorzug

Die großen Serien freier Lappenplastiken zur posttraumatischen Unterschenkelrekonstruktion zeigten in den 1980er Jahren, dass die freie mikrovaskuläre Defektdeckung an sichere Empfängergefäße, vorzugsweise der posterioren Gefäßloge [6], innerhalb der ersten Woche oder nach drei Monaten die besten Ergebnisse zeigen [5].

Neuere Therapiekonzepte, bei denen eine intermittierende Vakuumversiegelung in Kombination mit einem Lappentransfer in der kritischen Phase jenseits der ersten Woche eingesetzt wird, zeigen bislang in einer eigenen Beobachtungsserie über drei Jahre diese hohe Verlustrate nicht mehr. Als Vorteile sehen wir hier die Reduktion des Ödems und die sichere Versiegelung der exponierten Strukturen wie Knochen, Sehnen und Implantate mit keimfreien Wundabschluss.

Problematik exponierter Gelenkprothesen

Als häufigste Problemzone begegnet dem plastisch-rekonstruktiven Chirurgen das exponierte Kniegelenkimplantat. Hier findet oftmals bereits der orthopädische Voroperateur marginale Weichteilverhältnisse mit Haut- und Unterhautatrophie nach langjähriger Kortisonbehandlung und gegebenenfalls auch Vorinzisionen, die im anterioren Bereich zum Gewebeuntergang führen. Die primär bakterielle Infektion des Transplantats ist eher als sekundäre Ursache gegeben. Hier hat sich das aggressive Vorgehen mit radikalem Débridement, kalkulierter Antibiotikatherapie, intermittierender Vakuumversiegelung und sekundärer plastischer Rekonstruktion bewährt. Die überwiegende Anzahl exponierter Kniegelenkimplantate kann nach eigener Erfahrung mit lokalen oder regionalen Lappenplastiken, wie mit dem medialen oder lateralen Gastroknemiuslappen suffizient bedeckt werden. Üblicherweise werden Gastroknemiuslappen mit Meshgrafts bedeckt (◘ Abbildung 9.2a und b).

Voraussetzung für den Transfer ist ein unbeeinträchtigter Gefäßstatus. Liegt eine arterielle Verschlusskrankheit mit Beeinträchtigung des femoropolitealen Segments vor, so ist bei einem Gastroknemiustransfer mit einem Totalverlust zu rechnen, abgesehen von der Gefährdung der Perfusion der gesamten Extremität

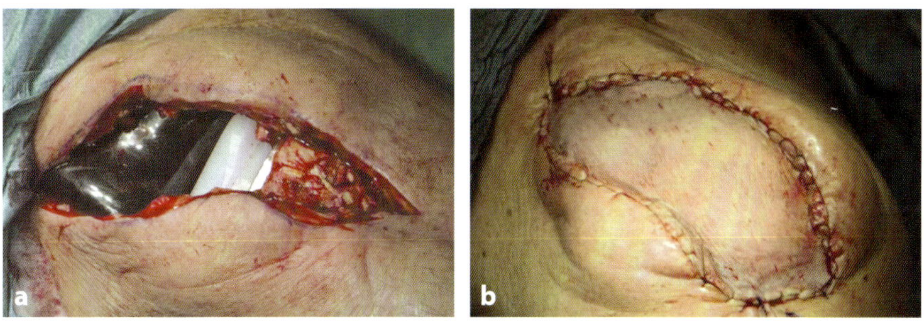

◘ **Abb. 9.2. a** Freiliegende Knieendoprothese. **b** Nach Débridement des Gelenkbinnenraums Defektdeckung durch gestielten medialen und lateralen Gastroknemiuslappen, der mit Spalthaut bedeckt wurde

durch die Devaskularisierung der Kollateralversorgung. Daher ist in solchen Fällen eine präoperative Angiographie zur Darstellung der Gefäßversorgung notwendig.

Steht die regionale Lappenplastik nicht zur Verfügung, kann mit der freien myokutanen Lappenplastik mit Anschluss an die medialen Oberschenkelgefäße der Sofortverschluss mit ausreichender Verschiebeschicht auch für sekundäre tenoplastische Maßnahmen (Quadrizepssehnenrekonstruktion) vorgenommen werden [17].

Nur bei sehr kleinen Defekten kommen lokale fasziokutane Lappen zum Einsatz. Gerade bei dieser Form der Lappenplastik sind gute Kenntnisse der lokalen Anatomie des faszioseptalen Perforatorgefäßsystems erforderlich.

Als wichtiger Faktor in der myoplastischen Defektrekonstruktion des Kniegelenks ist die gründliche Sanierung der Kniegelenkhöhle vorzunehmen. Bei Revisionen sollen die auswechselbaren Kunststoffkontaktflächen entfernt, gesäubert und in antiseptischen Lösungen gespült werden. Auch die hinteren Rezessus sind sorgfältig zu inspizieren, um hier nicht fokale Infektherde zurückzulassen. Dauerspülungen wurden im eigenen Vorgehen wegen der Ausbildung von so genannten Spülstraßen verlassen.

FAZIT FÜR DIE PRAXIS

Weiterhin stellt die Osteitis ein nicht gelöstes Problem dar. In der Prävention dieser schwer wiegenden Komplikation nach offener Fraktur oder Gelenkersatz stellt eine suffiziente Weichteilrekonstruktion bei entsprechenden Zerstörungen des Integuments nach vorangegangenem radikalen Débridement die entscheidende Maßnahme dar. Bei einem sekundären Auftreten der Osteitis mit Markraumbeteiligung ist das klassische Vorgehen mit Unroofing-Resektion von Sequestern und myoplastischer Defektdeckung mit Plombierung der Hohlräume anerkannter Standard. Der Stellenwert der sich zunehmend etablierenden Vakuumversiegelung in der frühen posttraumatischen Phase offener Frakturen oder auch exponierter Implantate ist noch nicht abzuschätzen (siehe Kap. 17). Erste Daten sprechen für einen Vorteil durch die primär verbesserte Wundsituation mit effizienter Drainage von Wundsekreten und aseptischer Abschirmung gegenüber exogener Keimanflutung durch das Versiegelungsprinzip [1]. Dieses Vorgehen erfordert allerdings Zeit und kann zu einem Kostenfaktor werden.

Für spezielle Lokalisationszonen, die keiner voluminösen myoplastischen Weichteildeckungen bedürfen, bieten regionale oder auch die freien faszikutanen Lappenplastiken neuerer Generationen (Perforatorlappenplastiken, z. B. anterolateraler Oberschenkellappen) gut konturierbare Rekonstruktionen des Integuments. Insbesondere liegt der große Vorteil der freien Faszienlappen in einer minimalen Hebedefektmorbidität und sehr guten Verschiebegleitschichten für Sehnen vor allem in der Knöchel-Fersen-Region [8–10].

Zusammenfassend bietet die Plastische Chirurgie heute ein weites Spektrum an rekonstruktiven Möglichkeiten, um die katastrophalen Folgen von Knochen- und Gelenkinfektionen auf dem Boden der vielfältigen Ursachen zu beherrschen.

Literatur

1. Attinger C, Cooper P (2001) Soft tissue reconstruction for calcaneal fractures or osteomyelitis. Orthop Clin North Am 32: 135–170
2. Boeckx W, van den Hof B, van Holder C, Blondeel P (1996) Changes in donor site selection in lower limb free flap reconstructions. Microsurgery 17: 380–385
3. Chiang YC, Wei FC, Wang JW, Chen WS (1995) Reconstruction of below-knee stump using the salvaged foot fillet flap. Plast Reconstr Surg 96: 731–738
4. Evans GR, Black JJ, Robb GL, Baldwin BJ, Kroll SS, Miller MJ, Reece GP, Schusterman MA (1997) Adjuvant therapy: the effects on microvascular lower extremity reconstruction. Ann Plast Surg 39: 141–144
5. Godina M (1986) Early microsurgical reconstruction of complex trauma of the extremities. Plast Reconstr Surg 78: 285–292
6. Godina M, Arnez ZM, Lister GD (1991) Preferential use of the posterior approach to blood vessels of the lower leg in microvascular surgery. Plast Reconstr Surg 88: 287–291
7. Josten C, Kremer M, Muhr G (1996) Ilizarov procedure in pseudarthrosis. Orthopäde 25: 405–415
8. Kimura N, Satoh K, Hasumi T, Ostuka T (2001) Clinical application of the free thin anterolateral thigh flap in 31 consecutive patients. Plast Reconstr Surg 108: 1197–1208; discussion 1209–1210
9. Koshima I, Itoh S, Nanba Y, Tsutsui T, Takahashi Y (2003) Medial and lateral malleolar perforator flaps for repair of defects around the ankle. Ann Plast Surg 51: 579–583
10. Satoh K, Sakai M, Hiromatsu N, Ohsumi N (1990) Heel and foot reconstruction using reverse-flow posterior tibial flap. Ann Plast Surg 24: 318–327
11. Serafin D, Voci VE (1983) Reconstruction of the lower extremity. Microsurgical composite tissue transplantation. Clin Plast Surg 10: 55–72
12. Spiro IJ, Rosenberg AE, Springfield D, Suit H (1995) Combined surgery and radiation therapy for limb preservation in soft tissue sarcoma of the extremity: the Massachusetts General Hospital experience. Cancer Invest 13: 86–95
13. Steinau HU, Biemer E (1985) Possibilities of plastic surgical reconstruction in limb-sparing resection of malignant soft tissue tumors of the extremities. Chirurg 56: 741–745
14. Steinau HU, Hebebrand D, Vogt P, Josten C (1996) Plastic soft tissue coverage in defect fractures of the tibia. Chirurg 67: 1080–1086
15. Tetsworth K, Cierny GR (1999) Osteomyelitis debridement techniques. Clin Orthop 360: 87–96
16. Vogt PM, Möllenhoff G, Torres A, Peter FW, Mühlberger T, Muhr G, Steinau HU (1999) Bedeutung mikrochirurgischer Lappentransplantate bei Defektfrakturen am Unterschenkel im Zeitalter der Knochentransportverfahren. Handchir Mikrochir Plast Chir K28
17. Yuen JC, Zhou AT (1996) Free flap coverage for knee salvage. Ann Plast Surg 37: 158–166

10 Infektionen des Fußes

M. Walther, C. Hendrich und C. Rader

Einführung

Noch vor 50 Jahren waren es überwiegend spezifische Erreger (wie Mykobakterien), die nicht beherrschbare Knocheninfektionen am Fuß auslösten und nicht selten zur Amputation führten. Heute sind es fast ausschließlich unspezifische Infekte (Staphylokokken, Streptokokken, *Pseudomonas aeruginosa*, Enterokokken usw.) die eine Osteomyelitis oder Ostitis auslösen. Die moderne Antibiotikatherapie, das bessere Verständnis von Infektionen und damit die Möglichkeiten der gezielten chirurgischen Sanierung haben dazu geführt, dass Amputationen aufgrund von Infektionen in den letzten 50 Jahren kontinuierlich zurückgegangen sind [7].

Bei den Stoffwechselerkrankungen, die relativ häufig mit Wundheilungsstörungen und Infektionen einhergehen, ist an erster Stelle der Diabetes mellitus zu nennen. Aber auch andere systemische Erkrankungen, wie Pilz- und mykobakterielle Infektionen, Hepatitis, Syphilis, Lyme-Disease und auch Aids können zu osteoartikulären Manifestationen im Bereich des Fußes führen. Zum Verständnis der Klinik von Infektionen im Bereich des Fußes ist das Verständnis der Fußanatomie von Bedeutung. Die neun Kompartimente des Fußes stellen einerseits potentielle Ausbreitungswege dar, bedingen aber zusätzlich die geringe Toleranz für Volumenschwankungen [32, 59].

Weichteilinfekte

Oberflächliche und lokal begrenzte Infektionen werden an Vorfuß und Zehen häufig beobachtet [17]. Sie sind häufig Folge einer mechanischen Irritation von eingewachsenen Zehennägeln, Blasen oder kleinen Weichteilverletzungen, die sekundär mit Keimen besiedelt werden [39]. Je nach Lokalisation werden unterschiedliche Manifestationsarten der Infektion unterschieden. An den Zehen kommt es zum Panaritium oder zur Paronychie, am Mittelfuß zu Phlegmonen oder zur infektiösen Tenosynovialitis. Die Erreger dringen dabei über kleine Hautdefekte wie Blasen, Abschürfungen oder mykotische interdigitale Rhagaden ins Subkutangewebe ein. Häufig handelt es sich dabei um *Staphylococcus aureus* oder β-hämolysierende Streptokokken [6]. Wesentlich seltener werden tiefe akute Infektionen beobachtet, die meist durch eine penetrierende Verletzung oder ein stumpfes Trauma entstehen [21, 47]. Infektionen durch vaskuläre oder lymphogene Streuung von Mikroorganismen sind selten [30]. Prädisponierend für eine Infektion sind u. a. Neuropathien und Angiopathien [4].

Das Panaritium ist eine Infektion der distalen Zehenphalanx. Die klinischen Beschwerden verlaufen analog zum Panaritium der Hand mit Rötung, Schwellung und typischen pulsierenden Schmerzen. Im weiteren Verlauf kann es zu einer lokalen Nekrose kommen bzw. die Infektion auf die benachbarten ossären Strukturen übergreifen. Schließlich kann sich das Vollbild einer Phalanxosteomyelitis oder einer septischen Arthritis der Interphalangealgelenke ausbilden. Eine Sonderform stellt die Paronychie dar, bei der es durch das Einwachsen eines Nagelfalzes in die Endphalanx zu einer akuten oder chronischen Weichteilinfektion kommt. An anderen Stellen des Fußes imponiert die akute Infektion mit Schwellung, Rötung, Überwärmung, Druckschmerzhaftigkeit, Lymphangitis, Schmerzen und einer Funktionseinschränkung. Angesichts der großen Zahl möglicher Infektionserreger besteht stets die Indikation zur mikrobiologischen Diagnostik mit Antibiogramm. Aerobe und anaerobe Bakterien, Mykobakterien, Pilze, Parasiten und Viren finden sich regelmäßig bei Fußinfekten, wobei nicht selten mehrere Keime gleichzeitig nachgewiesen werden [60]. Ein typisches Beispiel sind Mykosen, deren Hautläsionen als Eintrittspforte für Bakterien dienen.

Phlegmonen im Bereich des Fußes zeichnen sich häufig durch eine sehr unspezifische Symptomatik von Schmerz und Schwellung aus. Besonders bei Phlegmonen im Bereich der tiefen Flexorenlogen wird die Diagnose oft erst sehr spät bei fortgeschrittener systemischer Reaktion gestellt. Die infektiöse Entzündung einer Sehnenscheide, die akute infektiöse Tenosynovialitis, ist oft Folge einer Fußphlegmone, kann aber auch isoliert, z. B. als Folge einer Punktionsverletzung auftreten [5, 73].

Diagnostik

Während bei Infektionen im Bereich der Zehen die klinische Untersuchung und eine Röntgenaufnahme zum Ausschluss knöcherner Beteiligung eine abschließende Diagnose meist erlaubt, ist die Abgrenzung von Infektionen der tiefen Beugelogen wesentlich schwieriger. Zum Nachweis von Flüssigkeit und Pus in der Tiefe leistet neben der Sonographie die Kernspintomographie mit Kontrastmittel wertvolle Dienste [65]. Hiermit lassen sich insbesondere begleitende Knochenödeme gut abgrenzen. Die Einsendung von gewonnenem Sekret oder Pus zur mikrobiologischen Untersuchung ist Standard, da angesichts des großen potentiellen Keimspektrums erst die genaue Kenntnis des Erregers und das Antibiogramm eine gezielte Antibiotikatherapie ermöglichen (siehe Kap. 4).

Angesichts der geringen Spezifität bezüglich differentialdiagnostischer Erwägungen hat die Kernspintomographie die Szintigraphie als weiterführende Bildgebung weitgehend verdrängt [71] (siehe Kap. 6).

Therapie

In der Frühphase eines Infekts besteht die Behandlung zunächst in einer Ruhigstellung, Hochlagerung sowie in der hochdosierten Antibiotikagabe [1, 35, 37, 44]. Die hierbei verwendeten Substanzen sollen sich durch ein breites Spektrum sowie durch eine gute Gewebegängigkeit auszeichnen. Bewährte Kombinationen zur

Initialtherapie sind ein Cephalosporin der 2. oder 3. Generation für die Gram-positiven Keime sowie ein Aminoglykosid für Gram-negative Erreger. Liegt bereits eines Abszedierung vor, so ist immer die operative Intervention mit sorgfältigem Débridement indiziert [63].

Komplikationen

Neben dem Übergreifen einer Weichteilinfektion auf den Knochen, ist das Kompartmentsyndrom eine ernst zu nehmende Komplikation von Infektionen im Bereich des Fußes. Durch den erhöhten Druck innerhalb des in seinem Volumen begrenzten Faszienraums kommt es zu einer Einschränkung der Durchblutung und der Funktion der innerhalb des Kompartiments gelegenen Weichteile. Unbehandelt kann diese Druckerhöhung zu Muskelnekrosen mit anschließender Kontrakturbildung und Parästhesien am Fuß führen [27, 60]. Diese Zustände, die sich klinisch in Form von kontrakten Krallenzehen, einem Hohlfuß oder Parästhesien im Versorgungsgebiet der Nervi plantares mit ständigen Schmerzen präsentieren, sind extrem schwierig zu therapieren. Der Verdacht auf ein Kompartmentsyndrom besteht immer dann, wenn der Patient den Fuß in leichter Plantarflexion und Adduktion hält [59]. Finden sich dann geschwollene Zehengrundgelenke bei schmerzhafter passiver Streckung der Zehen bzw. Dysästhesien oder Hypästhesien am Vorfuß, so besteht dringender Handlungsbedarf. Typischerweise ist die Kapillarfüllung nicht gestört und der periphere Puls kann in der akuten Phase noch tastbar sein [55]. Besteht der klinische Verdacht auf ein Kompartmentsyndrom, sollte eine Kompartmentdruckmessung durchgeführt werden. Die Mehrheit der Autoren empfiehlt eine Faszienspaltung bei einem Druck von über 30 mmHg [24, 51, 60, 74].

Akute Osteomyelitis

Die Ursache der akuten Osteomyelitis im Bereich des Fußes sind überwiegend direkt eingebrachte Mikroorganismen beispielsweise bei penetrierenden Wunden, offenen Frakturen oder auch nach chirurgischen Eingriffen. Wesentlich seltener kommt es durch hämatogene Streuung von einem primären Infektherd aus zur akuten Osteomyelitis [15, 26, 64]. Bei hämatogener Streuung werden die Metaphysen der kleinen Würfelknochen bevorzugt befallen. Im Erwachsenenalter ist für den Ausbreitungsmechanismus und die Gelenkbeteiligung entscheidend, ob die betroffene Metaphyse direkten Gelenkkontakt hat [26]. Angesichts der Tatsache, dass viele der Fußwurzelknochen zu 50% und mehr von Gelenkflächen überzogen sind, ist dies häufig der Fall.

Diagnostik

Die Erstmanifestation der akuten Osteomyelitis ist oft ein hinkendes Gangbild in Kombination mit Schmerz und Schwellung sowie eine Bewegungseinschränkung der Nachbargelenke [38]. Systemische Reaktionen wie Fieber, Schüttelfrost und

Übelkeit werden ebenfalls beobachtet, ebenso eine Erhöhung der Entzündungsparameter. Besteht der Verdacht auf eine Osteomyelitis, so ist in jedem Fall ein Keimnachweis anzustreben. Häufig gelingt dies aus dem Gelenkpunktat der angrenzenden Gelenke [34, 57], im Fieberschub teilweise auch durch die Blutkultur. Am häufigsten wird *Staphylococcus aureus* nachgewiesen, unabhängig vom Alter der Patienten [3, 23].

Wie auch an anderen Stellen im Körper ist die akute Osteomyelitis konventionell radiologisch oft erst nach 2 bis 3 Wochen nachweisbar. Hier finden sich Osteolysen sowie eine perifokale Osteoporose. In der Frühphase zeichnet sich meist nur eine Exsudat-bedingte Weichteilschwellung ab, die jedoch differentialdiagnostisch nicht richtungweisend ist [2, 10, 19]. Bei Verdacht auf eine Osteomyelitis ist die Kernspintomographie mit Kontrastmittel die Bildgebung der Wahl. Die früher in vielen Publikationen aufgeführte Szintigraphie ist zwar ebenfalls hochsensitiv, aufgrund der geringen Spezifität ist die Gesamtaussagekraft der Methode im Hinblick auf Knochen-, Weichteil- und Gelenkbeteiligung der Kernspintomographie aber klar unterlegen [20, 22, 25].

Therapie

Wird die akute Osteomyelitis früh genug diagnostiziert, kann sie durch Antibiotikagabe häufig ausheilen. Zeigt die Bildgebung jedoch septische Einschmelzungen des Knochengewebes oder eine Abszessbildung, so besteht die Indikation zum operativen Débridement. Die Prinzipien unterscheiden sich hierbei nicht vom Vorgehen bei einer akuten Osteomyelitis an anderen Stellen des Körpers [3, 23, 26, 29].

Komplikationen

Nach einer verzögerten oder inadäquaten Therapie kann sich eine chronische Osteomyelitis entwickeln [73]. Je nach Weichteilbeteiligung kann es zu einer lokalen Kompartmentdruckerhöhung in Verbindung mit einem Kompartmentsyndrom kommen [60]. Im weiteren Verlauf können metastatische Infektionen und das Auftreten pathologischer Frakturen beobachtet werden. Der Verlauf ist dabei von zahlreichen Faktoren abhängig, insbesondere vom Alter des Patienten, der Abwehrlage sowie vom Keim und dessen Resistenzen. Insgesamt ist die Prognose einer akuten Osteomyelitis günstiger einzustufen, als bei chronischen Verläufen [38, 48, 53].

Chronische Osteomyelitis

Der chronisch gewordene Endzustand einer akuten Knocheninfektion kann in eine chronische Osteomyelitis münden, es gibt aber auch primär chronische Verlaufsformen [43]. Die Ursache der primär chronischen Verläufe ist nach wie vor nicht abschließend geklärt. Es wird diskutiert, dass analog zur akuten hämatogenen Osteomyelitis über die Blutbahnen eine Streuung von Keimen in die Metaphysen stattfindet. Bei der primären chronischen Osteomyelitis scheint jedoch im Gegensatz zu den akuten Formen ein anderes Verhältnis zwischen Immunabwehr und Pathogenität der Keime zu herrschen, so dass es primär zu einer lokalen Eingrenzung der Entzündung, evtl. mit Abkapselung des Herdes ohne Abszedierung und generalisierte Erkrankungssymptome kommt [38]. Dieses Krankheitsbild wird überwiegend im Kindesalter beobachtet. Beim Erwachsenen handelt es sich vorwiegend um einen direkten Kontakt des Erregers mit dem Knochen, häufig über lang persistierende Weichteilwunden, z. B. im Rahmen einer diabetischen Neuroangiopathie oder eines Ulcus cruris [33].

Diagnostik

Das Leitsymptom ist der Schmerz. Da die Beschwerden häufig nur langsam kontinuierlich zunehmen, erfolgt die diagnostische Abklärung in den meisten Fällen erst spät. Üblicherweise fehlt eine generalisierte Reaktion des Körpers auf die Erkrankung, so dass sich die diagnostischen Maßnahmen auf den lokalen Bereich konzentrieren. Unauffällige Laborparameter und Blutkulturen sind zum Ausschluss einer chronischen Osteomyelitis nicht geeignet. Liegen ein Weichteildefekt oder eine Fistelung vor, werden Abstriche entnommen. Zudem kann retrograd über die Fistel Kontrastmittel eingebracht werden. Anhand eines Röntgenbildes ist so eine Aussage über die Ausdehnung und die Lokalisation des Herdes möglich.

Ziel der Bildgebung ist die möglichst frühe Diagnose der Infektion. Neben einem Röntgenbild des betroffenen Areals in zwei Ebenen ist insbesondere bei diagnostischen Zweifeln die Indikation zur Szintigraphie und zur MRT bzw. CT gegeben [40, 45, 69, 72]. Der Vorteil der Szintigraphie bei der chronischen Osteomyelitis liegt in der Erkennung weiterer betroffener Herde, die unter Umständen klinisch noch stumm sein können. Bezüglich Weichteilbeteiligung und Ausdehnung ist die MRT der CT als weiteres bildgebendes Verfahren eindeutig überlegen. Differentialdiagnostisch sind sämtliche anderen Erkrankungen, die mit osteolytischen Herden einhergehen, in Betracht zu ziehen, beispielsweise die Langerhans-Zell-Histiozytose, das nichtossifizierende Fibrom, Enchondrome, die juvenile Knochenzyste bis hin zu malignen Knochentumoren und Metastasen. Aufgrund der zahlreichen schwer wiegenden Differentialdiagnosen ist eine definitive Diagnose zu erzwingen. Ist dies anhand von Klinik und Bildgebung nicht möglich, so besteht der nächste diagnostische Schritt in der Entnahme einer Biopsie [38, 46].

Therapie

Die Therapie der chronischen Osteomyelitis besteht in der Biopsie, in deren Rahmen der Herd radikal ausgeräumt werden muss. Das Material wird einerseits zur histologischen, andererseits zur bakteriologischen Untersuchung gegeben [66]. Wichtig ist, auf eine Formalinfixierung der Präparate zur verzichten, da nach Formalinfixierung immunhistochemische Verfahren und auch weitergehende bakteriologische Untersuchungen unmöglich gemacht werden. Der operative Eingriff besteht aus einem radikalen Débridement unter Entfernung aller Sequester sowie des sklerotischen Knochengewebes und der nekrotischen Weichteile [11, 73]. Bei größeren Infekthöhlen kann die Kombination des Eingriffs mit einer Lappenplastik indiziert sein [61]. Die postoperative Antibiotikagabe richtet sich nach dem intraoperativ isolierten Keim. Kommt es im weiteren Verlauf zu lokalen Reizerscheinungen oder zur Abszedierung, so muss unverzüglich nachrevidiert und eine radikale Nekrosektomie vorgenommen werden. Im Kindesalter kann bei radikaler chirurgischer Therapie häufig auf eine Spül-Saug-Drainage sowie auf die Einlage von Gentamicin-Ketten verzichtet werden [38]. Bei therapieresistenten Infektionen am Fußskelett, insbesondere in Kombination mit einer reduzierten Abwehrlage des Patienten, kann in der Amputation die einzige Möglichkeit der definitiven Infektbeseitigung liegen [31]. Bei gleichzeitig vorliegender arterieller Verschlusskrankheit ist eine gleichzeitige Stenosenbeseitigung indiziert [16].

Komplikationen

Wie auch an anderen Stellen des Körpers ist ein Wiederaufflammen der Infektion die häufigste Komplikation der chronischen Osteomyelitis am Fuß. Durch die enge anatomische Lagebeziehung werden häufig Ergüsse benachbarter Gelenke beobachtet. Bei langem Verlauf kann es zu Einbrüchen von Knochenherden und pathologischen Frakturen kommen [60].

Sonderformen der Osteomyelitis

Osteomyelitis des Kalkaneus

Aufgrund der zentralen biomechanischen Funktion des Kalkaneus, kommt einer Infektion dieses Knochens eine besondere Bedeutung zu. Dabei tritt eine Kalkaneusosteomyelitis gehäuft in Kombination mit anderen systemischen Grunderkrankungen, insbesondere Diabetes mellitus oder einer peripheren arteriellen Verschlusskrankheit, auf [73]. Die Therapie besteht in einer partiellen oder vollständige Kalkanektomie [8, 28]. Andere Autoren empfehlen beim vollständigen Befall des Kalkaneus die Unterschenkelamputation. Der Vorteil der Kalkanektomie im Vergleich zur Unterschenkelamputation ist die günstigere postoperative Versorgungssituation [9]. Ein Gehen nach Kalkanektomie ist ohne Prothese möglich [8]. Bei Mitbeteiligung des Talus ist eine Resektion von Talus, Kalkaneus und Knöchelgabel möglich unter Verlagerung von Mittel- und Vorfuß an die Vorderseite der Tibia unter Erhalt der belastungsfähigen Fußsohle [7].

Brodie-Abszess

Der meist in den Tibiametaphysen lokalisierte Brodie-Abszess stellt eine Sonderform der hämatogenen Osteomyelitis im Kindesalter dar [38]. Klinisch imponiert die Erkrankung durch Schmerzen und Schwellung, systemische Zeichen sind nicht notwendigerweise vorhanden. Radiologisch findet sich ein gut abgrenzbarer Rand mit einer umgebenden reaktiven Sklerose [36]. In der Regel fehlen Sequester, doch ist möglicherweise ein strahlentransparenter Fistelgang sichtbar, der sich vom Abszess bis zur Wachstumsfuge erstreckt [56]. Ein Brodie-Abszess kann die Wachstumsfuge überschreiten. Ein primärer epiphysärer Beginn des Abszesses ist die Ausnahme. Die Therapie besteht in der radikalen operativen Ausräumung des Abszessherdes unter primärem Wundverschluss. Diese Erkrankung des Kindesalter befällt überwiegend Jungen. Differentialdiagnostisch muss der Brodie-Abszess von einem Enchondrom und der juvenilen Knochenzyste abgegrenzt werden [58]. Störungen der angrenzenden Wachstumsfugen sind möglich.

Unspezifische bakterielle Arthritiden

Bakterielle Arthritiden können hämatogen bedingt sein, vom Knochen her durch die Gelenkfläche einbrechen oder über exogene Schäden verursacht werden. Eine häufig beschriebene Ursachen sind plantare Nagelstichverletzungen [14, 62].

Gerade für Patienten mit herabgesetzter Abwehrlage ist eine hämatogene Streuung an außergewöhnliche Lokalisationen, insbesondere auch an den Fuß, charakteristisch [49, 73].

Diagnostik

Die jeweiligen klinischen Beschwerden und Symptome bei der eitrigen Arthritis hängen stark von der Ausdehnung des Befalls und dem jeweiligen Erreger ab. Überwiegend findet sich *Staphylococcus aureus*. Andere Erreger wie *Pseudomonas aeruginosa*, *Enterobacter*, *Candida albicans* werden gehäuft bei Patienten mit reduzierter Abwehrlage nachgewiesen [18, 52, 58]. Bei klinischem Verdacht ist neben der Bestimmung der Entzündungsparameter ein Keimnachweis durch eine Gelenkpunktion anzustreben [41]. Da eine mikrobiologische Untersuchung meist 48 Stunden in Anspruch nimmt, ist eine parallel durchzuführende Synoviaanalyse mit Gramfärbung empfehlenswert [68]. Hierdurch lassen sich insbesondere auch andere Differentialdiagnosen wie Kristallarthropathie und parainfektiöse Arthritiden eingrenzen. Auch ist der Fuß eine häufige Lokalisation der primären Manifestation einer rheumatoiden Arthritis [12]. Normalerweise ist beim bakteriellen Infekt nur ein einzelnes Gelenk befallen. Das Frühstadium der Gelenkinfektion kann sich als isolierter Gelenkerguss und Weichteilschwellung zeigen. Im weiteren Verlauf kommt es zu einer gelenknahen Demineralisation des Knochens, zu einer Zerstörung des Knorpels mit Gelenkspaltverschmälerung und knöchernen Erosionen [36]. Diese Veränderungen können ca. 2 bis 3 Wochen nach Beginn der Infektion beobachtet werden. In klinisch zweifelhaften Fällen hat die Kernspintomographie die Szintigraphie als weiterführendes bildgebendes Verfahren weitgehend abgelöst [50].

Therapie

Eine bakterielle Arthritis führt innerhalb von 2 bis 3 Wochen zu einer Zerstörung des Gelenkknorpels, im Wachstumsalter zusätzlich zu Störungen der Knochenkernreifung und einer Störung der angrenzenden Wachstumsfugen. Daher ist die frühzeitige Erkennung Grundvoraussetzung zur Vermeidung von Spätschäden. Die Therapie besteht in einer Spülung des Gelenks in Kombination mit einer Synovektomie, die am Sprunggelenk auch arthroskopisch durchgeführt werden kann [42, 60]. Nach Materialgewinnung zum Keimnachweis erfolgt eine initial breite antibiotische Abdeckung (z. B. Cefalosporin der 2. oder 3. Generation und Aminoglykosid) [13]. Liegt das Antibiogramm vor, wird die Antibiotikatherapie entsprechend dem Keimspektrum und der Resistenzlage angepasst. Weiterhin erfolgt eine Ruhigstellung des Fußes und die vollständige Entlastung. Die Antibiotikabehandlung wird bis zu einer Normalisierung des CRP fortgesetzt [38, 73]. Lässt sich die Infektion durch diese Maßnahmen nicht beherrschen, so kann das radikale chirurgische Débridement mit der Entfernung sämtlicher infizierter Areale, unter Umständen auch des Gelenkknorpels indiziert sein. Diese Eingriffe werden selten primär durchgeführt, so dass in den meisten Fällen das Keimspektrum bekannt ist. Dies erlaubt eine individuelle Zubereitung von Antibiotikaketten mit Zugabe eines als sensibel getesteten Antibiotikums z. B. Gentamycin oder Vancomycin (siehe Kap. 11 und 29). Gleichzeitig kann eine Stabilisation des zerstörten Gelenks über einen Fixateur externe erfolgen. Am Fuß hat sich hierbei der Einsatz der Ilizarov-Technik bewährt (◘ Abbildungen 10.1 bis 10.4).

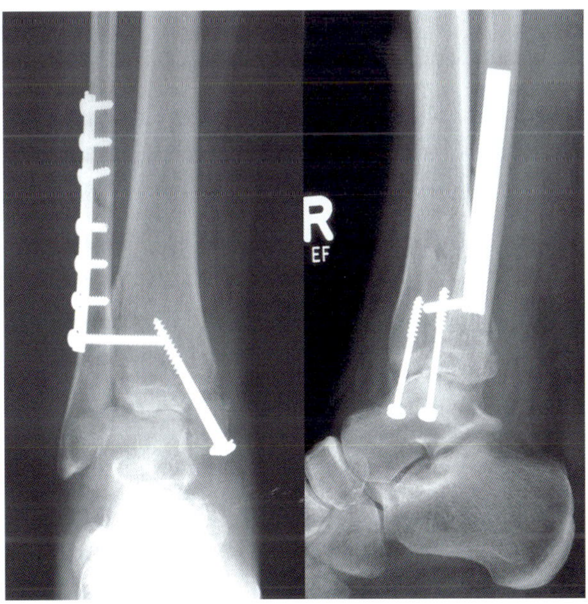

◘ Abb. 10.1. Infektion einer Sprunggelenksosteosynthese nach zweitgradig offener OSG-Luxationsfraktur mit chronischer Osteitis und Arthritis. Dislokation des medialen Malleolus

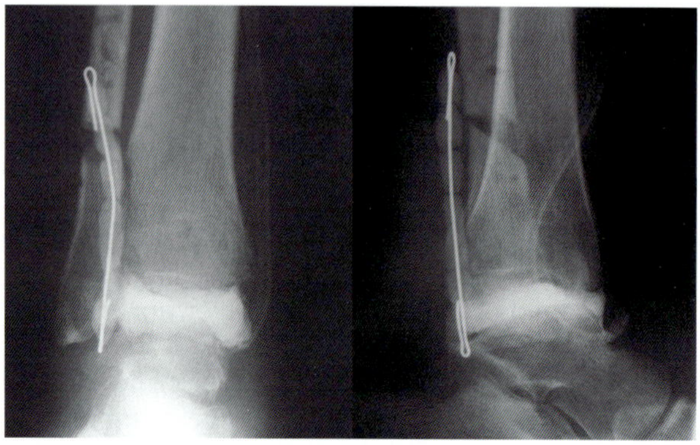

Abb. 10.2. Débridement des Gelenks und Entfernung des Osteosynthesematerials. Einlage eines Vancomycin-PMMA-Platzhalters und einer entsprechenden Kette

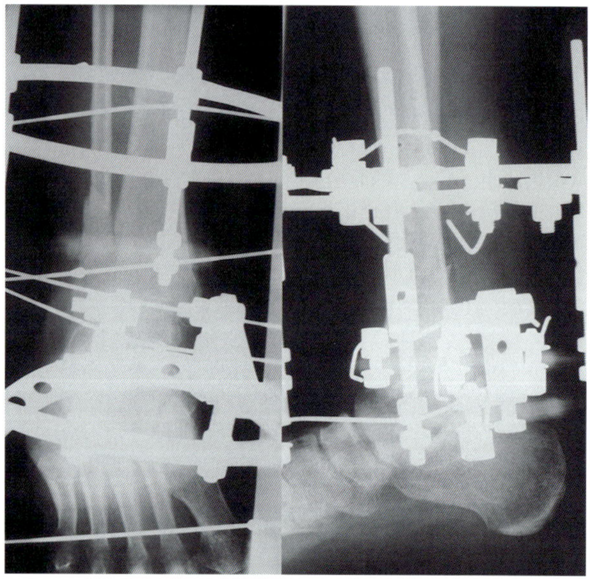

Abb. 10.3. Arthrodese mit einem Ilizarov-Fixateur über 3 Monate

Komplikationen

Wegen der Zerstörung des Gelenkknorpels ist ein Übergreifen der Infektion auf Weichteile und Knochen möglich. Gerade bei abwehrgeschwächten Patienten sind Situationen denkbar, in denen nur noch die Amputation eine definitive Infektsanierung ermöglicht [70]. Im Kindesalter sind bei Mitbeteiligung der Epiphysenfugen Wachstumsstörungen möglich [18, 67]. Es kann sowohl zu einem vorzeitigen Verschluss der Wachstumsfugen als auch zu einem verstärkten Wachstum kommen. Hierbei gilt, je jünger das Kind, desto ausgeprägter die knöchernen Wachstums- und Reifungsstörungen.

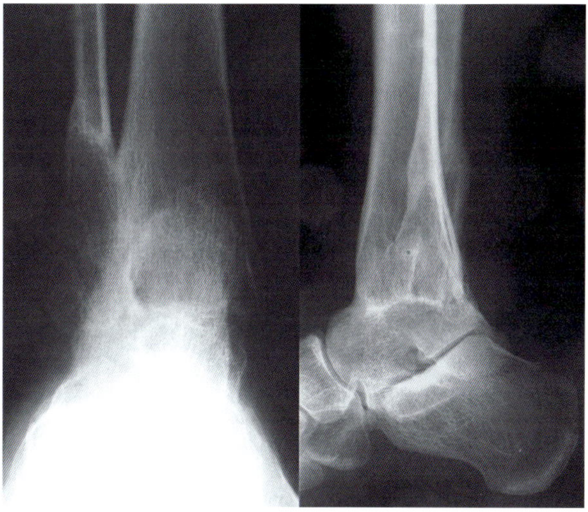

Abb. 10.4. Stabile knöcherne Überbauung des oberen Sprunggelenks ohne klinische und radiologische Infektzeichen. Der Patient belastet im orthopädischen Schuh voll

FAZIT FÜR DIE PRAXIS

Infektionen des Fußes stellen aufgrund des Ausbreitungsweges, der geringen Weichteildeckung sowie der häufig eingeschränkten Durchblutungssituation eine besondere Herausforderung dar. Den zahlenmäßig größten Anteil stellen dabei Infektionen im Rahmen einer diabetischen Neuroarthropathie. Während Weichteilinfekte meist im frühen Stadium mit Antibiotikatherapie und Ruhigstellung beherrschbar sind, erfordert die Knochen- und Gelenkbeteiligung ein aggressives chirurgisches Vorgehen. Auch durch radikale chirurgische Ausräumung des Infektherdes mit Débridement der beteiligten Weichteile kann, insbesondere bei kritischen Weichteilverhältnissen und die Immunsituation des Patienten einschränkenden Begleiterkrankungen, eine Amputation nicht immer vermieden werden.

Literatur

1. Akalin HE (1999) The role of beta-lactam/beta-lactamase inhibitors in the management of mixed infections. Int J Antimicrob Agents 12 [Suppl 1]: S15–S20
2. Alazraki N, Dalinka MK, Berquist TH et al. (2000) Imaging diagnosis of osteomyelitis in patients with diabetes mellitus. American College of Radiology. ACR Appropriateness Criteria. Radiology 215 [Suppl]: 303–310
3. Ambrosch A, Lehnert H, Lobmann R (2003) Microbiological aspects and antibiotic therapy of diabetic foot infections. Med Klin 98: 259–265
4. Apelqvist J, Larsson J, Agardh CD (1993) Long-term prognosis for diabetic patients with foot ulcers. J Intern Med 233: 485–491
5. Armstrong DG, Lavery LA, Quebedeaux TL, Walker SC (1997) Surgical morbidity and the risk of amputation due to infected puncture wounds in diabetic versus nondiabetic adults. J Am Podiatr Med Assoc 87: 321–326

6. Axler DA, Dziarski R (1985) Bacteria causing podiatric infections, and processing of clinical specimens. J Am Podiatr Med Assoc 75: 1–12
7. Baumgartner R, Greitemann B (2002) Grundkurs Technische Orthopädie. Thieme, Stuttgart
8. Baumhauer JF, Fraga CJ, Gould JS, Johnson JE (1998) Total calcanectomy for the treatment of chronic calcaneal osteomyelitis. Foot Ankle Int 19: 849–855
9. Bollinger M, Thordarson DB (2002) Partial calcanectomy: an alternative to below knee amputation. Foot Ankle Int 23: 927–932
10. Boutin RD, Brossmann J, Sartoris DJ, Reilly D, Resnick D (1998) Update on imaging of orthopedic infections. Orthop Clin North Am 29: 41–66
11. Boutoille D, Leautez S, Maulaz D, Krempf M, Raffi F (2000) Skin and osteoarticular infections of the diabetic foot. Role of infection. Presse Med 29: 393–395
12. Bouysset M, Bouvier M (1997) Inflammatory foot disease. Rev Prat 47: 43–49
13. Brook I (2002) Joint and bone infections due to anaerobic bacteria in children. Pediatr Rehabil 5: 11–19
14. Brook JW (1994) Management of pedal puncture wounds. J Foot Ankle Surg 33: 463–466
15. Cartlidge IJ, Gillespie WJ (1979) Haematogenous osteomyelitis of the metatarsal sesamoid. Br J Surg 66: 214–216
16. Chang BB, Darling RC, III, Paty PS, Lloyd WE, Shah DM, Leather RP (1996) Expeditious management of ischemic invasive foot infections. Cardiovasc Surg 4: 792–795
17. Charalambous CP, Zipitis CS, Kumar R, Lipsett PA, Hirst P, Paul A (2003) Soft tissue infections of the extremities in an orthopaedic centre in the UK. J Infect 46: 106–110
18. Christiansen P, Frederiksen B, Glazowski J, Scavenius M, Knudsen FU (1999) Epidemiologic, bacteriologic, and long-term follow-up data of children with acute hematogenous osteomyelitis and septic arthritis: a ten-year review. J Pediatr Orthop B 8: 302–305
19. Crim JR, Seeger LL (1994) Imaging evaluation of osteomyelitis. Crit Rev Diagn Imaging 35: 201–256
20. Croll SD, Nicholas GG, Osborne MA, Wasser TE, Jones S (1996) Role of magnetic resonance imaging in the diagnosis of osteomyelitis in diabetic foot infections. J Vasc Surg 24: 266–270
21. DeCoster TA, Miller RA (1994) Management of traumatic foot wounds. J Am Acad Orthop Surg 2: 226–230
22. Deely DM, Schweitzer ME (1997) MR imaging of bone marrow disorders. Radiol Clin North Am 35: 193–212
23. Dirschl DR (1994) Acute pyogenic osteomyelitis in children. Orthop Rev 23: 305–312
24. Echtermeyer V (1986) Compartment syndrome. Langenbecks Arch Chir 369: 527–533
25. Erickson SJ, Johnson JE (1997) MR imaging of the ankle and foot. Radiol Clin North Am 35: 163–192
26. Ezra E, Wientroub S (1997) Primary subacute haematogenous osteomyelitis of the tarsal bones in children. J Bone Joint Surg Br 79: 983–986
27. Finkelstein JA, Hunter GA, Hu RW (1996) Lower limb compartment syndrome: course after delayed fasciotomy. J Trauma 40: 342–344
28. Fleischli JG, Laughlin TJ (1999) Subtotal calcanectomy for the treatment of large heel ulceration and calcaneal osteomyelitis in the diabetic patient. J Foot Ankle Surg 38: 373–374
29. Fox HR, Karchmer AW (1996) Management of diabetic foot infections, including the use of home intravenous antibiotic therapy. Clin Podiatr Med Surg 13: 671–682
30. Frierson JG, Pfeffinger LL (1993) Infections of the foot. In: Mann RA, Coughlin MJ (eds) Surgery of the foot and ankle. Mosby, St. Louis
31. Fylling CP, Knighton DR (1989) Amputation in the diabetic population: incidence, causes, cost, treatment, and prevention. J Enterostomal Ther 16: 247–255
32. Goodwin DW, Salonen DC, Yu JS, Brossmann J, Trudell DJ, Resnick DL (1995) Plantar compartments of the foot: MR appearance in cadavers and diabetic patients. Radiology 196: 623–630
33. Gostishchev VK, Paukov VS, Shkrob LO, Germakova NG, Shalchkova LP (1996) Immune system defence and its correction in patients with chronic inflammatory disorders of lower extremities. Khirurgiia (Mosk) 5: 43–47
34. Gottlieb T, Atkins BL, Shaw DR (2002) 7: Soft tissue, bone and joint infections. Med J Aust 176: 609–615

35. Grayson ML, Gibbons GW, Habershaw GM, Freeman DV, Pomposelli FB, Rosenblum BI, Levin E, Karchmer AW (1994) Use of ampicillin/sulbactam versus imipenem/cilastatin in the treatment of limb-threatening foot infections in diabetic patients. Clin Infect Dis 18: 683–693
36. Greenspan A (1993) Skelettradiologie. VCH, Weinheim
37. Hartemann-Heurtier A, Marty L, Ha VG, Grimaldi A (2000) Role of antibiotic therapy in diabetic foot management. Diabetes Metab 26: 219–224
38. Hefti F (1997) Kinderorthopädie in der Praxis. Springer, Berlin Heidelberg New York Tokyo
39. Helfand AE (1989) Nail and hyperkeratotic problems in the elderly foot. Am Fam Physician 39: 101–110
40. Herndon WA, Alexieva BT, Schwindt ML, Scott KN, Shaffer WO (1985) Nuclear imaging for musculoskeletal infections in children. J Pediatr Orthop 5: 343–347
41. Ike RW (1998) Bacterial arthritis. Curr Opin Rheumatol 10: 330–334
42. Jerosch J, Hoffstetter I, Schroder M, Castro WH (1995) Septic arthritis: Arthroscopic management with local antibiotic treatment. Acta Orthop Belg 61: 126–134
43. Jones RO, Cross G III (1980) Suspected chronic osteomyelitis secondary to acupuncture treatment: a case report. J Am Podiatr Assoc 70: 149–151
44. Joseph WS, Lefrock J (1996) The use of oral antibiotics in lower-extremity infections. Clin Podiatr Med Surg 13: 683–699
45. Karlin JM (1987) Osteomyelitis in children. Clin Podiatr Med Surg 4: 37–56
46. Khuri S, Ochsner PE (1986) Differential diagnosis of osteomyelitis of the calcaneus. Z Orthop 124: 19–21
47. Larka UB, Ulett D, Garrison T, Rockett MS (2003) Aeromonas hydrophilia infections after penetrating foot trauma. J Foot Ankle Surg 42: 305–308
48. Laughlin TJ, Armstrong DG, Caporusso J, Lavery LA (1997) Soft tissue and bone infections from puncture wounds in children. West J Med 166: 126–128
49. Lazzarini L, Amina S, Wang J, Calhoun JH, Mader JT (2002) Mycobacterium tuberculosis and Mycobacterium fortuitum osteomyelitis of the foot and septic arthritis of the ankle in an immunocompetent patient. Eur J Clin Microbiol Infect Dis 21: 468–470
50. Ledermann HP, Morrison WB, Schweitzer ME (2002) MR image analysis of pedal osteomyelitis: distribution, patterns of spread, and frequency of associated ulceration and septic arthritis. Radiology 223: 747–755
51. Lee BY, Guerra J, Civelek B (1995) Compartment syndrome in the diabetic foot. Adv Wound Care 8: 36, 38, 41–36
52. Lee CH, Chen YJ, Ueng SW, Hsu RW (2000) Septic arthritis of the ankle joint. Changgeng Yi Xue Za Zhi 23: 420–426
53. LeFrock JL, Joseph WS (1995) Bone and soft-tissue infections of the lower extremity in diabetics. Clin Podiatr Med Surg 12: 87–103
54. Luhmann JD, Luhmann SJ (1999) Etiology of septic arthritis in children: an update for the 1990s. Pediatr Emerg Care 15: 40–42
55. Manoli A, Weber TG (1990) Fasciotomiy of the foot: an anatomical study with special reference to release of the calcaneal compartment. Foot Ankle 10: 267–275
56. Marti-Bonmati L, Aparisi F, Poyatos C, Vilar J (1993) Brodie abscess: MR imaging appearance in 10 patients. J Magn Reson Imaging 3: 543–546
57. Meyers BR, Berson BL, Gilbert M, Hirschman SZ (1973) Clinical patterns of osteomyelitis due to gram-negative bacteria. Arch Intern Med 131: 228–233
58. Miller WB Jr, Murphy WA, Gilula LA (1979) Brodie abscess: reappraisal. Radiology 132: 15–23
59. Mitchell IR, Meyer C, Krueger WA (1991) Deep fascia of the foot. Anatomical and clinical considerations. J Am Podiatr Med Assoc 81: 373–378
60. Mittlmeier T (1998) Akute Infektionen und Kompartmentsyndrome am Fuß: Operative Behandlung. In: Wülker N, Stephens M, Cracchiolo A III (Hrsg) Operationsatlas Fuß und Sprunggelenk. Enke, Stuttgart
61. Musharafieh R, Osmani O, Musharafieh U, Saghieh S, Atiyeh B (1999) Efficacy of microsurgical free-tissue transfer in chronic osteomyelitis of the leg and foot: review of 22 cases. J Reconstr Microsurg 15: 239–244
62. Reichl M (1989) Septic arthritis following puncture wound of the foot. Arch Emerg Med 6: 277–279

63. Richardson EG: Neurogenic disorders. In: Canale ST (ed) Operative Orthopaedics. Mosby, St. Louis
64. Robb JE (1984) Primary acute haematogenous osteomyelitis of an isolated metatarsal in children. Acta Orthop Scand 55: 334–338
65. Schweitzer ME, Karasick D (1994) MRI of the ankle and hindfoot. Semin Ultrasound CT MR 15: 410–422
66. Senneville E, Yazdanpanah Y, Cordonnier M et al. (2002) Are the principles of treatment of chronic osteitis applicable to the diabetic foot? Presse Med 31: 393–399
67. Shetty AK, Gedalia A (1998) Septic arthritis in children. Rheum Dis Clin North Am 24: 287–304
68. Swan A, Amer H, Dieppe P (2002) The value of synovial fluid assays in the diagnosis of joint disease: a literature survey. Ann Rheum Dis 61: 493–498
69. Tehranzadeh J, Wang F, Mesgarzadeh M (1992) Magnetic resonance imaging of osteomyelitis. Crit Rev Diagn Imaging 33: 495–534
70. Thordarson DB, Ahlmann E, Shepherd LE, Patzakis MJ (2000) Sepsis and osteomyelitis about the ankle joint. Foot Ankle Clin 5: 913–928
71. Wegener WA, Alavi A (1991) Diagnostic imaging of musculoskeletal infection. Roentgenography; gallium, indium-labeled white blood cell, gammaglobulin, bone scintigraphy; and MRI. Orthop Clin North Am 22: 401–418
72. Wheat J (1985) Diagnostic strategies in osteomyelitis. Am J Med 78: 218–224
73. Zollinger-Kies H (2002) Entzündliche Erkrankungen. In Wirth CJ (Hrsg) Fuß. Thieme, Stuttgart
74. Zwipp H, Dahlen C, Randt T, Gavlik JM (1997) Complex trauma of the foot. Orthopäde 26: 1046–1056

III Antibiotika

11 Systemische Antibiotikatherapie bei Infektionen im Skelettsystem

L. Frommelt

Einführung

Antibiotika und Chemotherapeutika sind seit den Tagen von Flemming und Domagk nicht aus der Therapie von Infektionskrankheiten wegzudenken [8, 9]. Die Möglichkeit, mit Antibiotika bei mikrobiellen Infektionen die Ursache der Erkrankung unmittelbar und dauerhaft zu beeinflussen, ist ebenso faszinierend wie einleuchtend. Sie hat aber auch dazu geführt, dass Antibiotika häufig und z. T. ohne abgesicherte Indikation eingesetzt wurden. Dieser unkritische Gebrauch hat zu einer dramatischen Resistenzentwicklung von Bakterien geführt und macht die Antibiotikatherapie ohne Absicherung durch den vorherigen Erregernachweis fragwürdig. Dies gilt insbesondere für Therapien in Bereichen, bei denen aufgrund von anatomischen Besonderheiten oder einer komplexen Pathogenese die Wirkung der Antibiotika direkt oder indirekt beeinflusst wird. Dies trifft besonders bei Infektionen im Skelettsystem zu. Bei diesen Infektionen kann das Knochengewebe aufgrund des mineralischen Anteils in der Entzündung nicht expandieren, wie bei Entzündungen in Weichgeweben. Durch den Druck auf das Gefäßsystem wird die Blutversorgung reduziert mit der Folge, dass Antibiotika und auch Mediatoren der körpereigenen Abwehr unzureichend an den Ort der Infektion transportiert werden können [19]. Funktionell entsteht eine vaskuläre Insuffizienz, die auch Nekrosen induzieren kann. Die meisten Osteomyelitiserreger, allen voran die Staphylokokken, sind in der Lage, Biofilm, also sessile Formen, auszubilden. Diese Bakterien benutzen unbelebte Oberflächen, aber auch kollagene Fasern als „Ankerplatz" und sind damit für die körpereigene Abwehr, aber auch für Antibiotika nicht zugänglich wie ihre planktonischen, nicht im Biofilm lebenden Verwandten [5, 24, 30]. Da Antibiotika allein nicht in der Lage sind, eine Keimelimination zu bewerkstelligen, sondern nur die zelluläre Abwehr dazu in der Lage ist, ist die Konstellation fatal und nur durch eine Kombination aus chirurgischem Débridement und einer antimikrobiellen Chemotherapie zu beherrschen [11]. Eine Ausnahme stellen die frühe hämatogene Infektion des Kindesalters und die gonorrhoeische Arthritis dar.

Im Folgenden werden therapeutische Optionen der systemischen Antibiotikatherapie bei unterschiedlichen bakteriellen Infektionen von Knochen und Gelenken im Kontext behandelt. Bezüglich der Behandlung der Tuberkulose, der Spondylodiszitis und des diabetischen Fußes wird auf die Kap. 10 und 20 verwiesen.

Allgemeine Hinweise zur Antibiotikatherapie

Bei der Therapie mit Antibiotika wird eine gezielte Therapie, die sich auf eine standardisierte Resistenzprüfung des Erregers bezieht, angestrebt. Daneben gibt es die ungezielte Therapie ohne Kenntnis des Erregers. Diese ist häufig erforderlich, wenn eine lebensbedrohliche Situation wie eine Meningitis oder eine Septikämie vorliegt (Interventionstherapie). Sie wird aber auch häufig als kalkulierte oder empirische Therapie praktiziert. Hierbei wird das Antibiotikum nach dem zu erwartenden Erregerspektrum und den pharmakologischen Eigenschaften ausgewählt. Entscheidend für den Erfolg ist die richtige Einschätzung der klinischen Situation sowie die genaue Kenntnis der dort vorkommenden Erreger [26]. Bei chronischen Infektionen sind diese Daten häufig unscharf. Aufgrund von vorangegangenen Therapien ist die zu erwartende Resistenz der Erreger nicht sicher einzuschätzen, was fast ausnahmslos auf Infektionen von Knochen und Gelenken zutrifft . In diesen Fällen muss die kalkulierte Therapie die Ausnahme bleiben, der Erregernachweis ist für eine gezielte Therapie regelhaft erforderlich [18, 20, 26].

Geeignete Antibiotika sind solche, die am Ort der Infektion, also im Knochengewebe eine gute Bioverfügbarkeit besitzen. Hierbei ist zu beachten, dass aufgrund der oben geschilderten funktionellen Gefäßinsuffizienz immer eine hochdosierte Antibiotikatherapie erforderlich ist [16]. Des Weiteren muss die Therapie ausreichend lange durchgeführt werden – mindestens 4–6 Wochen nach der erforderlichen chirurgischen Maßnahme. Dies resultiert aus tierexperimentellen Untersuchungen der Arbeitsgruppe um Mader, die zeigen konnte, dass nach Osteotomie die Zeitspanne bis zur Revaskularisierung des Knochens 3–4 Wochen beträgt [16]. Davor besteht im Rahmen der Knochenheilung nach einer kurzen Zeit der Hyperzirkulation, in der die Blutversorgung gesteigert ist, eine Minderversorgung dieser Region, die bis zur vollständigen Revaskularisierung anhält. Die Antibiotikatherapie muss diesen pathophysiologischen Gegeben heiten sowohl von der Dosierung als auch bezüglich der Dauer der Therapie Rechnung tragen.

Die Intention bei einer solchen Antibiotikatherapie ist, die antimikrobielle Wirkung zu optimieren und an die anatomischen Gegebenheiten anzupassen. Damit steigt aber auch die Möglichkeit der unerwünschten Wirkungen, so dass hier mit der nötigen Vorsicht vorgegangen und gegebenenfalls Dosisanpassungen bezüglich der Nieren- und Leberfunktion vorgenommen werden müssen. Hierzu gehört einerseits die Bestimmung der Kreatinin-Clearance bei erhöhten oder verdächtigen Nierenretentionswerten oder der Cholinesterase (CHE) als Parameter für die Lebersyntheseleistung. Während der Therapie ist ein zunächst engmaschiges Monitoring geeigneter Parameter unter Einschluss des C-reaktiven Proteins (CRP) für die Erfolgsüberwachung erforderlich [14, 23]. Dazu wird auch das Drugmonitoring für Gentamicin und Vancomycin empfohlen [22].

Ein spezielles Problem stellen Durchfallerkrankungen während einer länger andauernden Antibiotikatherapie dar. Hier ist zu unterscheiden zwischen den Diarrhöen, die aus allgemeinen Einflüssen der Antibiotika auf die Darmflora resultieren und solchen, die Toxin-induziert sind, wie die pseudomembranöse Kolitis durch *Clostridium difficile*. Letztere ist gefürchtet bei Anwendung von Clindamycin, kann aber auch durch nahezu jedes andere Antibiotikum hervorgerufen werden. Die Therapie besteht in der oralen Gabe von Vancomycin oder Teicoplanin bzw. von Metronidazol (z. B Clont®). Die zusätzliche Gabe von Hefen der Spezies *Saccharomyces boulardii* (Perenterol®) hat sich in diesem Zusammenhang bewährt [1].

Saccharomyces boulardii kann auch prophylaktisch eingesetzt werden [6, 7], wobei allerdings zu beachten ist, dass es in der Literatur episodische Berichte über Fungämien mit *Saccharomyces boulardii* gibt [3].

Prinzipien der Antibiotikatherapie nach klinischen Gesichtspunkten

Für die Klassifikation der Osteomyelitis wird im Weiteren der Vorschlag von Waldvogel herangezogen [28]. Waldvogel unterscheidet nach Herkunft der Erreger einerseits (hämatogen oder *per continuitatem*) und dem zeitlichen Verlauf (akut und chronisch; siehe Kap. 5). Ein andere häufig benutzte Klassifizierung ist die von Cierny et al. [4]. Die auf Burri zurückgehende und im deutschsprachigen Raum benutzte Unterscheidung von Osteomyelitis und Osteitis ist für die systemische Antibiotikatherapie nicht relevant [2].

Eitrige Arthritis

Die eitrige Arthritis entsteht in der Regel hämatogen oder in Folge von intraartikulären Injektionen. In über 90% der Fälle handelt es sich um eine Monarthritis. Diese stellt eine Notfallsituation dar, die einer unmittelbaren chirurgischen Intervention und der aggressiven Antibiotikatherapie bedarf. Selbst bei rascher Diagnose und Therapie bleibt das Risiko der dauerhaften Schädigung des Gelenkes und der Mortalität [25].

Mit Ausnahme der heute selten gewordenen gonorrhoischen Arthritis, die eine sehr gute Prognose hat, bedarf die eitrige Arthritis der schnellen chirurgischen Intervention, um eine Schädigung vom Gelenkknorpel abzuwenden. Die meisten Infektionen werden durch *Staphylococcus aureus* hervorgerufen, aber eine Vielzahl anderer Erreger ist möglich. In Tabelle 11.1 werden Erreger mit klinischen Situationen korreliert, wie sie von Smith und Piercy angegeben werden [27]. Daneben existieren reaktive, Infekt-assoziierte Arthritiden bei bestimmten Keimen, wie z. B. *Chlamydia trachomatis*, *Campylobacter jejuni* oder auch *Borrelia burgdorferi* u. a. Bei diesen Erkrankungen handelt es sich nicht um eitrige Arthritiden, sondern um immunologisch vermittelte Gelenkläsionen.

Bei der Vielzahl der potentiellen Erreger muss der Keimnachweis vor Beginn einer zunächst kalkulierten Antibiotikatherapie eingeleitet werden. Für eine kalkulierte Therapie sind ist in erster Linie *Staphylococcus aureus* und Streptokokken zu berücksichtigen, bei iatrogener Ursache auch Koagulase-negative Staphylokokken und coliforme Keime. Die Therapie besteht in

Tabelle 11.1. Korrelation klinischer und epidemiologischer Situationen mit typischen Erregern der infektiösen Arthritis (nach Smith u. Piercy [27])

Klinische Situation, Anamnese	Häufige Erreger
Rheumatoide Arthritis	*Staphylococcus aureus*
Intravenöser Drogenabusus	*Staphylococcus aureus* *Pseudomonas aeruginosa*
Iatrogen (Arthroskopie, Injektion)	*Staphylococcus aureus* Koagulase-negative Staphylokokken *Enterobacteriaceae* *Pseudomonas aeruginosa*
Menstruation, Schwangerschaft, Alter <30 Jahre	*Neisseria gonorrhoeae*
Menschenbiss	Diverse; typisch *Eikenella corrodens*
Katzen- oder Hundebiss	*Pasteurella multocida* Anaerobier aus der tierischen oralen Flora
Rattenbiss	*Streptobacillus moniliformis*
Unfall im Wasser	*Mycobacterium marinum*
Unfall mit Eintrag von Erde	*Mycobacterium terrae*
Trauma durch Rosendornen oder Splitter	*Sporothrix schenkii*

der Regel in einer hochdosierten Kombinationstherapie, die für 2–4 Wochen durchgeführt wird [26]. Bei der gonorrhoischen Arthritis ist Ceftriaxon (Rocephin®) Mittel der ersten Wahl. Hier ist eine 14-tägige Therapie ausreichend [26].

Osteomyelitis

Die Therapie der Osteomyelitis ist mit Ausnahme der akuten Osteomyelitis des Kindesalters, bei der die chirurgische Intervention kontrovers diskutiert wird, ausnahmslos das chirurgische Débridement, die Ruhigstellung und – falls erforderlich – die Rekonstruktion der bei der notwendigen Radikalität entstandenen Knochen- und Weichteildefekte. Die antibiotische Therapie richtet sich nach dem Erreger und muss hochdosiert über ausreichend lange Zeit (4–6 Wochen) durchgeführt werden. In den meisten Fällen bietet sich eine Sequenztherapie an, bei der die intravenöse Gabe in eine orale Therapie mit pharmakologisch geeigneten Präparaten übergeht.

In Tabelle 11.2 sind nach Maßgabe des Erregers geeignete Präparate aufgeführt, die auch für die Behandlung der eitrigen Arthritis geeignet sind [15, 17, 20, 22, 26, 27]. Im angelsächsischen Sprachraum wird auch bei geeigneter Resistenz die Therapie mit Co-Trimoxazol empfohlen [22].

Tabelle 11.2. Geeignete Antibiotika zur Behandlung von Osteomyelitis oder eitriger Arthritis (modifiziert nach Koch und Masche [15]). Die angegebenen Dosierungen gelten für Erwachsene

Erreger	**Therapie der 1. Wahl**		**Alternative**
	Antibiotikum	**Dosierung**	
Staphylokokken			
Methicillin-sensibel	Flucloxacillin	4-mal 2 g/i.v./Tag	Cephalosporine (1. Generation)
			Vancomycin (2-mal 1 g/i.v./Tag)
Methicillin-resistent	Vancomycin	2-mal 1 g/i.v./Tag	Teicoplanin (2-mal 400 mg/i.v./Tag 1, danach 1-mal 400 mg/i.v./Tag
			Fusidinsäure (3-mal 500 mg/per os/Tag) + Rifampicin (10 mg/kg/KG in 2 Dosen)
			Fosfomycin (3-mal 5 g/i.v./Tag)
			Linezolid (2-mal 600 mg/i.v. oder per os/Tag)
Streptokokken Pneumokokken	Penicillin G	4-mal 5 Mio. IE/i.v./Tag	Ceftriaxon (1-mal 2 g/i.v./Tag)
Enterokokken	Ampicillin	4-mal 2 g/i.v./Tag	Vancomycin (2-mal 1 g/i.v./Tag)
	Gentamicin	3-mal 1 mg/kg KGa/i.v./Tag	Linezolid (2-mal 600 mg/i.v. oder per os/Tag)
Enterobacteriaceae, Haemophilus influenzae	Ciprofloxacin	2-mal 750 mg/per os/die	Cephalosporine (2./3. Generation) i.v.
	Levofloxacin	2-mal 500 mg/per os/Tag	
Pseudomonas aeruginosa	Ceftazidim oder Cefipime	3-mal 2 g/i.v./Tag	Imipenem/Cilastatin (4-mal 500 mg/i.v./Tag) + Aminoglykosid
	Gentamicin	3-mal 1–1,5 mg/kg KGa/i.v./Tag	Piperacillin/Tazobactam + Aminoglykosid
			Piperacillin/Tazobactam (3-mal 4,5 g/i.v./Tag) + Ciprofloxacin (2-mal 750 mg/per os/Tag)
Anaerobier	Clindamycin	3-mal 600 mg/i.v./Tag	Ampicillin + β-Laktamase-Inhibitor (z. B. Unacid® 4-mal 3 g/i.v./Tag)
			Imipenem/Cilastatin (4-mal 500 mg/i.v./Tag)
			Metronidazol (3- bis 4-mal 500 mg/i.v./Tag)

Erläuterungen: *i.v.* intravenös; *per os* oral; *KG* Körpergewicht; [a]relevantes Körpergewicht für die Dosierung von Aminoglykosiden = Idealgewicht (Körpergröße [cm] – 100) + 40% des Übergewichtes

Akute hämatogene Osteomyelitis

Die akute hämatogene Osteomyelitis besteht nur kurze Zeit, bevor sie in eine chronische Verlaufform übergeht. In dieser Zeit ist u. U. eine rein antibiotische Therapie, insbesondere im Kindesalter, aber auch bei nosokomialen Infektionen möglich. Die Therapie unterscheidet sich dann nicht von der einer Septikämie, allerdings ist es erforderlich, aufgrund der häufigen Rezidive eine verlängerte orale Therapie zur Rezidivprophylaxe anzuschließen [26]. Alle anderen Situationen erfordern eine chirurgische Intervention.

Fortgeleitete Osteomyelitis *(per continuitatem)*

Im Gegensatz zur hämatogenen Osteomyelitis handelt es sich bei der Osteomyelitis *per continuitatem* um eine exogene Form, die in der Regel auf Traumata zurück zu führen ist. Diese Form der Osteomyelitis bedarf ausnahmslos der chirurgischen Behandlung.

Die systemische Antibiotikatherapie unterscheidet sich nicht von der bei anderen Formen.

Chronische Osteomyelitis

Die chronische Osteomyelitis zeigt häufig einen Verlauf mit wechselnder Aktivität und neigt zu Rezidiven, die z. T. auch Jahrzehnte nach Infektberuhigung auftreten können. Von einigen Autoren wird postuliert, dass eine Heilung nicht möglich ist, sondern lediglich eine Infektberuhigung erreicht werden kann [29] (siehe Kap. 8).

Bei dieser Form der Osteomyelitis wird eine lokale Antibiotikatherapie unter Benutzung von Wirkstoffträgern wie Kollagenvliesen oder Antibiotika-beladenem PMMA-Knochenzement im Rahmen eines chirurgischen Eingriffs empfohlen, die zusätzlich zur systemischen Gabe von Antibiotika erfolgt (siehe Kap. 12).

Die systemische Antibiotikatherapie erfolgt nach den gleichen Prinzipien wie bei den anderen Formen der Osteomyelitis.

Perioperative Antibiotikaprophylaxe

Die perioperative Antibiotikaprophylaxe ist in der Lage, das Risiko einer Infektion bei Einbringung von Fremdmaterialien insbesondere von Gelenkprothesen zu senken [12, 13]. Es sollte dabei eine Prophylaxe als so genannter „single shot" erfolgen, wobei ca. 20 min vor Operationsbeginn ein Basiscephalosporin mit guter Staphylokokkenwirksamkeit (z. B. Cefazolin) appliziert wird. Nach jeweils 2 Stunden muss diese Gabe wiederholt werden, damit über die gesamte Zeit, in der der Operationssitus offen ist, eine wirksame Konzentration im Gewebe aufrecht erhalten wird [21].

FAZIT FÜR DIE PRAXIS

Von wenigen Ausnahmen abgesehen ist die Therapie der eitrigen Arthritis und der Osteomyelitis eine Kombination aus chirurgischen Débridement mit konsequenter Sequestrotomie und systemischer Antibiotikatherapie. Auch eine lokale Antibiotikatherapie mit Wirkstoffträgern (PMMA, Kollagen) ist möglich. *Staphylococcus aureus* ist der häufigste Erreger der eitrigen Arthritis und der akuten hämatogenen Infektion. *Staphylococcus aureus, Enterobacteriaceae, Pseudomonas aeruginosa* und Anaerobier sind die typischen Erreger der fortgeleiteten Osteomyelitis (*per continutatem*), die meistens chronisch ist. Rezidive der chronischen Osteomyelitis sind auch nach Jahrzehnten möglich. Die Antibiotikatherapie richtet sich nach dem Erreger. Dazu ist der Erregernachweis durch Biopsie oder Punktion erforderlich. Die antibiotische Therapie beginnt nach Erregernachweis. Ausnahmen sind die akute eitrige Arthritis, die akute hämatogene Osteomyelitis und die Intervention bei drohender Sepsis. Die Therapiedauer beträgt bei der Osteomyelitis 4–6 (12) Wochen. Die Dosierung muss ausreichend hoch sein. Es ist eine Sequenztherapie anzustreben, bei der die intravenöse Gabe von einer oralen Therapie abgelöst wird.

Literatur

1. Bergingne-Berezin E (2000) Treatment and prevention of antibiotic associated diarrhea. Int J Antimicrob Agents 16: 521–526
2. Burri C, Ruter A (1979) Lokalbehandlung chirurgischer Infektionen. Huber, Bern
3. Cesareo S, Chinello P, Zanesco L (2000) Saccharomyces cerevisia fungemia in a neutropenic patient treated with Saccharomyces boulardii. Support Care Cancer 8: 504–505
4. Cierny G, Mader JT, Pennick HA (1985) A clinical staging system of adult Osteomyelitis. Contemp Ortop 10: 17–37
5. Costerton JW, Stewart PS, Greenberg EP (1999) Bacetrial Biofilm: A Common Cause of Persistent Infections. Science 284: 1318–1322
6. Cremonini F, Di Caro S, Nista EC, Bartolozzi F, Capelli G, Gasbarri G, Gasbarri A (2002) Meta-analysis: the effect of probiotic administration on antibiotic-associated diarrhoea. Aliment Pharmacol Ther 16: 1461–1467
7. D'Souza AL, Rajkumar C, Cooke J, Bulpitt CJ (2002) Probiotics in prevention of antibiotic associated diarrhoea: meta-analysis. BMJ 324: 1361–1365
8. Domagk G (1935) Ein Beitrag zur Chemotherapie der bakteriellen Infektionen. Dt Med Wschr 7: 250–253
9. Flemming A (1929) On antibacterial action of cultures of a penicillium, with special reference to their use in the isolation of *B. influenzae*. Brit J Exp Pathol 3: 226–236
10. Flückiger U, Zimmerli W (2001) Osteomyelitis. Schweiz Med Forum 6: 133–137
11. Gentry LO (1988) Osteomyelitis: options for diagnosis and management. J Antimicrob Chemother 21 [Suppl C]: 115–128
12. Gillespie WJ (1997) Prevention and management of infection after total joint replacement. Clin Infect Dis 25: 1310–1307
13. Gillespie WJ, Walenkamp G (2004) Antibiotic prophylaxis for surgery for proximal femoral and other closed long bone fractures (Cochrane Review). In: The Cochrane Library, Issue 1. John Wiley & Sons, Chichester, UK
14. Houshian S, Zawadski AS, Riegels-Nielsen P (2000) Duration of postoperative antibiotic therapy following revision for infected knee and hip arthroplasties. Scand J Infect Dis 32: 685–688
15. Koch T, Masche UP (1999) Gelenk- und Knocheninfektionen. pharma-kritik 21: 1–4

16. Mader JT, Adams KR (1988) Experimental osteomyelitis. In: Schlossberg D (ed) Orthopedic Infection. Springer, New York, pp 39–48
17. Mader JT, Mohan D, Clahoun J (1997) A practical guide to the diagnosis and management of bone and joint infections. Drugs 54: 253–264
18. Mader JT, Cripps MW, Calhoun JH (1999) Adult posttraumatic Osteomyelitis of the tibia. Clin Orthop 360: 14–21
19. Mader JT, Calhoun JH (2000) Osteomyelitis. In: Mandell GL, Bennett JE, Dolin R (eds) Principles and practice of infectious diseases, 5th edn. Churchill Livingstone, Philadelphia, pp 1182–1196
20. Mader JT, Wang J, Calhoun JH (2002) Antibiotic therapy for musculoskeletal infections. Instr Course Lect 51: 539–551
21. Mangram AJ, Horan TC, Pearson ML, Silver LC, Jarvis WR (1999) Guideline for prevention of surgical site Infection. Inf Contr Hosp Epidem 20: 247–277
22. Norden C (1999) Acute and chronic Osteomyelitis. In: Armstrong D, Cohen J (eds) Infectious diseases. Mosby, London Philadelphia, pp 43: 1–10
23. Perry M (1996) Erythrocyte sedimentation rate and C reactive protein in the assessment of suspected bone infection – are reliable indices. J R Col Surg Edinb 41: 116–119
24. Schwank S, Rajacic Z, Zimmerli W, Blaser J (1998) Impact of bacterial biofilm formation on in vitro and in vivo activities of antibiotics. Antimicrob Agents Chemother 42: 895–898
25. Shirtliff ME, Mader TJ (2002) Acute septic arthritis. Clin Microbiol Rev 15: 527–544
26. Simon C, Stille W (2000) Antibiotika-Therapie in Klinik und Praxis, 10. Aufl. Schattauer, Stuttgart New York
27. Smith JW, Piercy EA (1995) Infectious Arthritis. Clin Infect Dis 20: 225–230
28. Waldvogel FA, Medoff G, Swartz MN (1970) Osteomyelitis: a review of clinical features, therapeutic considerations, and unusual aspect. N Engl J Med 282: 198–206, 260–266, 316–322
29. Widmer A, Barraud GE, Zimmerli W (1988) Reaktivierung einer Staphylococcus-aureus-Osteomyelitis nach 49 Jahren. Schweiz Med Wochenschr 118: 23–26
30. Zimmerli W, Waldvogel A, Vadeau P, Nydegger UE. (1982) Pathogenesis of foreign body infections: Description and characteristics of an animal model. J Infec Dis 146: 487–497

12 Lokale Antibiotikatherapie

M. Bühler und S. Kirschner

Behandlungsgrundsätze bei septischen Komplikationen

Die erfolgreiche Behandlung septischer Komplikationen in Unfallchirurgie und Orthopädie setzt sich aus drei Säulen zusammen:

- chirurgisches Débridement,
- systemische Antibiotikagabe,
- lokale Antibiotikatherapie.

Der wesentliche Behandlungsschritt ist das radikale chirurgische Débridement. Nekrotisches Weichgewebe und Knochensequester verhindern eine erfolgreiche Infektbehandlung und sind für Infektpersistenz, Rezidive und Fisteleiterungen verantwortlich. Die systemische und lokale Antibiotikatherapie ergänzen das chirurgische Débridement, sie können es aber nicht ersetzen [2].

Gentamicin als lokales Antibiotikum

Das Aminoglykosid Gentamicin wurde aufgrund seiner vorteilhaften Wirkungen für die lokale Antibiotikatherapie ausgewählt [10, 11]. Es besitzt ein breites Anwendungsspektrum, eine hohe antibakterielle Wirkung, und es wurden lediglich langsame Resistenzentwicklungen beobachtet. Das für Gentamicin sensible Keimspektrum umfasst Staphylokokken, Enterobacteriaceae und Pseudomonaden. Mit diesem Spektrum deckt Gentamicin ein breites, für die Unfallchirurgie und Orthopädie relevantes Spektrum ab [17]. Die minimale Hemmkonzentration (MHK) beträgt für die Mehrzahl der Keime 4 µg/ml. Für Gentamicin besteht eine Wirkungslücke bei Streptokokken und Anaerobiern.

Septopal®-Ketten

Die Septopal®-Kette wurden von Klemm [10, 11] entwickelt und seit 1976 in der berufsgenossenschaftlichen Unfallklinik Frankfurt am Main eingesetzt. Der Entwicklung der Poly-Methyl-Methacrylat-Kugelketten lag die Beobachtung von Buchholz und Engelbrecht [1] über die Freisetzung von Antibiotika aus PMMA-Knochenzement zugrunde. Die Ketten werden gegenwärtig als Septopal®-Kette und als Septopal® Minikette angeboten. Die Kugeln der Septopal®-Kette bestehen aus PMMA-Knochenzement. Sie sind 7 mm groß und enthalten 7,5 mg Gentamicinsulfat, davon 4,5 mg als aktiven Wirkstoff. Daneben sind Glycin und Zirkoniumoxid enthalten. Septopal®-Ketten sind mit 10, 30 und 60 Kugeln erhältlich. Die Septopal® Minikette ist aus den gleichen Materialien hergestellt. Sie ist oval geformt, misst 3×5 mm und enthält 2,8 mg Gentamicinsulfat, davon 1,7 mg als aktiven Wirkstoff. Sie wird mit 10 und 20 Kugeln angeboten (■ Abbildung 12.1).

Aus klinischen Untersuchungen ist die Pharmakokinetik der Gentamicin-Freisetzung aus der Septopal®-Kette bekannt [20]. Am Tag der Implantation werden aus der einzelnen Kugel 500 µg pro Tag freigesetzt. 10 Tage nach Implantation werden 75 µg pro Tag, nach 20 Tagen 40 µg pro Tag und schließlich 10 µg pro Tag bis 80 Tage nach Implantation freigesetzt. Nach Implantation von Septopal®-Ketten wurden lokale Gentamicin-Konzentrationen von 150 µg/ml erreicht. Damit werden lokal extrem hohe Wirkungsspiegel erzielt, die eine sichere antibiotische Infektbehandlung gewährleisten [16]. Gentamicin wird als wasserlösliches Aminoglykosid in seiner aktiven Form renal durch glomeruläre Filtration eliminiert. Eine Plasmaeiweißbindung liegt nicht vor. Bei systemischer Applikation können sowohl eine Vestibularisschädigung als auch eine Nephrotoxizität als relevante Nebenwirkungen auftreten. Daneben wurden auch allergische Reaktionen, Parästhesien und neuromuskuläre Blockaden mit Atemdepression beobachtet [17]. Bei der lokalen Anwendung von Gentamicin sind trotz der extrem hohen lokalen Konzentrationen lediglich Wirkspiegel < 0,5 µg/ml im Serum und < 10 µg/ml im Urin gefunden worden. Über die lokale Anwendung von Septopal®-Ketten bei einem Patienten mit Niereninsuffizienz (Kreatininclearance von 30 ml/min) ist berichtet worden. Es wurden Serumspiegel von 1–2 µg/ml beobachtet. Unter der Behandlung kam es zu keiner Verschlechterung der Nierenfunktion. Die Infektion konnte erfolgreich behandelt werden [20]. Bei der lokalen Anwendung von Gentamicin in Form von Septopal®-Ketten ist wegen der geringen systemischen Konzentration nicht mit relevanten unerwünschten Arzneimittelwirkungen zu rechnen. In der langfristigen Beobachtung der Anwendung von Septopal®-Ketten konnten diese positiven Erwartungen bestätigt werden [11, 18]. Insbesondere zeigte sich auch für durchblutungsgeminderte Infektsituationen am Fuß [4] und Knochen [5] positive Erfahrungen mit Septopal®-Ketten.

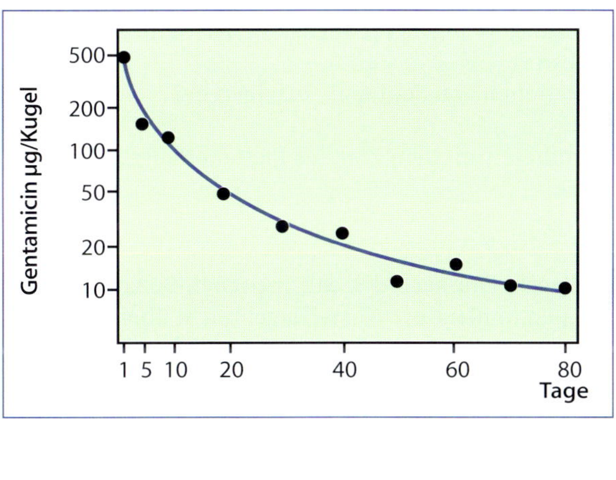

■ **Abb. 12.1.** Freisetzung von Gentamicin aus Septopal®-Ketten

Indikationen für die Anwendung von Septopal®-Ketten

Zusammen mit der adäquaten chirurgischen Therapie ist die Anwendung von Septopal®-Ketten indiziert bei

- posttraumatischer Osteitis,
- infizierten Osteosynthesen (sowohl bei Früh- als auch Spätinfektionen),
- infizierten Pseudarthrosen mit und ohne Defekt,
- periprothetischen Infektionen,
- hämatogener Osteomyelitis,
- Weichteilinfektionen (Abszesse, postoperative Wundinfekte etc.).

Applikationsformen von Septopal®-Ketten

Wir unterscheiden die kurzfristige, die langfristige temporäre und die permanente Implantation von Septopal®-Ketten. Die Applikationsart der Septopal®-Kette richtet sich nach dem Behandlungskonzept, auf das an dieser Stelle nicht weiter eingegangen werden kann.
Eine kurzfristige temporäre Applikation von Septopal® erfolgt bei

- infizierter Osteosynthese,
- Spätinfekten nach Knochenheilung,
- potentiell infizierten Frakturen,
- Weichteilinfekten.

Zunächst wird ein befundadaptiertes chirurgisches Débridement durchgeführt, dann erfolgt die Implantation der Septopal®-Kette für etwa 7–10 Tage. Kennzeichen dieser Applikationsform ist die Ausleitung der Septopal®-Kette über die Haut. Etwa ab dem fünften postoperativen Tag wird die Kette schrittweise entfernt. Dies kann im Rahmen der Verbandwechsel erfolgen. Ein erneuter operativer Eingriff zur Kettenentfernung ist nicht notwendig. Einen wesentlichen Unterschied stellt die intramedulläre Applikation von Septopal®-Ketten dar (◘ Abbildungen 12.2 und ◘ 12.3).

Hier ist die schrittweise Entfernung bereits ab dem 2. postoperativen Tag erforderlich, da es sonst zu einer bindegewebigen Verwachsung der Kette kommt, die die Entfernung erheblich erschwert.
Langfristige temporäre Applikationen von Septopal® erfolgen bei

- infizierten Pseudarthrosen,
- Frühinfekten nach Osteosynthese (mit dem Ziel des Plattenerhalts),
- periprothetischen Infektionen,
- offenen Frakturen.

Die Septopal®-Kette wird in diesem Fall nach der chirurgischen Behandlung für eine Dauer von etwa 2–4 Monaten implantiert. Keine Kugel reicht über das Hautniveau hinaus, eine Überlaufdrainage wird eingelegt, und es erfolgt ein primärer Wundverschluss. In einem weiteren Eingriff wird die Kette entfernt. Bei knöchernen Defekten wird eine Defektauffüllung, z. B. durch eine Spongiosaplastik

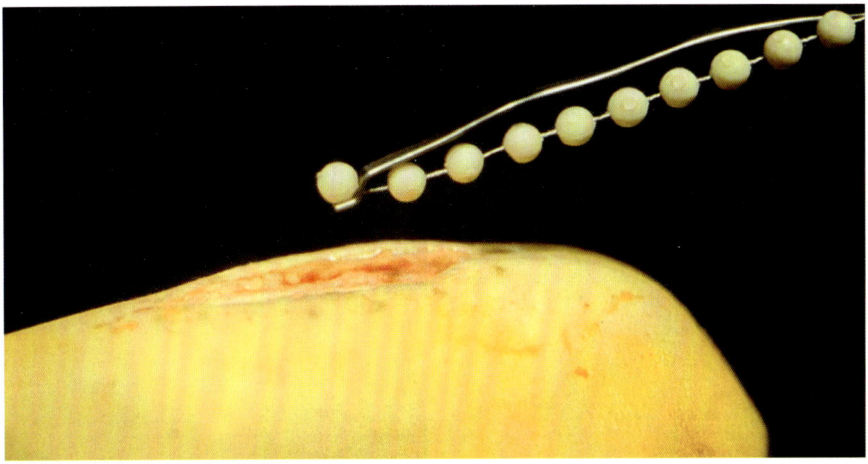

Abb. 12.2. Applikation einer Septopal®-Kette intramedullär

durchgeführt [14]. Bei Implantation in den Weichteilen sind nach der Entfernung in der Regel keine weiteren Maßnahmen erforderlich.

Permanente Implantation von Septopal®-Ketten

Die Septopal®-Kette kann permanent implantiert werden bei ehemals infizierten Kniegelenkarthrodesen, infizierten Girdlestone-Situationen, Markraumphlegmonen und bei infizierten Substanzdefekten. Nachteilig ist die versiegende Gentamicin-Freisetzung. Nach Auslösung des Gentamicin verbleibt ein Fremdkörper aus PMMA-Knochenzement am Implantationsort. Diese Anwendung wurde früher häufiger durchgeführt, gegenwärtig ist sie keine Routinetherapieform mehr. Die implantierten Septopal®-Ketten werden nach spätestens 6 Monaten entfernt.

Septocoll® E

Ein wesentlicher Nachteil von Septopal®-Ketten bei langfristig temporärer Implantation ist der Folgeeingriff, bei dem die einliegende Kette wieder entfernt werden muss. Sofern nicht die Platzhalterfunktion der Septopal®-Kette z. B. bei infizierten Knochendefekten benötigt wird, können resorbierbare Antibiotikaträger angewendet werden. Seit Mai 2000 ist Septocoll® E verfügbar. Es handelt sich um einen Kollagenschwamm, in dem zwei verschiedene Gentamicin-Salze zur lokalen Antibiotikatherapie kombiniert sind. Das wasserlösliche Gentamicin-Sulfat wird rasch aus dem Kollagenschwamm ausgelöst und gewährleistet damit eine hohe initiale Konzentration von Gentamicin am Implantationsort. Nach etwa 4 Tagen ist das Gentamicin-Sulfat vollständig aus dem Kollagenschwamm eluiert.

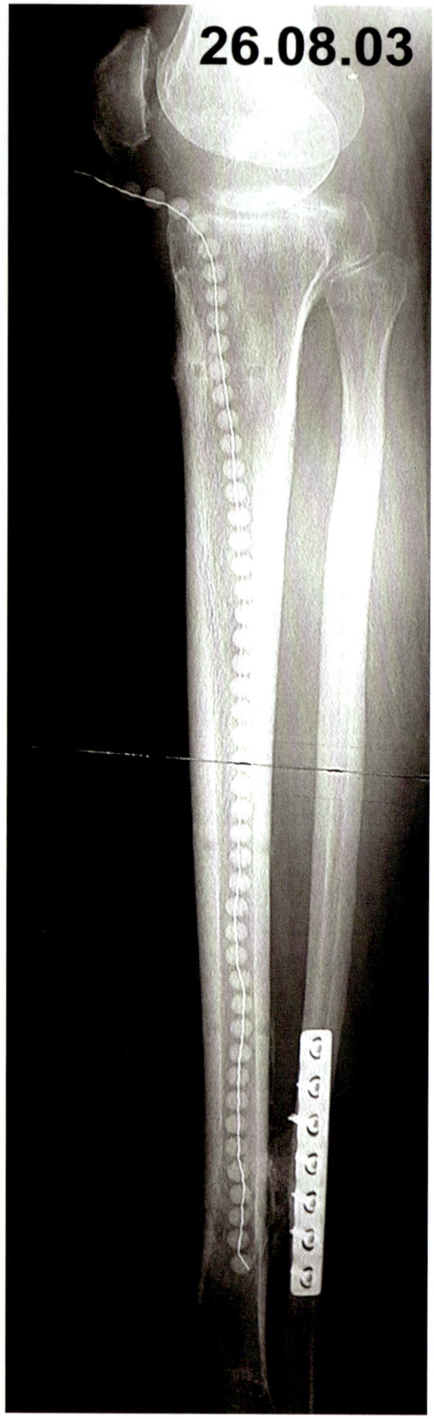

Abb. 12.3. Postoperative Röntgenkontrolle nach intramedullärer Applikation von Septopal®

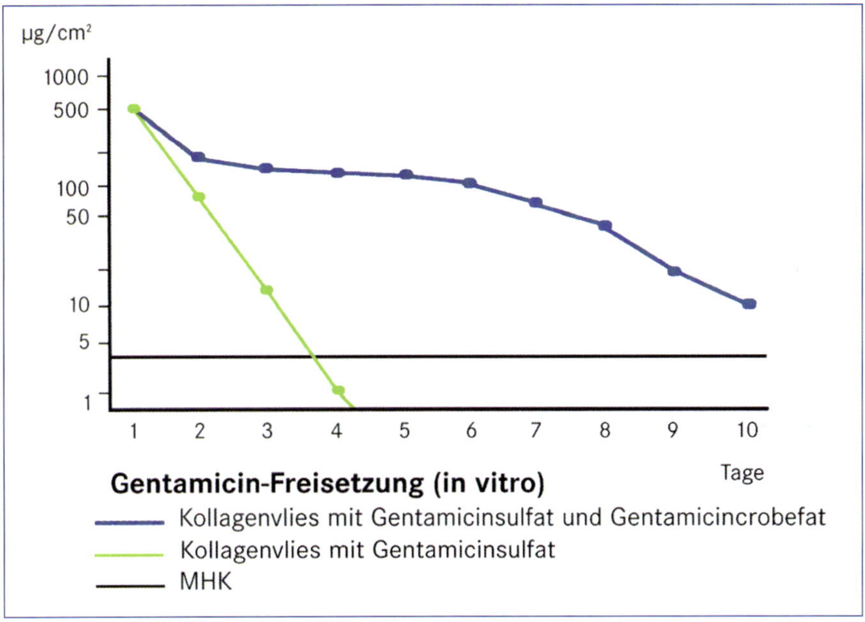

Abb. 12.4. Freisetzung von Gentamicin aus Septocoll®

Das weniger wasserlösliche Gentamicin-Crobefate wird dagegen protrahiert freigesetzt und gewährleistet die anhaltend hohe Antibiotikafreisetzung oberhalb der MHK auch nach mehr als 10 Tagen (Abbildung 12.4).

Der Kollagenschwamm wird innerhalb von 4 Wochen durch Phagozytose und enzymatische Verdauung resorbiert [7]. Durch die Kombination der Gentamicin-Salze konnte die Freisetzungscharakteristik des resorbierbaren Antibiotikaträgers verbessert werden. Während herkömmliche Präparate eine Freisetzung des Antibiotikums lediglich in den ersten 3 Tagen erreichen, gewährleistet die Kombination der Gentamicin-Salze bei Septocoll® E eine Freisetzung oberhalb der MHK bis zum 10. Tag nach Implantation. Ebenso wie bei der Anwendung von Septopal® sind unerwünschte systemische Wirkungen nach Applikation von Septcoll® E nicht zu erwarten. Bei Implantation von bis zu 5 Septcoll®-E-Schwämmen wurden Serumkonzentrationen deutlich unter 4 µg/ml gemessen. Im Rahmen einer Anwendungsbeobachtung konnten die experimentellen Untersuchungen bestätigt werden, es wurden keine systemischen Nebenwirkungen nach Applikation von Septocoll® E beobachtet [8].

Durch die Verbesserung der Freisetzungskinetik ist Septocoll® E eine Alternative zur Septopal®-Kette bei kurzfristig temporärer Applikation geworden. Darüber hinaus besitzt Septocoll® E hämostatische Eigenschaften. Es kann zur Infektprävention bei verlängerter Operationsdauer und bedingt kontaminierten Eingriffen eingesetzt werden. Auch bei manifester Infektion kann Septocoll® E eingesetzt werden. Hier bietet sich sein Einsatz in solchen Behandlungssituationen an, bei denen voraussichtlich mit *einer* operativen Revision die Infektberuhigung

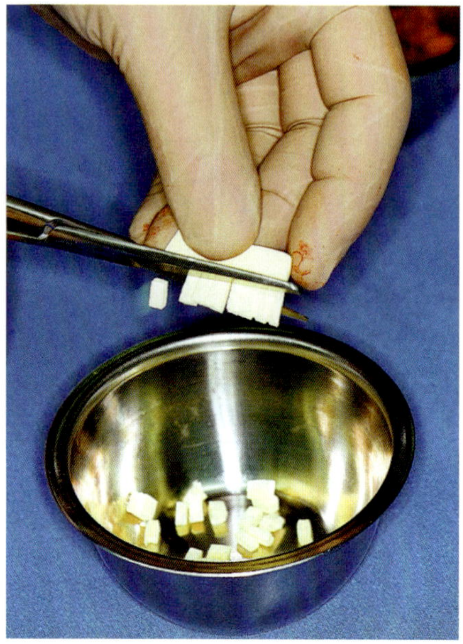

■ **Abb. 12.5.**
Zubereitung von Septocoll® zur Augmentation einer Spongiosaspende

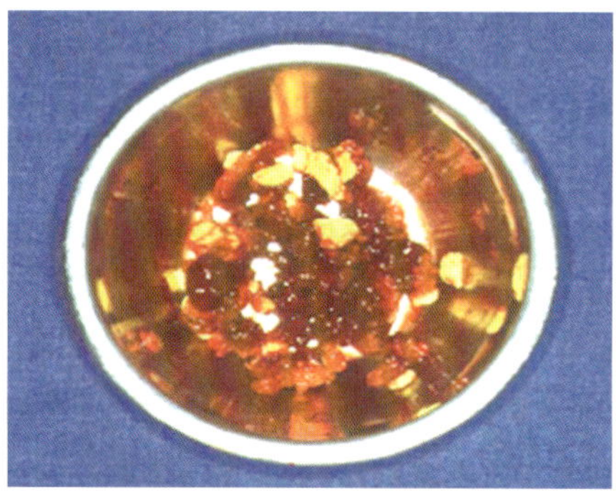

■ **Abb. 12.6.**
Augmentierte Spongiosa vor Implantation

erreicht werden kann. Eine besondere Behandlungsmöglichkeit stellt die Augmentation von Spongiosachips zur Füllung ehemals infizierter Knochendefekte dar (■ Abbildungen 12.5. und ■ 12.6).

Bühler und Mitarbeiter [3] haben eine prospektive, einfach verblindete Multicenterstudie zur Verträglichkeit und Effektivität von Septocoll®-E-augmentierter Spongiosaplastiken versus einfachen Spongiosaplastiken bei der Auffüllung ehemals infizierter Knochendefekte und Pseudarthrosen durchgeführt. In der einen Gruppe erfolgte der Zusatz von Septocoll® E in der gezeigten Form, die andere Gruppe erhielt eine konventionelle Spongiosaplastik ohne weitere Zusätze. Es konnte eine deutliche Reduktion der Reinfektionsrate in der Behandlungsgruppe mit Septocoll® E gezeigt werden [3].

Copal®

Als Erweiterung der antibiotischen Behandlungsmöglichkeiten in der septischen Chirurgie wurde ein Clindamycin-Gentamicin-haltiger Knochenzement entwickelt. Clindamycin gehört zu den Lincosamiden. Er wird auch nach oraler Gabe resorbiert, und es besteht eine hohe Plasmaeiweißbindung (84%). Der Wirkstoff weist eine exzellente Gewebegängigkeit und Knochenpenetration auf. Er wird hepatisch metabolisiert sowie gemischt hepatisch und renal eliminiert. Im Urin werden aktive Metaboliten gefunden. Das Wirkungsspektrum umfasst Staphylokokken, Streptokokken und Anaerobier wie z. B. Bacteroides und Propionibakterien. Ein Teil der Infektionen mit Oxacillin-resistenten *Staphylococcus aureus* (ORSA) kann erfolgreich mit Clindamycin behandelt werden. Enterokokken weisen eine primäre Resistenz auf, ebenso ein Teil der Staphylokokken. Als schwer wiegende Nebenwirkung wurde die Entwicklung einer pseudomembranösen Kolitis bei systemischer Gabe beobachtet [17].

Durch die Kombination von Clindamycin und Gentamicin in Copal® konnte die Freisetzung von Gentamicin gegenüber Refobacin Palacos® um etwa 20% verbessert werden [13]. Dieser Effekt ist auch von der Kombination anderer Antibiotika, z. B. Tobraymcin und Vancomycin in PMMA-Knochenzement bekannt [15]. Copal® wird erfolgreich bei Wechseloperationen infizierter Endoprothesen eingesetzt [6] (siehe Kap. 29).

Individuelle Antibiotikabeimengung

In Einzelfällen können spezielle Antibiotikabeimengungen zu PMMA-Kugelketten bei der Industrie als Rezeptur bestellt werden. Erforderlich hierfür ist der Keimnachweis mit Antibiogramm. Häufig wird bei schweren Infektionen die Beimengung von Vancomycin angefordert. Die industrielle Fertigung hat gegenüber der Handbeimengung den Vorteil einer reproduzierbaren Herstellung und Antibiotikumfreisetzung. Für die Handbeimengung wurde eine geringere Freisetzungsrate der Antibiotika verglichen mit kommerziell hergestellten PMMA-Kugelketten beobachtet [12]. Die Anwendung solcher spezieller Antibiotikaketten erfolgt im Rahmen der individuellen Therapiefreiheit des Arztes.

FAZIT FÜR DIE PRAXIS

Die erfolgreiche Behandlung septischer Komplikationen am Bewegungsapparat basiert auf dem radikalen chirurgischen Débridement sowie einer lokalen und systemischen Antibiotikatherapie. Bei geplant einzeitigem Vorgehen kann die lokale Therapie mit resorbierbaren Antibiotikaträgern, wie z. B. Septocoll® durchgeführt werden. Bei mehrzeitiger Vorgehensweise erfolgt die Implantation von Septopal®-Kugelketten.

Durch die lokale Implantation der Antibiotikaträger können hohe Wirkspiegel im Fokus der Infektion erreicht und systemische Nebenwirkungen vermieden werden. Die langjährigen Erfahrungen mit dieser Therapie zeigt gute Behandlungsergebnisse ohne relevante Nebenwirkungen.

Literatur

1. Buchholz HW, Engelbrecht H (1970) Über die Depotwirkung einiger Antibiotika bei Vermischung mit dem Kunstharz Palacos. Chirurg 41: 511–515
2. Bühler M, Schmidt HGK, Engelhardt M (2003) Septische postoperative Komplikationen. Atlas für Unfallchirurgen und Orthopäden. Springer, Wien New York
3. Bühler M, Schmidt HGK, Vécsei V (unpublished) Controlled, single-blind, international, multicentre study on the efficacy and tolerability of Gentamicin-Collagen-Fleece Septocoll® in subjects with autologous cancellous bone grafts following chronic osteomyelitis and/or infected non-union
4. Calhoun JH, Klemm K, Anger DM, Mader JT (1994) Use of antibiotic-PMMA beads in the ischemic foot. Orthopedics 17: 453–457
5. Elson RA, Jephcott AE, McGechie DB (1977) Bacterial infection and acrylic bone cement in the rat. J Bone Joint Surg Br 59: 452–457
6. Gehrke T, von Förster G, Frommelt L (2001) Pharmacokinetic study of Gentamicin/Clindamycin Bone cement used in one-stage revision arthroplasty. In: Walenkamp GHIM, Murray DW (eds) Bone cement and cementing technique. Springer, Heidelberg Berlin New York Tokyo, pp 127–134
7. Grüssner U, Kloß HP, Langendorff H-U, Geyer D (2000) Humanpharmakokinetik des neuen Gentamicin-Kollagen-Vlieses Septocoll bei knochenchirurgischen Eingriffen. Osteosynthese International 8 [Suppl 1]: 43–48
8. Kirschner S, Bühler M (2004) Der Stellenwert von Septocoll in der Behandlung von Knochen- und Weichteilinfektionen. Eine Anwendungsbeobachtung. In: Langendorff H-U (Hrsg) Homo reparandus. (im Druck)
9. Klemm K (1976) Die Behandlung chronischer Knocheninfektion mit der Gentamicin-PMMA-Kugelketten und -kugeln. Unfallchirurg 1: 20–25
10. Klemm K, Börner M (1986) Behandlung der chronischen Osteomyelitis mit Gentamicin-PMMA-Ketten. Unfallchirurg 12: 128–131
11. Klemm K (2001) The use of antibiotic-containing bead chains in the treatment of chronic bone infections. Clin Microbiol Infect 7: 28–31
12. Nelson CL, Griffin FM, Harrison BH, Cooper RE (1992) In vitro elution characteristics of commercially and noncommercially prepared antibiotic PMMA beads. Clin Orthop 284: 303–309
13. Nies B (1998) PMMA as a drug carrier. In: Osteomyelitis in biomaterials in surgery. Walenkamp GHIM (ed) Thieme, Stuttgart New York
14. Patzakis MJ, Mazur K, Wilkins J, Sherman R, Holtom P (1993) Septopal beads and autogenous bone grafting for bone defects in patients with chronic osteomyelitis. Clin Orthop 295: 112–118
15. Penner MJ, Masri BA, Duncan CP (1996) Elution characteristics of vancomcin and tobramycin combined in acrylic bone-cement. J Arthroplasty 12: 939–944
16. Salvati EA, Callaghan JJ, Brause BD (1986) Reimplantation in infection: Elution of gentamicin from cement and beads. Clin Orthop 207: 83–93
17. Stimon C, Stille W (1997) Antibiotika Therapie in Klinik und Praxis. Schattauer, Stuttgart New York
18. Tausch W (1991) Use of gentamicin chains in infected osteosyntheses of long tubular bones Zentralbl Chirur 116: 171–175
19. Walenkamp GHIM, Vree TB, van Rens TJG (1986) Gentamicin PMMA beads. Pharmacokinetic and nephrotoxicological study. Clin Orthop 205: 171–183
20. Walenkamp GHIM (1998) Pharmacological and clinical results with Gentamicin-PMMA beads. In: Walenkamp GHIM (ed) Osteomyelitis in biomaterials in surgery. Thieme, Stuttgart New York

IV Gelenkinfektionen

13 Pathophysiologie

A. Battmann und H. Haas

Gelenkinfektionen können durch unterschiedliche Erregergruppen verursacht werden: Es kommen sowohl Viren als auch Bakterien, Pilze und Parasiten in Betracht. Per definitionem müssten diese entzündlichen Veränderungen der Gelenke als Synovialitiden bezeichnet werden, klinischerseits hat sich jedoch der Begriff Arthritis eingebürgert.

Virale Arthritiden

Mit Virusinfektionen assoziierte Arthritiden sind meist flüchtiger Natur, exakte epidemiologische Daten liegen nicht vor. Jedoch ist für das Rötelnvirus bekannt, dass etwa 50% der Frauen bei Infektion eine polyartikuläre Arthritis entwickeln, die bis zu 18 Monate anhalten kann. Eine Schutzimpfung kann das Auftreten einer Arthritis auf etwa 14% vermindern. Pathogenetisch liegen den Gelenkveränderungen zumeist Viruspersistenzen innerhalb des Gewebes zugrunde, ein weiterer, seltenerer Pathomechanismus ist in Form einer Immunreaktion gegeben [10].

Mikroskopisch stellt sich die virale Arthritis dem Pathologen meist als diskretes lymphoplasmazelluläres Infiltrat der Synovialis dar.

Bakterielle Arthritiden

Nicht jedes Auftreten von Bakterien innerhalb von Gelenken führt notwendigerweise zur eitrigen Arthritis, bei passageren Arthritiden können die Bakterien auch innerhalb des Gelenks abgebaut werden. Kommt es zu einer intrasynovialen Vermehrung der Bakterien, entsteht eine eitrige Arthritis.

Betroffen sind vorwiegend die Gelenke der unteren Extremität. Betroffen sind Patienten zwischen 2 und 85 Jahren, wobei zwei Altersgipfel bei Kindern unter 15 Jahren und Erwachsenen über 64 Jahren bestehen [3] (◘ Abbildungen 13.1 und ◘ 13.2).

Als Erreger sind hier *Staphylococcus aureus*, Streptokokken sowie Gram-negative Keime anzutreffen, die andere Hälfte der Infektionen wird den Gonokokken zugeschrieben.

Pathogenetisch werden ähnlich der Osteomyelitis exogene und endogene Ursachen unterschieden. Bemerkenswert ist hier, dass ein Anteil von mindestens 40% der bakteriellen Arthritiden als iatrogen eingestuft wird, hier wiederum zumeist als Folge intraartikulärer Injektionen oder von Punktionen [2]. Als endogene Ursachen kommt eine hämatogene Streuung analog der Entstehung der Osteomyelitis in Betracht. Keimursprung sind hierbei in erster Linie oberer und unterer Respirationstrakt sowie auch die Haut [7] (▫ Abbildung 13.3).

Systemische Faktoren, die Gelenkinfektionen begünstigen, sind eine Immunsuppression wie z. B. bei Cortisontherapie und HIV-Infektion etc.; lokal begünstigende Faktoren sind arthrotische und arthritische Gelenkdeformationen [5, 8] und natürlich auch operative Eingriffe. So liegt z. B. die Prävalenz von Infektion bei Endoprothesen zwischen 40 und 68/100.000 Eingriffe/Jahr (siehe Kap. 1).

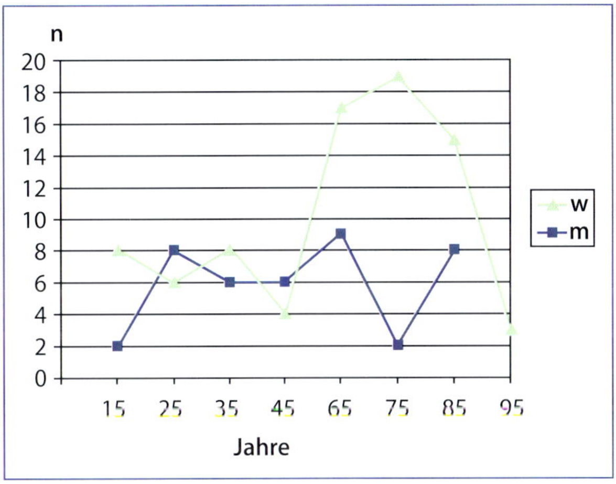

▫ Abb. 13.1. Alters- und Geschlechtsverteilung der Gelenkinfektionen

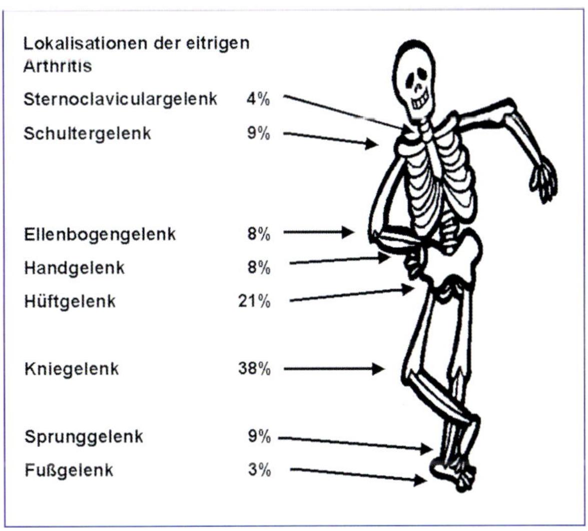

▫ Abb. 13.2. Infektionsursachen exogen/endogen

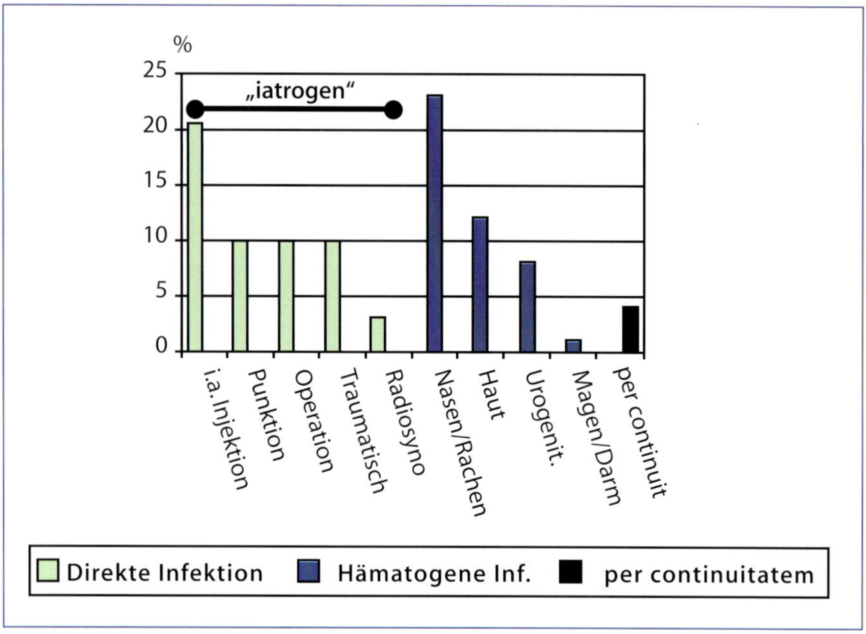

Abb. 13.3. Verteilungsmuster der Gelenkinfektionen

Sonderfomen

Sonderformen der bakteriellen Arthritis stellen die Formen dar, bei denen nicht sicher zu entscheiden ist, ob sie Folge einer direkten Einwirkung des Keims oder aber reaktiver Natur sind.

Gonokokkenarthritis

Bei dieser im Abnehmen befindlichen Arthritisform kommt es in etwa 25–50% zu sterilen Gelenkergüssen, so dass bei dieser Form von einer reaktiven Arthritis ausgegangen wurde. Neue Technologien (PCR) konnten jedoch auch in sterilen Ergüssen Gonokokken-DNA nachweisen, was die Präsenz lebender Erreger vermuten lässt. Auch ist nicht unbedingt ein vollständiger Keim zur Infektion nötig, Wandbestandteile in Form von Lipopolysacchariden können ebenso eitrige Entzündungen hervorrufen [6].

Weitere Sonderformen sind Arthritiden, verursacht durch *Chlamydia trachomatis*, *Yersinia enterocolitica*, Campylobacter, Salmonellen und Borrelien (Lyme-Arthritis).

Auf die tuberkulöse Arthritis wird im Rahmen der Spondylarthritis eingegangen.

Die Symptome der akuten Osteomyelitis sind Schmerz, Schwellung, Fieber, lokale Überwärmung und eingeschränkte Funktion.

Granulomatöse Arthritiden

Die Gelenktuberkulose ist die häufigste extrapulmonale Manifestation der Tuberkuloseinfektion. Es liegt eine monoartikuläre Erscheinungsform, häufig im Bereich von Hüft- und Kniegelenk vor. Histologisch stellt sich eine nekrosereiche Entzündung mit fokal nachweisbaren Granulomen dar.

Die Brucellose ist in den Industrienationen selten, jedoch erkranken pro Jahr etwa 500.000 Menschen, bei denen wiederum bei 30–85% osteoartikuläre Manifestationen, ebenfalls im Bereich der großen Gelenke der unteren Extremität, auftreten. Histologisch zeigen sich hier ebenfalls kleinere Granulome.

Pilzarthritiden

Diese Arthritiden treten vorwiegend bei immunsupprimierten Patienten auf (z. B. Sternoklavikulararthritis bei HIV-Infektion). Als Erreger kommen hier *Candida albicans, Coccoides immitis, Blastomyces dermatidis, Histoplasma capsulatum* sowie *Sporothrix schenkii* in Betracht, Aspergillusvarianten treten als Erreger nur selten in Erscheinung. Die Infektion erfolgt zumeist hämatogen im Bereich der unteren Extremitäten.

Verlauf

Die bakterielle Arthritis führt zunächst zu einer eitrigen Durchsetzung von Synovia mit einer Zellzahl zwischen 2500 und 100.000 neutrophilen Granulozyten/mm^3. Die Synovialmembran zeigt ein variables Bild [1] von der eitrig abszedierenden Entzündung bis hin zum subakuten Verlauf mit vorwiegend chronischem, lymphoplasmazellulärem Infiltrat [4] (▫ Abbildungen 13.4 und ▫ 13.5).

Der Knorpel wird teils tief von Granulozyten durchdrungen und es bilden sich Mikroabszesse aus. Gleichartige Veränderungen finden sich auch innerhalb der Menisken. Bei entsprechend protrahiertem Verlauf kann es schließlich zu einem transkartilaginären Übergreifen der Entzündung auf den Markraum des benachbarten Knochens kommen, im Bereich der Kapselansätze des Gelenks ebenfalls zu einem eitrigen Durchbruch durch die Kompakta in die Markräume.

Je nach Zeitpunkt des Einsetzens einer Therapie sind eine folgenlose Ausheilung, jedoch auch Knorpeldefekte, fibröse und ossäre Ankylosen und letztlich auch chronische Infektsituationen möglich. Funktionsstörungen bleiben bei 61% der Patienten mit längerem Infektionsverlauf zurück, die Letalität der Erkrankung liegt in einigen Studie zwischen 10 und 15% [9, 11].

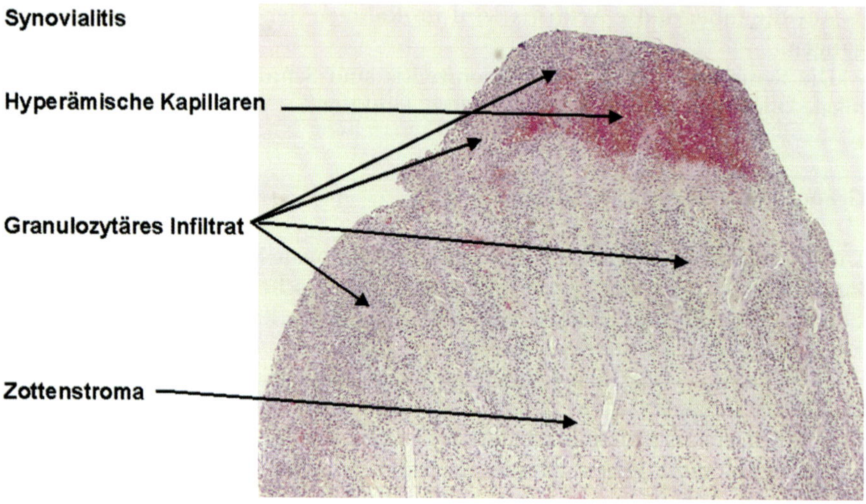

Abb. 13.4. Eitrige Synovialitis, Hämatoxylin-Eosin, 200×. Typische Synovialzotte mit dicht gelagerten segmentkernigen Granulozyten oberflächennah, hyperämische Kapillaren

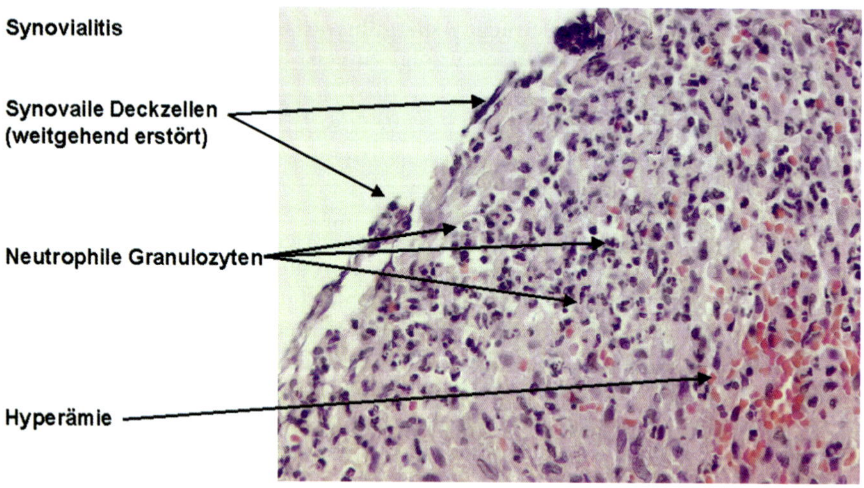

Abb. 13.5. Eitrige Synovialitis, Hämatoxylin-Eosin, 400×. Typische Synovialzotte mit zerstörter synovialer Deckzellschicht, dicht gelagerte neutrophile Granulozyten, hyperämische Kapillaren

FAZIT FÜR DIE PRAXIS

Kommt es zu einer intrasynovialen Vermehrung von Bakterien, entsteht eine eitrige Arthritis. Ähnlich wie bei der Osteomyelitis werden endogene und exogene Ursachen unterschieden, wobei ein Anteil von mindestens 40% als iatrogen eingestuft wird. Sonderformen können die Gonokokkenarthritis, die Gelenktuberkulose und bei immunsupprimierten Patienten Pilzarthritiden darstellen. Histologisch zeigt sich eine eitrige Synovia mit einer Zellzahl zwischen 2500 und 100.000 neutrophilen Granulozyten/mm^3. In der Synovialmembran reicht das Bild von der eitrig abszedierenden Entzündung bis zum chronischen, Lymphoplasma-zellulären Infiltrat. Knorpel und Menisken werden teils tief von granulozytären Mikroabszessen durchdrungen. Bei protrahiertem Verlauf kann die Entzündung auf den knöchernen Markraum übergreifen. In Abhängigkeit von der Dauer der Infektion resultieren in einem hohen Prozentsatz Funktionsstörungen, auch letale Verläufe sind möglich.

Literatur

1. Bahwan J, Roy S (1973) Pathology of experimental pyogenic arthritis. Indian J Med Res 61: 1604–1631
2. Brackertz D (1994) Bakteriell infektiöse Arthritiden. Rheumatologie in Europa 23: 151–157
3. Cooper C, Cawley MID (1986) Bacterial arthritis in an English health district: a 10 year review. Ann Rheum Dis 45: 458–463
4. Curtiss PH (1973) The pathophysiology of joint infections. Clin Orthop 96: 129–135
5. Goldenberg DL (1989) Infectious arthritis complicating rheumatoid arthritis and other chronic rheumatoic disorders. Arthritis Rheumat 32: 496–502
6. Goldenberg DL, Reed JI, Price PA (1984) Arthritis in rabbits induced by killed Neisseria gonorrhoeae and gonococcal liposaccharide. J Rheumatol 11: 3–8
7. Kaandorp CJ, Krijnen P, Moens HB, Habberma JD, van Schaardenburg D (1997) The outcome of bacterial arthritis: a prospective community based study. Arthritis Rheum 40: 884–892
8. Kaandorp CJ, van Schaardenburg D, Krijnen P, Habberma JD, van de Laar MA (1995) Risk factors for septic arthritis in patients with joint disease: a prospective study. Arthritis Rheum 38: 1819–1825
9. Meijers Ka, Dijkmanns BA, Hermanns J, van den Broek PJ, Cats A (1987) Non-gonococcal infectious arthritis: a retrospective study. J Infect 14: 13–20
10. Mohr W (1997) Gelenke, Sehnen und Gleitgewebe, Bursen, Faszien. In: Remmele W (Hrsg) Pathologie 5, 2. Aufl. Springer, Berlin Heidelberg New York Tokyo, S 383–482
11. Weston VC, Jones AC, Bradbury N, Fawrhrop F, Doherty M (1999) Clinical features and outcome of septic arthritis in a single UK health district 1982–1991. Ann Rheum Dis 58: 214–219

14 Arthroskopische Behandlung der septischen Arthritis

T. Barthel

Noch in den 1960er und 1970er Jahren wurde der bakterielle Gelenkinfekt mit Gipsruhigstellung, Antibiose, offenem Débridement, Spül-Saug-Drainage und anschließender erneuter Gipsruhigstellung behandelt. Blieben die Gelenke mobil, zeigten sich häufig schwerste postinfektiöse, degenerative Veränderungen mit deutlichem Funktionsverlust [1].

1973 waren Jackson u. Parson unter den Ersten, die über die Spülung und Drainage septischer Gelenke mittels Arthroskop berichteten [6]. In den 1980er Jahren mehrten sich dann die Mitteilungen über zum Teil gute Ergebnisse der arthroskopischen Behandlung in Verbindung mit einer jetzt auch zunehmenden frühfunktionellen Nachbehandlung, was dem bakteriellen Gelenkinfekt insgesamt etwas den Schrecken nehmen konnte [7].

Heute kommt die arthroskopische Behandlung des bakteriellen Gelenkinfekts in einem differenzierten Stufenschema und an allen arthroskopisch erreichbaren Gelenken zur Anwendung.

Präoperative Diagnostik

Bei der präoperativen Diagnostik sind anamnestische Angaben zur Dauer des Infekts und Fragen nach Ursachen wie Voroperationen, Verletzungen oder Injektionen für das weitere Vorgehen von Bedeutung. Der klinische Befund wird geprägt von allgemeinen Entzündungszeichen wie Fieber und gegebenenfalls Schüttelfrost, von lokalen Entzündungszeichen wie Schwellung, Ergussbildung, Überwärmung und einer deutlich schmerzhaften Funktionseinschränkung des betroffenen Gelenks. Laborchemisch finden sich positive Entzündungsparameter mit beschleunigter Blutsenkung, erhöhtem C-reaktivem Protein (CRP) und einer Leukozytose. Die bildgebende Diagnostik umfasst Röntgenaufnahmen, die im Frühstadium keine infektspezifischen Veränderungen zeigen, eventuell die Sonographie, die im Bereich der Schulter zur genauen Infektlokalisierung und Beurteilung der Rotatorenmanschette in jedem Fall erfolgen sollte, sowie die Kernspintomographie, die jedoch häufig erst sekundär bei Therapie-resistenen Fällen zum Einsatz kommt.

Das spezifischste Mittel für den Nachweis eines Infekts ist die Gelenkpunktion, wobei dennoch falsch-negative Ergebnisse möglich sind. Eine hohe Zellzahl im Punktat erhöht den Verdacht auf das Vorliegen eines Infekts, auch wenn kein Bakteriennachweis geführt werden kann. Der Nachweis von Kristallen muss differentialdiagnostisch an eine kristallinduzierte Arthritis insbesondere im Rahmen einer Hyperurikämie denken lassen. Auch hier ist der Erguss trüb, die Zellzahl hoch und die Abgrenzung zum Frühstadium eines Gelenkinfekts schwierig.

Indikation

Die Indikation zur arthroskopischen Behandlung ergibt sich bereits bei Vorliegen des Verdachts auf eine bakterielle Gelenkinfektion, was bei entsprechender klinischer Symptomatik und Nachweis eines trüben Gelenkpunktats mit hoher Zellzahl der Fall ist. Nicht erforderlich ist der mikroskopische oder kulturelle Nachweis von Bakterien aus dem Gelenkpunktat, da hierdurch zu viel wertvolle Zeit für eine erfolgreiche Behandlung verloren geht. Auch bei schlechtem Allgemeinzustand des Patienten kann eine Arthroskopie zumindest in Lokalanästhesie erfolgen.

Ausrüstung

Für die arthroskopische Behandlung einer bakteriellen Arthritis werden folgende Instrumente benötigt:
- 30°-Standardoptik,
- Inflow-Kanüle,
- motorgetriebener Shaver,
- Fasszange,
- scharfer Löffel.

Die einzelnen Schritte der Arthroskopie bei Vorliegen eines Gelenkinfekts erfolgen immer stadienorientiert. Zunächst beginnt man mit der Inspektion des Gelenkergusses und der Erhebung des Gelenkbefundes, d. h. des Zustands der Synovialis, der Gelenkflächen und gelenkflächennahen Knochenabschnitte. In Abhängigkeit der hier erhobenen Befunde fällt die Entscheidung über die erforderlichen operativen Maßnahmen. Die Verwendung einer Inflow-Kanüle gewährleistet gerade im Zusammenhang mit dem Einsatz eines Shavers einen ausreichend hohen Flüssigkeitsdurchfluss in allen Gelenkkompartimenten, was ein wesentliches Element der arthroskopischen Therapie darstellt.

Stadieneinteilung

Für die arthroskopische Einteilung der septischen Arthritis hat Gächter bereits 1985 eine Klassifikation vorgeschlagen, die auch in den Richtlinien der Deutschen Gesellschaft für Unfallchirurgie verankert wurde [3]. Im Stadium 1 beschreibt er einen trüben Gelenkerguss und eine gerötete Synovialis mit gegebenenfalls petechialen Einblutungen. Im Stadium 2 liegt ein eitriger Erguss vor, die Synovialitis ist ausgeprägter und man findet massenhaft Fibrinaus-

Tabelle 14.1. Arthroskopische Stadieneinteilung bei Gelenkinfekt nach Gächter [3]

Stadium 1	Leicht trüber Erguss, Synovialis gerötet, petechiale Blutungen
Stadium 2	Eitriger Erguss, ausgeprägte Synovialitis, Fibrinausschwitzungen
Stadium 3	Zottenbildung, Kammerung, Ausbildung eines sog. „Badeschwammes" im oberen Rezessus
Stadium 4	Synovialis wächst infiltrierend in den Knorpel und unterminiert ihn, radiologisch bereits Arrosionen, subchondrale Aufhellungen, Zystenbildungen

schwitzungen. Im Stadium 3 haben sich Zotten ausgebildet, das Gelenk ist gekammert und im oberen Rezessus findet man nicht selten einen sog. „Badeschwamm" als Ausdruck der Gelenktamponade. Im Stadium 4 infiltriert und unterminiert die Synovialis den benachbarten Knorpel, radiologisch kommen Arrosionen, subchondrale Aufhellungen und Zystenbildungen zur Darstellung. Da im Stadium 4 bereits radiologische Kriterien benutzt werden, handelt es sich in diesem Stadium eigentlich nicht mehr um eine rein arthroskopische Klassifikation (Tabelle 14.1).

Stadienorientierte Therapie

Jensen et al. haben 1989 eine stadienorientierte Therapie für die Behandlung bakterieller Gelenkinfekte vorgeschlagen und sich dabei an drei Infektionsstadien orientiert, die weitgehend mit den Stadien 1 bis 3 nach Gächter übereinstimmten [7]. Eine ossäre Beteiligung, wie sie im Stadium 4 nach Gächter vorliegt, wurde von Jensen in seinem Therapieschema nicht berücksichtigt und auch von Gächter selbst für die arthroskopische Spülbehandlung als ungeeignet eingestuft. In der Orthopädischen Klinik in Würzburg erfolgt die arthroskopische Behandlung in allen 4 Infektstadien.

Der im Frühstadium eines Gelenkinfekts vorliegende trübe Erguss und das bei postoperativen Infekten zusätzlich vorhandene Hämatom wird arthroskopisch mit 5 bis 10 Litern Flüssigkeit ausgespült, Koagel mit einem Shaver oder einer Fasszange entfernt und vor Beendigung der Arthroskopie ein resorbierbarer Antibiotikaträger eingebracht.

Bei fortgeschrittenerem Infekt im Stadium 2 entleert sich ein eitriger Erguss, arthroskopisch finden sich eine Synovialitis sowie häufig Massen von Fibrinauflagerungen sowie bei postoperativen Zuständen wiederum reichlich Hämatomreste und Koagel. Auch hier erfolgt eine ausgiebige Spülung des Gelenks und Entfernung aller Hämatomreste, die Fibrinbeläge werden mit dem Shaver entfernt und dort, wo die Synovialitis besonders ausgeprägt nachweisbar ist, wird eine zumindest partielle Synovialektomie durchgeführt.

Liegen wie im Stadium 3 bereits Kammerungen des Gelenks vor, werden zusätzlich vorhandene Septen entfernt und eine subtotale Synovialektomie durchgeführt. Am Ende der Operation erfolgt wiederum die Einlage eines resorbierbaren Antibiotikaträgers.

Bei bereits mehrere Wochen bestehendem Gelenkinfekt oder bei persistierender Infektkonstellation mit ausbleibender Verbesserung der allgemeinen und lokalen Entzündungszeichen muss stets auch an das Vorliegen einer begleitenden Osteomyelitis gedacht werden. Im Röntgenbild finden sich dann subchondrale Aufhellungen, typische Arrosionen im Randbereich der Gelenkflächen und später auch Zystenbildungen im Bereich der gelenknahen Knochenabschnitte, der Befund entspricht nun dem Stadium 4 nach Gächter.

Kernspintomographisch lassen sich Frühstadien einer begleitenden Osteomyelitis als signalreiche Veränderungen in den T2-gewichteten Sequenzen erkennen, noch lange bevor im Röntgenbild irgendwelche Zeichen nachweisbar sind. Die Kernspintomographie eignet sich daher in besonderer Weise für die Früherkennung der Osteomyelitis und ermöglicht dem Operateur ein gezieltes Aufsuchen der ossären Veränderungen. Diese sind beim Gelenkinfekt typisch lokalisiert und meist im Randbereich der Gelenkflächen zu suchen. Suchen bedeutet bei der Arthroskopie sorgfältiges Überprüfen dieser Gelenkabschnitte mit dem Tasthaken. Erkennbar wird die ossäre Beteiligung durch ein relativ leichtes Einbrechen des Tasthakens in den von der Entzündung befallenen Knochen. Die arthroskopische Therapie umfasst dann ein radikales Entfernen aller Knochensequester, die arthroskopisch an einer starken Erweichung und fehlenden Durchblutung zu erkennen und vom gesunden Knochen problemlos abzugrenzen sind. Für die Bearbeitung des Knochens genügen als Instrumente in der Regel ein scharfer Löffel und die PE- oder Fasszange. Das primäre Ziel der arthroskopischen Behandlung in diesem Stadium ist die Infektsanierung; dabei entstehende ossäre oder osteochondrale Defekte dürfen die Radikalität der Sequesterentfernung nicht einschränken. Die entstandenen Substanzdefekte werden – soweit erforderlich und möglich – nach Ausheilung des Infekts rekonstruiert. Auch im Stadium 4 erfolgt am Ende des Eingriffs ein möglichst gezieltes Einbringen der resorbierbaren Antibiotikaträger in den entstandenen knöchernen Defekt (Tabelle 14.2, ◘ Abbildung 14.1).

Tabelle 14.2. Stadienorientierte arthroskopische Therapie bei septischem Gelenkinfekt

	Befund	Therapie
Stadium 1	Trüber Erguss, Hyperämie der Synovialis	Gelenklavage, resorbierbare Antibiotikaträger
Stadium 2	Eitriger Erguss, synoviale Hypertrophie Fibrinauflagerungen	Lokale Synovektomie, Entfernung der Fibrinbeläge, Antibiotikaträger
Stadium 3	Schwere zottige Synovialitis mit Gelenktamponade, synoviale Adhäsionen mit Taschenbildung	Ausgedehnte Synovektomie, Resektion von Septen und Taschen, Antibiotikaträger
Stadium 4	Befunde Stadium 3 plus unterminierter Knorpel, begleitende Osteomyelitis	Zusätzlich zur Therapie der Stadien 1–3 radikale Sequesterentfernung

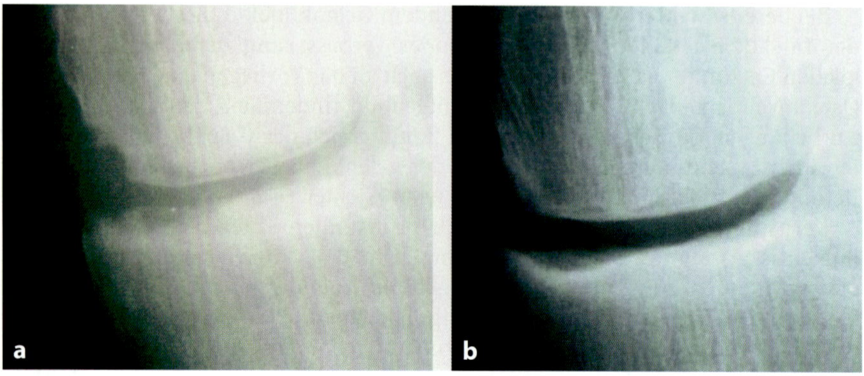

Abb. 14.1. **a** Präoperatives Röntgenbild mit subchondraler Aufhellung und Arrosionen (Stadium 4 nach Gächter) bei septischer Arthritis 6 Wochen nach Bissverletzung. **b** Zustand nach arthroskopischer Infektsanierung 4 Jahre postoperativ

Nachbehandlung

Die Nachbehandlung nach arthroskopischer Therapie eines septischen Gelenkinfekts erfolgt frühfunktionell, die Redondrainagen werden entfernt, sobald sie keine wesentliche Flüssigkeitsmengen mehr fördern, was meist am 2. postoperativen Tag der Fall ist. Die Mobilisierung erfolgt im Rahmen der Krankengymnastik sowie auf der Motorschiene frühzeitig, um Adhäsionen im Gelenk zu vermeiden. Einzig limitierender und bestimmender Faktor für das Bewegungsausmaß ist der Schmerz. Die Antibiose wird nach Antibiogramm für mindestens 3 Wochen, bei ossärer Beteiligung für mindestens 6 Wochen fortgeführt (siehe Kap. 11). Die beim Gelenkinfekt immer resultierende Reduktion der Belastbarkeit des Knorpels begründet eine in Abhängigkeit vom Verlauf über 3 Wochen zunehmende Teilbelastung.

Verlaufsbeurteilung

Im Verlauf nach arthroskopischer Behandlung des septischen Gelenkinfekts werden Allgemeinbefinden und Schmerz als subjektive Parameter, Bewegungsausmaß, serologische Entzündungswerte sowie Schwellung und Erguss als objektive Parameter für die Beurteilung herangezogen.

Bei Verdacht auf einen persistierenden Infekt erfolgt immer eine kernspintomographische Untersuchung zum Ausschluss einer begleitenden Osteomyelitis oder auch extraartikulären Beteiligung wie z. B. bei Vorliegen einer Baker-Zyste, die bei einem bakteriellen Gelenkinfekt auf Grund ihrer Verbindung mit dem Gelenk meist mitinfiziert ist.

Die Indikation zur erneuten Arthroskopie wird gestellt, sobald eine Verschlechterung der Infektsituation eintritt oder nach 5 bis 7 Tagen trotz suffizienter Erstbehandlung und gezielter Antibiose keine Verbesserung des Befundes zu verzeichnen ist.

Die arthroskopischen Maßnahmen sind dann die gleichen wie beim Ersteingriff, ergänzt gegebenenfalls durch operative Schritte zur Behandlung einer begleitenden Osteomyelitis. Sind auch extraartikuläre Strukturen befallen, wie beim Vorliegen einer Baker-Zyste oder bei Mitbefall der Zugangswege nach vorangegangen offenen Operationen, wird die Arthroskopie mit einem offenen Eingriff kombiniert.

Ergebnisse

Vergleicht man die Ergebnisse der offenen Gelenkinfektbehandlung in der Literatur mit denen der arthroskopischen Behandlung, zeigt sich eine klare Überlegenheit der Arthroskopie. Zwischen 30 und 70% schlechte Ergebnisse im eigenen Patientengut und in Arbeiten von Goldenberg, Rosenthal und Watkins beim offenen Débridement stehen den in Tabelle 14.3 dargestellten guten Ergebnissen der arthroskopischen Behandlung für die Infektsanierung gegenüber [1, 5, 10, 12].

Die Frage des funktionellen Ergebnisses ist dabei von mehreren Faktoren wie insbesondere Dauer des Infekts und vorbestehendem und postinfektiösem Zustand des Gelenks abhängig. Die Anzahl der für eine Infektsanierung notwendigen Eingriffe korreliert mit der Erkrankungsdauer, je länger ein Infekt bis zur ersten Operation schon besteht, umso größer ist die Wahrscheinlichkeit, dass mehrere Eingriffe erforderlich werden, um den Infekt zur Ausheilung zu bringen. Gleiches gilt auch für die Infektion mit bestimmten Keimen. Im eigenen Patientengut waren insbesondere bei Infekten durch *Staphylococcus aureus*, Gram-negative Keime und bei Mischinfektionen mehrere Operationen bis zur Infektsanierung notwendig [11].

Prinzipiell sind heute alle arthroskopierbaren Gelenke auch für die arthroskopische Behandlung von Gelenkinfekten geeignet. Am häufigsten betroffen ist das Kniegelenk, gefolgt von der Schulter, dem Sprunggelenk, Ellenbogen- und Hüftgelenk. Liegt ein Infekt im Bereich der Schulter vor, sind mit dem Glenohumeral-

Tabelle 14.3. Ergebnisse der Infektsanierung bei arthroskopischer Behandlung septischer Gelenke

Autor	Jahr	Anzahl Patienten	Therapieversager [%]
Jensen [7]	1989	12	8
Baumgärtner [2]	1990	49	39
Parisien [9]	1992	16	0
Jerosch [8]	1994	22	10
Gächter [4]	1994	93	10,7
eigenes Patientengut [11]	2002	89	1,2

gelenk, dem subakromialen Raum und dem Akromioklavikulargelenk mehrere Infektlokalisationen denkbar. Eine Präzisierung des Befundes ist präoperativ sonographisch und durch gezielte Punktion gegebenenfalls auch noch im OP vor Beginn der Arthroskopie unabdingbar, um die iatrogene Eröffnung noch nicht infizierter Räume zu vermeiden oder, wie beim Vorliegen einer Rotatorenmanschettenruptur, von der Infektion sowohl des Schultergelenks als auch des subakromialen Raums ausgehen zu können.

Vorteile der arthroskopischen Technik

Für das arthroskopische Vorgehen beim septischen Gelenkinfekt sprechen alle Vorteile eines minimal-invasiven Verfahrens. Es ist relativ atraumatisch, weniger belastend für den Patienten, erlaubt eine schnellere Mobilisierung und Rehabilitation des Patienten und erzielt eine besseres funktionelles Ergebnis als offene Verfahren. Die Arthroskopie erlaubt eine bessere Darstellbarkeit und Erreichbarkeit sämtlicher Gelenkabschnitte einschließlich der dorsalen Rezessus und damit auch bessere Therapierbarkeit.

Grenzen der arthroskopischen Behandlung

Die Grenzen der Arthroskopie bei der Behandlung des septischen Gelenkinfekts sind erreicht, wenn ausgedehnte ossäre Veränderungen vorliegen oder der Infekt extraartikulär lokalisiert ist. Dies kann der Fall sein bei primärer oder sekundärer Infektbeteiligung benachbarter Strukturen oder wenn nach offenem Eingriff die Zugangswege in das Infektgeschehen mit einbezogen sind.

Bei Infekten mit liegenden Implantaten muss man davon ausgehen, dass Bakterien auch an die Implantatoberflächen gebunden sind. Für die Behandlung der infizierten Endoprothese ist die Arthroskopie vielleicht mit Ausnahme des sehr frühen Infekts nicht geeignet, da eine Behandlung der Implantatoberflächen nicht möglich ist, die dorsalen Gelenkabschnitte bei liegender Totalendprothese arthroskopisch nicht erreicht werden und der zumindest notwendige Wechsel der Tibia-Inlays naturgemäß arthroskopisch ebenfalls ausgeschlossen ist.

Spüllösung

Bei der Frage nach der Verwendung spezieller Spüllösungen oder des Zusatzes antiseptischer Substanzen in die Spüllösung steht man zwischen dem Wunsch, eine möglichst potente antimikrobielle Spüllösung verwenden zu wollen, und der Befürchtung, dass diese Lösungen dem ohnehin durch den Infekt schon geschädigten Knorpel zusätzlich schaden könnten. Antiseptische Lösungen wie z. B. Polihexamid (Lavasept®) sind bei noch vorhandenem hyalinem Knorpel für die Behandlung von Gelenkinfekten nicht geeignet und ihre Anwendung daher kontraindiziert. Als Spüllösung kommen physiologische Lösungen wie die Ringer-Laktat-Lösung in Mengen von mindestens 5 Litern zur Anwendung, bei ausgedehnten und fortgeschrittenen Befunden ist der Verbrauch von 10 Liter Spülflüssigkeit oder mehr keine Seltenheit.

Spül-Saug-Drainage

Die Verwendung einer Spül-Saug-Drainage erzeugt intraartikuläre Verklebungen und Taschenbildungen, häufig sind Zu- und Abläufe verstopft und die bei der Arthroskopie in der Regel kurzen Ein- und Austrittsstellen der Drainagen nur schwer abzudichten. Entsprechend hoch ist der Pflegeaufwand und die Belastung des Patienten. Spül-Saug-Drainagen schaffen in einem Gelenk Spülstraßen. Der sog. „Highway-Effekt" reduziert die angedachte Wirkung der Spül-Saug-Drainage ganz erheblich. Ohne Verwendung einer Spül-Saug-Drainage ist eine postoperative Frühmobilisierung möglich, die Morbidität geringer und die Behandlung weniger aufwendig sowie für den Patienten angenehmer und auch billiger.

Lokale Antibiotikaträger

Neben der obligaten systemischen Antibiotikagabe schafft das Einbringen lokaler Antibiotikaträger im Gelenk eine hohe Antibiotikakonzentration. Bei der arthroskopischen Behandlung septischer Gelenke kommen ausschließlich resorbierbare Antibiotikaträger zur Anwendung, die am Ende des Eingriffs zusammengerollt mit einer Fasszange oder fragmentiert über eine Kanüle in das Gelenk eingebracht werden und eine Frühmobilisierung erlauben. Die Penetration systemisch verabreichter Antibiotika in die Synovia ist gut. Mit den meisten Substanzen werden Synoviaspiegel erreicht, die ebenso hoch sind wie die Serumspiegel. Aus diesem Grund wird die Indikation für die intraartikuläre Gabe von Antibiotikaträgern nicht von allen gestützt [13]. Ob durch die resorbierbaren Antibiotikaträger die Ergebnisse der arthroskopischen Behandlung septischer Gelenke verbessert werden und ihre Anwendung damit auch den Preis rechtfertigen, ist bisher ebenso wenig untersucht, wie die Frage, ob diese Präparate nicht doch auch knorpeltoxisch wirken können.

FAZIT FÜR DIE PRAXIS

Die arthroskopische Behandlung des bakteriellen Gelenkinfekts gilt heute als ein sicheres Verfahren, das bereits bei Vorliegen des Verdachts auf einen Gelenkinfekt indiziert ist und auch bei begleitender Osteomyelitis in der Hand des erfahrenen Operateurs noch zur Anwendung kommen kann. Die Arthroskopie kann an vielen Gelenken eingesetzt werden und erreicht dabei in einem hohen Prozentsatz die Sanierung des Infekts. Patienten profitieren mit einem infektfreien Gelenk und gutem funktionellen Ergebnis insbesondere bei frühzeitiger Diagnosestellung und konsequentem, raschem Handeln.

Literatur

1. Assauer L (1977) Die Prognose der bakteriellen Arthritis. Med Diss, Würzburg
2. Baumgärtner MR, Cannon WD, Vittori JM, Schmidt ES, Maurer RC (1990) Arthroscopic débridement of the arthritic knee. Clin Orthop 253: 197–202
3. Gächter A (1985) Der Gelenkinfekt. Inform Arzt 6: 35–43
4. Gächter A (1994) Gelenkinfekt: Arthroskopische Spülungsbehandlung – Hints and Tricks. Arthroskopie 7: 98–101
5. Goldenberg DL, Brand KD, Cohen AS, Cathcart ES (1975) Treatment of septic arthritis. Comparison of needle aspiration and surgery as initial modes of joint drainage. Arthritis Rheum 18: 83–90
6. Jackson RW, Parson CJ (1973) Distention – Irrigation treatment of major joint sepsis. Clin Orthop 96: 160–164
7. Jensen KU, Klein W, Dann K (1989) Die arthroskopische Behandlung der septischen Gonitis. Arthroskopie 2: 104–111
8. Jerosch J, Schröder M, Steinbeck J, Halm H (1994) Arthroskopische Therapie der bakteriellen Arthritis. Arthroskopie 7: 115–122
9. Parisien JS, Shaffer B (1992) Arthroscopic management of pyarthrosis. Clin Orthop 275: 243–247
10. Rosenthal JK (1986) Septikämie-Erreger 1983–1985. Ergebnisse einer multizentrischen Studie. Dtsch Med Wschr 111: 1874–1880
11. Vispo-Seara JL, Barthel T, Schmitz H, Eulert J (2002) Arthroscopic treatment of septic joints: prognostic factors. Arch Orthop Trauma Surg 122: 204–211
12. Watkins MB, Samilson RL, Winters DM (1956) Acute supurative arthritis. J Bone Joint Surg [Am] 38: 1313–1320
13. Zimmerli W (1994) Bakterielle Arthritis: Pathogenese, Diagnose und Therapie. Arthroskopie 7: 102–105

Septische Arthritis im Kindesalter 15

P. Raab

Einleitung

Die eitrige oder septische Arthritis wird wegen ihrer anatomischen Nähe und ätiopathogenetischen Ähnlichkeit meist mit der Osteomyelitis zusammen abgehandelt. Sie stellt jedoch eine eigenständige Erkrankung dar. Als oft fulminant verlaufende Infektion des Gelenks ist die septische Arthritis ein echter orthopädisch/chirurgischer Notfall, nicht nur im Säuglings- und Kleinkindesalter. Durch inadäquate Behandlung kann es durch Destruktion des betroffenen Gelenks zu schwer wiegenden Folgezuständen kommen. Daher ist die frühestmögliche Diagnose mit der Konsequenz eines raschen therapeutischen Handelns essentiell, um das Risiko einer Defektheilung zu reduzieren.

Anatomische Besonderheiten

Bis etwa zum 3. Lebensjahr bestehen im Kindesalter noch Gefäßverbindungen von der Metaphyse durch die Wachstumszone zur Epiphyse. So können sich Erreger einer metaphysär gelegenen Osteomyelitis über diese transepiphysealen Gefäße in die Epiphyse sowie das angrenzende Gelenk ausbreiten und eine septische Arthritis verursachen.

Danach werden Epiphyse und Metaphyse durch ein voneinander unabhängiges Gefäßsystem versorgt. Die Wachstumsfuge stellt dann bis zur Skelettreife eine Barriere für eine Infektausbreitung dar.

Auch lokale anatomische Verhältnisse, wie beispielsweise am Hüftgelenk, in Form der intrakapsulären Lage der proximalen Metaphysenregion, beinhalten ein erhöhtes Risiko eines Gelenkempyems, wenn eine Osteomyelitis des proximalen Femurs besteht [12, 13, 30].

Ätiologie

Über einen in der Regel unbekannten Streuherd (Haut, Atemwege, Gastrointestinaltrakt, Urogenitaltrakt etc.) werden Keime durch Bakteriämie entweder direkt in die Synovia verschleppt oder gelangen über die Metaphyse in das angrenzende Gelenk. Die Metaphyse stellt aus verschiedensten Gründen eine bevorzugte Lokalisation für die Entstehung einer akuten hämatogenen Osteomyelitis dar, von der aus der Prozess altersabhängig entweder über transepiphyseale Gefäße oder nach Perforation der Kortikalis z. B. über die Ausbildung eines subperiostalen Abszesses sekundär in das benachbarte Gelenk weitergeleitet werden kann.

Bei Säuglingen und Kleinkindern ist hinsichtlich des möglichen Keimspektrums mit allen Erregern zu rechnen, wie Enterokokken, *Escherichia coli*, β-hämolysierenden Streptokokken sowie *Haemophilus influenzae* oder Salmonellen. Gelegentlich findet sich mehr als nur ein Erreger. Nach dem 3.–4. Lebensjahr sind die Staphylokokken die häufigsten Erreger und kommen in über 90% der Fälle vor. Auch seltenere Keime, wie beispielsweise das gramnegative Stäbchen *Kingella kingae*, können über eine hämatogene Verbreitung eine septische Arthritis auslösen [12, 13, 26, 27].

Vorkommen

Abhängig von verschiedenen Faktoren wie sozioökonomische Verhältnisse, Rasse, Alter und Immunkompetenz, variiert die Inzidenz der septischen Arthritis. Spezielle Angaben zur Inzidenz im Kindesalter liegen nicht vor (siehe Kap. 1). Skelettinfekte generell werden in Industrieländern bei etwa 4 von 10.000 Kindern beobachtet, wobei alle Altersklassen betroffen sind. Jungen erkranken häufiger als Mädchen. Die Geschlechtsverteilung schwankt zwischen 1,2:1 und 4:1.

Prinzipiell kann jedes Gelenk betroffen sein. An erster Stelle stehen die großen Gelenke der unteren Extremität wie Hüftgelenk und Kniegelenk, gefolgt von Ellenbogengelenk und oberem Sprunggelenk [1, 12, 17].

Klinik und Diagnostik

Für die Prognose des betroffenen Gelenks ist die frühestmögliche Diagnose entscheidend. Sie stützt sich in erster Linie auf die klinische Untersuchung, die Sonographie und die Labordiagnostik. Es darf keinesfalls Zeit durch aufwendige Zusatzuntersuchungen bis zur Therapie verstreichen, da dadurch das Risiko der Entwicklung von Spätschäden drastisch zunimmt.

Häufig gehen Allgemeininfekte der Gelenkerkrankung voraus. Bei älteren Kindern stellt Fieber das Leitsymptom dar; es ist jedoch nicht obligatorisch und fehlt in 10–15% der Fälle. Insbesondere bei Säuglingen kann die septische Arthritis ohne Fieber beginnen. Auch die klassischen Symptome wie Dolor, Calor, Rubor und Functio laesa sind beim Säugling und Kleinkind nicht immer nachzuweisen. Der Verlauf ist meist gekennzeichnet durch Allgemeinsymptome wie Anämie, Thrombozytopenie und Splenomegalie, wobei die schmerzhafte Bewegungseinschränkung des erkrankten Gelenks im Vordergrund steht. Die Pseudoparalyse, vor allem bei Betroffenheit der unteren Extremität, ist ein Kardinalzeichen. Mitunter wird der Untersucher durch ein scheinbares oder tatsächlich stattgehabtes Trauma in der Interpretation des klinischen Befunds beeinflusst. In den meisten Fällen ist die klinische Symptomatik jedoch progredient und durch den deutlich beeinträchtigten Allgemeinzustand hinweisend auf ein septisches Geschehen.

Beim Verdacht auf einen infektiösen Prozess muss in jedem Fall nach einem Gelenkerguss gesucht werden. Am Kniegelenk, oberen Sprunggelenk und Ellenbogengelenk wird der Erguss meist klinisch diagnostiziert. Am Hüftgelenk sind die typischen klinischen Veränderungen nicht sichtbar und der Hüftgelenkerguss ist palpatorisch nicht zu erfassen, so dass hier die Ultraschalldiagnostik bevorzugt zum Einsatz kommt. Im Säuglingsalter wird über einen lateralen Zugang, danach über den vorderen Zugang die Abhebung der Gelenkkapsel als Zeichen des Gelenkergusses, insbesondere im Seitenvergleich, dargestellt. Hervorzuheben ist, dass sonographisch eine eindeutige Artdiagnose der intraartikulären Flüssigkeit (Transsudat, Exsudat, Pyarthros, Hämarthros) nicht sicher durchgeführt werden kann. Eine bakterielle Koxitis kann somit beispielsweise sonographisch nicht von Koxitiden anderer Genese sicher abgegrenzt werden. Mit der Ultraschalluntersuchung kann zusätzlich eine metaphysäre Beteiligung erkannt werden, ferner verschiedentlich eine periostale Abhebung oder der Einbruch in die umgebenden Weichteile nachgewiesen werden [21].

Die konventionelle Röntgenuntersuchung der betroffenen Region in zwei Ebenen sollte bei Erstvorstellung erfolgen, vor allem zum Ausschluss eines osteolytischen Markraumabszesses. Erst 1–2 Wochen nach Beginn der Infektion zeigt sich normalerweise röntgenologisch eine Periostabhebung oder eine Osteolyse. Im weiteren Verlauf können periostale Verkalkungen auftreten. Durch die Röntgenuntersuchung soll ferner versucht werden, andere Ursachen der klinischen Symptomatik wie maligne Knochentumoren (z. B. Ewing-Sarkom, Osteosarkom) auszuschließen. Relevant ist das Röntgen des Weiteren für mittel- und langfristige Verlaufskontrollen zur Beurteilung etwaiger Folgezustände.

Die Labordiagnostik umfasst die typischen Entzündungsparameter wie C-reaktives Protein (CRP), Leukozytenzahl, Differentialblutbild und Blutsenkungsgeschwindigkeit (BSG). Beim Vollbild der Erkrankung ist das C-reaktive Protein deutlich erhöht, ebenso die Leukozytenzahl mit Linksverschiebung im Differentialblutbild. Der Anstieg der Blutsenkungsgeschwindigkeit hinkt erfahrungsgemäß der klinischen Symptomatik hinterher und ist deshalb für die Frühestdiagnose nicht geeignet. Bei CRP-Werten < 1,0 mg/dl liegt nach Levine et al. in 87% keine septische Arthritis vor. Ein CRP-Anstieg auf das Doppelte innerhalb von 24 Stunden bei bekannter Osteomyelitis weist nach Unkila-Kallio et al. auf eine assoziierte septische Arthritis hin. Zur Identifizierung des Erregers wird die Abnahme von drei Blutkulturen in Abständen von 30 Minuten empfohlen [22, 29].

Da in der Frühphase der septischen Arthritis die Röntgendiagnostik wenig ergiebig ist, wurde auch die Skelettszintigraphie zur Früherfassung der Koxitis eingesetzt. Aufgrund des Zeitverlusts hinsichtlich des möglichen Therapiebeginns und des nachweislich hohen Prozentsatzes falsch-negativer und falsch-positiver Befunde wurde diese Untersuchungsmethode zur Früherkennung wieder verlassen. Als postprimäre diagnostische Maßnahme ist sie jedoch unentbehrlich zur Aufdeckung eines osteomyelitischen Herdes und eines möglichen multifokalen Befalls [28].

Die Rolle der Kernspintomographie in der Primärdiagnostik der septischen Arthritis wird kontrovers diskutiert. Prinzipiell stellt sie ein hoch empfindliches Diagnostikum dar, mit dem eine zugrunde liegende Osteomyelitis nachgewiesen und zusätzlich das Ausmaß des intraossären Befalls und der Weichteilbeteiligung aufgedeckt werden kann. Zu berücksichtigen sind die lokale Verfügbarkeit dieser Untersuchung, der dadurch entstehende Zeitverlust bis zur definitiven Therapie und die Notwendigkeit einer Narkose oder zumindest einer Sedierung für diese Diagnostik bis ins Kleinkindesalter.

Besonderheiten der septischen Koxitis

Bei der septischen Koxitis kann eigentlich kein Lokalbefund wie Schwellung, Rötung oder Überwärmung erhoben werden. Es handelt sich jedoch fast immer um sehr kranke Kinder, die fiebern und vor Schmerz weinen. Das betroffene Bein ist in seiner Belastbarkeit deutlich eingeschränkt. Eine typische Entlastungsstellung wird eingenommen, wobei das Bein im Hüftgelenk gebeugt, leicht abduziert und außenrotiert ist. Die Sonographie als nichtinvasive, jederzeit verfügbare Untersuchungsmethode ist für die Frühdiagnose der septischen Koxitis neben der zuvor erwähnten Labordiagnostik entscheidend. Schon der Verdacht auf eine septische Koxitis muss als hüftchirurgischer Notfall interpretiert werden. Eine notfallmäßige Therapieeinleitung wird gefordert.

Verschiedene Studien wurden durchgeführt zur Erarbeitung von objektiven Parametern, die auf das Vorliegen einer septischen Koxitis hinweisen. So wird von Klein et al. die Blutsenkungsgeschwindigkeit bei Kindern bis zum Lebensalter von 6 Jahren als der sensitivste Indikator für eine septische Arthritis des Hüftgelenks angesehen. Fieber, Gehunfähigkeit, erhöhte Blutsenkungsgeschwindigkeit von mindestens 40 mm/h und eine erhöhte Leukozytenzahl von mehr als 12.000 Zellen/mm^3 sind nach Kocher et al. relevante klinische Prädiktoren. Werden alle 4 Parameter vorgefunden, so beträgt die Wahrscheinlichkeit, dass eine septische Arthritis des Hüftgelenks vorliegt, 99,6%. Jung et al. konnten zeigen, dass Patienten mit 4 oder 5 der nachfolgenden Parameter

- Körpertemperatur > 37 °C,
- BSG > 20 mm/h,
- CRP >1 mg/dl,
- Leukozytenzahl > 11.000/ml und
- im Röntgenbild vergrößerter Hüftgelenksspalt von mehr als 2 mm

Kandidaten sind, die unter der Diagnose einer septischen Arthritis weiter aggressiv therapiert werden müssen [18, 19, 20].

Prinzipiell muss beim Hüftschmerz in jeder Altersgruppe an die differentialdiagnostische Möglichkeit einer zugrunde liegenden bakteriellen Koxitis gedacht werden. Mit einer Häufung ist jedoch im Säuglings- und Kleinkindesalter zu rechnen. Im Kindergarten- und Grundschulalter kommen differentialdiagnostisch die parainfektiöse Coxitis fugax in Betracht, die nach banalen z. B. respiratorischen Infekten auftreten kann. Auch an die Frühphase eines Morbus Perthes mit intraartikulärer Ergussbildung und schmerzhafter Bewegungseinschränkung ist zu denken. In der Adoleszenz muss man die Epiphyseolysis capitis femoris in ihren verschiedenen Erscheinungsformen berücksichtigen. Eine Monarthritis als Erstmanifestation einer juvenilen chronischen Arthritis ist differentialdiagnostisch in jedem Lebensalter möglich [2, 21].

Therapie der septischen Arthritis

Sprechen Klinik, Labor und Sonographie für eine septische Arthritis, so muss das Gelenk notfallmäßig punktiert werden. Dies wird bei Kindern in Allgemeinnarkose im Operationssaal durchgeführt. Zeigt sich dann ein trüber oder gar eitriger Erguss, so wird in gleicher Narkose die – wenn möglich – arthroskopische Spülung des Gelenks durchgeführt, wobei je nach Größe des Gelenks 1000 ml und mehr Flüssigkeit verwendet werden. Nur bei offensichtlich starker Destruktion wird das Gelenk klassisch arthrotomiert, um ein ausgedehntes Gelenkdébridement vorzunehmen. Sind arthroskopische Verfahren, insbesondere am Hüftgelenk, nicht etabliert, wird das Gelenk sofort offen-chirurgisch gespült und synovialektomiert. Die Arthrotomie des Hüftgelenks wird über einen anterolateralen Zugang durchgeführt. Dies ist ein kurzer Weg zum Gelenk, der hinsichtlich der postoperativen Pflege Vorteile gegenüber posterioren oder inguinalen Zugängen aufweist. Falls eine begleitende Osteomyelitis nicht durch eine kernspintomographische Untersuchung ausgeschlossen wurde und der Verdacht auf metaphysäre Beteiligung besteht, z. B. im Sinne einer Schenkelhalsosteomyelitis, so wird die Kortikalis trepaniert, die verdächtige Region kürettiert und gegebenenfalls temporär PMMA-Ketten oder Antibiotika-haltige Vliese eingelegt. In jedem Fall werden ein Präparat zur mikrobiologischen Untersuchung und eine Synovialisbiopsie zur histologischen Untersuchung gewonnen [6, 12, 17, 26].

Die antibiotische Therapie beginnt sofort nach Asservierung des Materials für die Erregerisolierung. Initial sollten immer parenterale Breitbandantibiotika in einer Zweierkombination verwendet werden, die die vermuteten Erreger, wie möglicherweise Penicillinase-bildende Staphylokokken und andere Gram-positive oder Gram-negative Keime, berücksichtigen. Anerkannte Richtlinien hinsichtlich der Antibiotikatherapie liegen nicht vor, jedoch wird über Erfahrungen einzelner Zentren berichtet. Eine Kombinationstherapie wäre beispielsweise Gentamicin und Cefotaxim, gegeben nach Körpergewicht in den entsprechenden Tagesdosen. Nach Vorliegen des Antibiogramms kann gezielt eine Anpassung der Antibiotikagabe erfolgen [27].

Der Nachweis des jeweiligen Erregers wird durch verschiedene Faktoren gestört, z. B. durch Probleme bei der Materialgewinnung, Lagerung und Transport des Punktats, die Ansprüche des Erregers an die Kulturbedingungen und nicht zuletzt durch eine bereits vor Materialasservierung eingeleitete Antibiotikatherapie (siehe Kap. 4). In den Untersuchungen von Lyon und Evanich gelang der kulturelle Erregernachweis nur in 30%, bei Chen et al. in 76% ihres Patientengutes. Hinsichtlich Klinik und Labor konnten jedoch keine signifikanten Unterschiede in den Kultur-positiven und Kultur-negativen Fällen erarbeitet werden. Daher wird auch ohne Identifikation eines verursachenden Organismus eine aggressive Behandlung des Gelenkinfekts empfohlen. Girschick berichtete über den Nachweis von bakteriellem Antigen aus Blut, Gelenk- oder Drainageflüssigkeit bei Kindern in 55–80%. Empfohlen werden daher optimierte Abnahme- und Versandbedingungen, verbesserte Kulturmedien und verlängerte Bebrütungszeiten sowie der Einsatz von neuen molekulargenetischen Methoden in der Diagnostik der septischen Arthritis, wie beispielsweise der PCR-Analyse der bakteriellen 16S-ribosomalen DNA, zum Nachweis schwer anzüchtbarer Keime [4, 13, 24] (siehe Kap. 4).

Verlauf und Nachbehandlung

Regelmäßige klinische, laborchemische und sonographische Kontrolluntersuchungen sind essentiell. Bei Verschlechterung der klinischen Symptomatik oder bei Vorliegen eines Rezidivergusses kann eine Revision als wiederholte arthroskopische Spülung notwendig werden. Bei Säuglingen mit Distensionsluxation im Hüftgelenk wird nach Lokaltherapie mit Reposition eine Ruhigstellung in der so genannten Sitz-Hock-Stellung mit einem Beckenbeingips durchgeführt. Ansonsten erfolgt grundsätzlich eine funktionelle Nachbehandlung mit „continuous passive motion" (CPM) und Krankengymnastik. Dies sollte durch eine adäquate Schmerzmedikation unterstützt werden.

Zur Überprüfung des klinischen Ansprechens des Patienten auf die Antibiotikatherapie wird regelmäßig eine CRP-Kontrolle durchgeführt. Nach Untersuchungen von Wall ist dieser Parameter für die Verlaufsbeurteilung besser geeignet als die Blutsenkungsgeschwindigkeit. Hat sich das CRP normalisiert, was nach Peltola et al. für eine Beendigung des aktiven entzündlichen Prozesses spricht, wird die parenterale Gabe – dies ist nach ca. 14 Tagen – auf orale Gabe umgesetzt. Diese medikamentöse Therapie wird dann noch für weitere 3–4 Wochen fortgesetzt [25, 30].

Klinische Kontrolluntersuchungen 6 Wochen postoperativ und weiter über einen Zeitraum von 2 Jahren in viertel- bis halbjährlichen Abständen sollen die Funktionalität des Gelenks überprüfen und beginnende Wachstumsstörungen durch eine radiologische Diagnostik ausschließen.

Komplikationen

Die septische Arthritis kann zu einer teilweisen oder kompletten Destruktion der Epiphyse, der Wachstumsfuge oder beider anatomischer Strukturen führen. Vielfach sind die Spätfolgen der septischen Arthritis den Primärbehandlern nicht bewusst, was zur Folge hat, dass ein rechtzeitiges chirurgisches Eingreifen nicht oder zu spät erfolgt.

Bei Fortschreiten des septischen Prozesses kann der eitrige Gelenkerguss eine mechanische Schädigung durch eine intraartikuläre Drucksteigerung hervorrufen. Direkte Auswirkungen, beispielsweise am Hüftgelenk, sind die Distensions- bzw. Destruktionsluxation. Sekundär führt die Störung der Blutzirkulation, verursacht durch Gefäßkompression oder Thrombosierung, zu einer partiellen oder totalen Nekrose der Epiphyse. Außerdem kann es durch die bakteriellen proteolytischen Enzyme zu einer toxischen Schädigung der Gelenkanteile kommen. Die Chondrolyse führt zur Destruktion des Gelenkknorpels, ferner können hyalinknorpelig präformierte Gelenkanteile zerstört werden. Sind die Epiphysenfugen betroffen, ist eine Wachstumsstörung mit Asymmetrien an der entsprechenden Extremität die Folge, wobei sich insbesondere Achsabweichungen und Längenunterschiede entwickeln können. Schwere Verläufe, die meist eine Kombination mehrerer Schädigungsmuster aufweisen, führen oft zu einer frühzeitigen Arthrose bzw. Ankylose des Gelenks.

Alle angesprochenen Probleme sind beim Hüftgelenk deutlich erhöht auf Grund der bekannten anatomischen Situation, die in vielen Fällen zu einer verzögerten Diagnosestellung und zu einer verspäteten Therapie führt (Gillespie 1973). Neben partiellen und totalen Nekrosen von Schenkelhals und Hüftkopf können verschiedenste Wachstumsstörungen durch Schädigung der epi-/metaphysären Wachstumszonen entstehen. Je nach Lokalisation der Schädigung können sich eine Coxa vara, Coxa valga, Coxa magna, ein Caput valgum – eine so genannte Kopf-in-Nacken-Lage – ferner eine Schenkelhalsverkürzung mit Trochanterhochstand und weitere primäre und auch sekundäre Veränderungen am Azetabulum entwickeln. In diesem Zusammenhang sei auf zwei Übersichtsarbeiten verwiesen – Hunka (1982) und Grill (1997) –, die eine Typisierung der Folgeschäden am Hüftgelenk, abhängig vom Destruktionsmuster vornehmen und Empfehlungen zur jeweiligen operativen Therapie aussprechen. [14, 16] (◘ Abbildungen 15.1 und ◘ 15.2)

Prognostische Faktoren, die für einen schlechteren Verlauf der Erkrankung sprechen, wurden von Jackson u. Nelson (1982) herausgearbeitet. Kinder jünger als 6 Monate mit begleitender Osteomyelitis, eine Verzögerung der Behandlung von mehr als 4 Tagen und eine Betroffenheit des Hüftgelenks würden eine deutlich schlechtere Prognose haben. Lunseth u. Heiple (1979) stellten fest, dass je größer das Zeitintervall zwischen Erkrankungsbeginn und Beginn der Therapie in ihrem Patientenkollektiv war, umso schlechter die Ergebnisse waren. Auch würde der Erreger *Staphylococcus aureus* zu größeren Destruktionen an den Gelenken führen. Dies wurde durch Untersuchungen von Choi et al. bestätigt. Auch Fabry u. Meire konnten nachweisen, dass ein direkter Zusammenhang zwischen dem Schweregrad der Veränderungen und dem Intervall zwischen dem Auftreten der ersten Symptome und Behandlungsbeginn besteht. Bennett u. Namnyak sowie Chen et al. untersuchten ebenso die Fragestellung hinsichtlich prognostischer Faktoren und konnten unbefriedigende Ergebnisse bei begleitender Osteomyelitis, bei Vorliegen des Erregers *Staphylococcus aureus* und bei verzögertem Einsetzen der definitiven Therapie von mehr als 5 Tagen feststellen [1, 4, 5, 9, 17, 23].

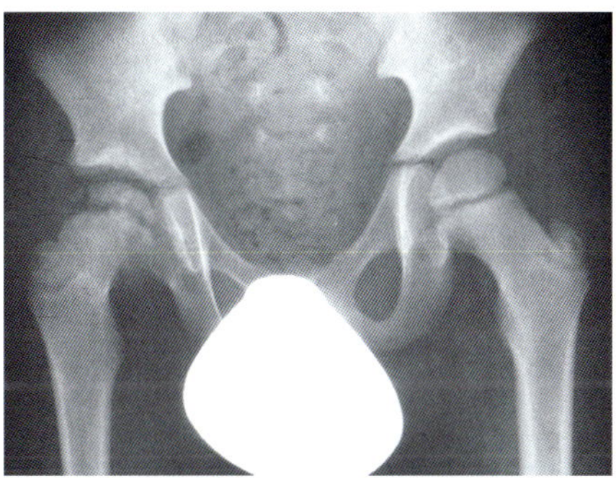

◘ Abb. 15.1. Deutliche Ossifikationsstörung der Hüftkopfepiphyse mit zentrierter Gelenkstellung nach septischer Arthritis des rechten Hüftgelenks

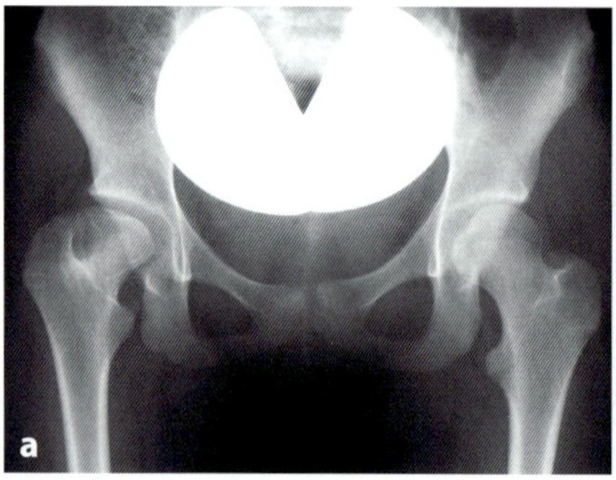

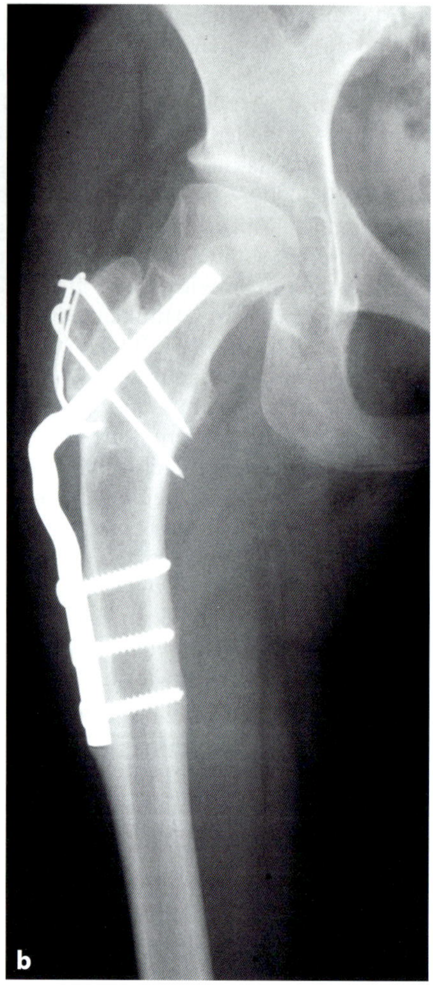

Abb. 15.2. **a** Partielle Hüftkopfnekrose mit Schenkelhalsverkürzung, Trochanterhochstand und Kopf-in-Nacken-Lage als Folge einer Wachstumsstörung. Klinisch bestehen eine Beinverkürzung und ein Insuffizienzhinken. **b** Rekonstruktion des proximalen Femurs mittels Schenkelhalsverlängerungsosteotomie und Trochanterdistalisierung. Klinisch negatives Trendelenburg-Zeichen und ausgeglichene Beinlänge

Spätfolgen der septischen Koxitis

Abhängig vom Destruktionsmuster, speziell beim Hüftgelenk, wird mit unterschiedlich großem chirurgischen Aufwand versucht, eine zufrieden stellende Funktion des Gelenks zu erzielen. Die größte chirurgische Herausforderung stellt die totale Nekrose der Epiphyse mit konsekutiver hoher iliakaler Luxation dar.

Bei kompletter Destruktion des Hüftkopfes verbunden mit Luxation des Gelenks empfehlen Freeland et al. die Arthroplastik des Hüftgelenks, wobei der Trochanter major in die Hüftgelenkpfanne eingestellt wird. In Kombination mit einer varisierenden Osteotomie des proximalen Femurs konnten die besten Ergebnisse erzielt werden. Auch die Untersuchungen von Dobbs et al. zeigten mit der über die Trochanterarthroplastik rekonstruierten femoropelvinen Artikulation gute Ergebnisse mit einem stabilen, schmerzfreien und funktionellen Hüftgelenk, deutlicher Verbesserung des Gangbilds und der Beinlängendifferenz. Von Hallel u. Salvati wird bei noch suffizienter Kopf-/Halssituation die stabile offene Reposition empfohlen. In allen anderen Fällen wird die Trochanterarthroplastik angeraten, kombiniert mit einer Varusosteotomie bei progressiver Subluxation. Die postoperative klinische Situation einer zwar limitierten Beweglichkeit, jedoch stabiler Gelenksituation und akzeptabler Beinlängendifferenz erschien den Untersuchern funktionell besser zu sein als die hohe iliakale Dislokation des Hüftgelenks. Im Gegensatz dazu konnten Fabry u. Meine zeigen, dass im Langzeitverlauf die Ergebnisse mit der Trochanterarthroplastik schlecht sind. Sie lehnen diese Behandlungstechnik daher ab [7, 9, 10, 15].

Als Alternative wird die Hüftgelenkarthrodese angegeben, die von Fulkerson als effektiv und gut akzeptiert beschrieben wurde. In einer neueren Untersuchung aus dem Jahre 2000 berichteten Dudkiewicz et al. über den Einsatz der Totalendoprothese bei jungen Patienten (< 25 Jahre), die eine vorzeitige Koxarthrose auf dem Boden einer septischen Arthritis entwickelten. Sie konnten gute funktionelle Ergebnisse in einem Nachuntersuchungszeitraum von durchschnittlich 8 Jahren nachweisen [8, 11].

Unabhängig von diesen Empfehlungen und Ergebnissen zeigte die Arbeitsgruppe um Wopperer, dass operative rekonstruktive Maßnahmen nicht immer den gewünschten Erfolg aufweisen und schlussfolgerte, dass die schmerzlose hohe Hüftluxation mit destruiertem Hüftkopf einer nichtoperativen Behandlung zugeführt werden sollte. Im Extremfall könnte, um eine größere Beinlängendifferenz zu vermeiden, eine temporäre oder definitive Epiphyseodese der Wachstumsfugen der Gegenseite durchgeführt werden. Auch Betz et al. konnten in einer Mulicenterstudie aufzeigen, dass langfristig nichtoperativ behandelte Patienten mit unterschiedlichen Folgezuständen einer septischen Arthritis funktionell besser abschnitten, als Patienten mit maximaler rekonstruktiver Chirurgie [3, 31] (◘ Abbildung 15.3).

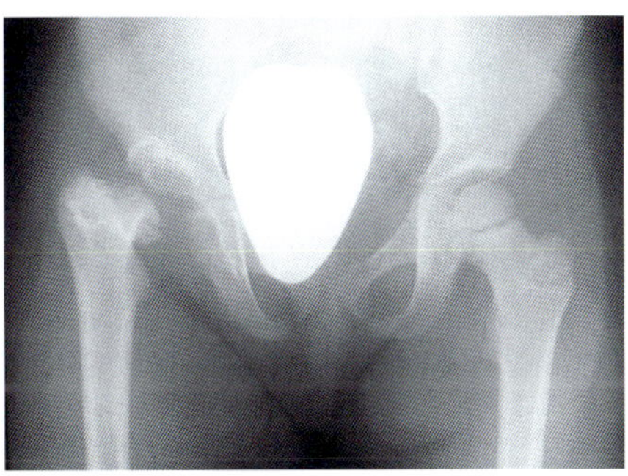

◘ Abb. 15.3. Komplette Destruktion des rechten Hüftkopfes mit Subluxationstellung und Trochanterhochstand. Klinisch deutliche Beinlängendifferenz ohne Schmerzen und ohne wesentliche Funktionseinschränkung

FAZIT FÜR DIE PRAXIS

Die septische Arthritis stellt auch im Säuglings- und Kindesalter eine schwere Erkrankung dar, die durch Zerstörung des Gelenks zu schwer wiegenden Folgezuständen führen kann. Jedes kranke Kind mit starken Schmerzen und Schonhaltung ist so lange auf eine septische Arthritis verdächtig, bis das Gegenteil bewiesen ist. Eine günstige Prognose ist von der sofortigen Diagnose, der umgehenden chirurgischen Entlastung und der Gabe von potenten Antibiotika abhängig.

Literatur

1. Bennett OM, Namnyak SS (1992) Acute septic arthritis of the hip joint in infancy and childhood. Clin Orthop 281: 123–132
2. Bernd L, Niethard FU, Graf J, Kaps HP (1992) Die flüchtige Hüftgelenksentzündung (Coxitis fugax). Z Orthop 130: 529–535
3. Betz RR, Coopermann DR, Wopperer JM (et al. (1990) Late sequelae of septic arthritis of the hip in infancy and childhood. J Pediatr Orthop 10: 365–372
4. Chen CE, Ko JY, Li CC, Wang CJ (2001) Acute septic arthritis of the hip in children. Arch Orthop Trauma Surg 121: 521–526
5. Choi IH, Pizzutillo PD, Bowen JR, Dragann R, Malhis T (1990) Sequelae and reconstruction after arthritis of the hip in infants. J Bone Joint Surg 72A: 1160–1165
6. Chung WK, Slater GL, Bates EH (1993) Treatment of septic arthritis of the hip by arthroscopic lavage. J Pediatr Orthop 13: 444–446
7. Dobbs MB, Sheridan JJ, Gordon JE, Corley CL, Szymanski DA, Schoenecker PL (2003) Septic arthritis of the hip in infancy: Long-term follow-up. J Pediatr Orthop 23: 162–168
8. Dudkiewicz I, Salai M, Chechik A, Ganel A (2000) Total hip arthroplasty after childhood septic hip in patients younger than 25 years of age. J Pediatr Orthop 20: 585–587
9. Fabry G, Meire E (1983) Septic arthritis of the hip in children: Poor results after late and inadequate treatment. J Pediatr Orthop 3: 461–466
10. Freeland AE, Sullivan DJ, Westin W (1980) Greater trochanteric hip arthroplasty in children with loss of the femoral head. J Bone Joint Surg 62A: 1351–1361
11. Fulkerson JP (1977) Arthrodesis for disabling hip pain in children and adolescents. Clin Orthop 128: 296 - 302
12. Gillespie R (1973) Septic arthritis of childhood. Clin Orthop 96: 152–159
13. Girschick HJ, Harmsen D, Kreth HW (1998) Septische Arthritis durch Kingella kingae. Monatsschr Kinderheilkd 146: 938–941
14. Grill F, Rustler T (1997) Spätfolgen der Säuglingskoxitis. Orthopäde 26: 848–857
15. Hallel T, Salvati EA (1978) Septic arthritis of the hip in infancy: End result study. Clin Orthop 132: 115–127
16. Hunka L, Said SE, MacKenzie DA, Rogala EJ, Cruess RL (1982) Classification and surgical management of the severe sequelae of septic hips in children. Clin Orthop 171: 30–36
17. Jackson MA, Nelson JD (1982) Etiology and medical management of acute suppurative bone and joint infections in pediatric patients. J Pediatr Orthop 2: 313–323
18. Jung ST, Rowe SM, Moon ES, Song EK, Yoon TR, Seo HY (2003) Significance of laboratory and radiologic findings for differentiating between septic arthritis and transient synovitis of the hip. J Pediatr Orthop 23: 368–372
19. Klein DM, Barbera C, Gray ST, Spero CR, Perrier G, Teicher JL (1997) Sensitivity of objective parameters in the diagnosis of pediatric septic hips. Clin Orthop 338: 153–159
20. Kocher MS, Zurakowski D, Kasser JR (1999) Differentiating between septic arthritis and transient synovitis of the hip in children: An evidence-based clinical prediction algorithm. J Bone Joint Surg 81A: 1662–1670
21. Konermann W, Gruber G (1997) Septische Koxitis im Kindesalter. Orthopäde 26: 830–837

22. Levine ML, McGuire KJ, McGowan KL, Flynn JM (2003) Assessment of the test characteristics of C-reactive protein for septic arthritis in children. J Pediatr Orthop 23: 373–377
23. Lunseth PA, Heiple KG (1979) Prognosis in septic arthritis of the hip in children. Clin Orthop 139: 81–85
24. Lyon RM, Evanich JD (1999) Culture-negative septic arthritis in children. J Pediatr Orthop 19: 655–659
25. Peltola H, Vahvanen V, Aalto K (1984) Fever, C-reactive protein, and erythrocyte sedimentation rate in monitoring recovery from septic arthritis: A preliminary study. J Pediatr Orthop 4: 170–174
26. Petersen S, Knudsen FU, Andersen EA, Egeblad M (1980) Acute haematogenous osteomyelits and septic arthritis in childhood. Acta Orthop Scand 51: 451–457
27. Ringelmann R, Amin SM. Labordiagnostik und antibakterielle Therapie bei Gelenkerkrankungen. Z Orthop 128: 391–395
28. Sundberg S, Savage JP, Foster BK (1989) Technetiumphosphate bone scan in the diagnosis of septic arthritis in childhood. J Pediatr Orthop 9: 579–585
29. Unkila-Kallio L, Kallio JT, Peltola H (1994) The usefulness of C-reactive protein levels in the identification of concurrent septic arthritis in children who have acute hematogenous osteomyelitis. J Bone Joint Surg 76A: 848–853
30. Wall EJ. Childhood osteomyelitis and septic arthritis. Curr Opin Pediatr 10: 73–76
31. Wopperer JM, White JJ, Gillespie R, Obletz BE (1988) Long-term follow-up of infantile hip sepsis. J Pediatr Orthop 8: 322–325

16 Offene Gelenkrevision, Desaster-Management

H.G.K. Schmidt, U.-J. Gerlach, M. Wurm und D. Hadler

Zu Gelenkinfektionen kommt es nach offenen Verletzungen, Operationen im oder am Gelenk, diagnostischen und/oder therapeutischen Maßnahmen, durch hämatogene Aussaat oder Knochen-/Weichteilinfektionen in der Nähe des Gelenkes.

Gelenkinfektionen bedrohen stets die Funktion des betroffenen Gelenks, was in Abhängigkeit vom auslösenden Keim und der Infektionsabwehr des Individuums unterschiedlich schnell eintreten kann. Die Therapie der Gelenkinfektion erfordert rasches und konsequentes Handeln, wobei neben der Infektionsberuhigung stets gleichzeitig die Funktion zu erhalten ist. Dies stellt eine besondere Problematik dar, da Infektionsberuhigung in aller Regel Ruhigstellung oder Fixation erfordert.

Das therapeutische Ziel, die Gelenkfunktion zu erhalten, unterscheidet sich an oberer und unterer Extremität dahingehen, dass an der unteren Extremität das vorrangige Ziel die Erreichung von Stabilität ist, während an der oberen Extremität das erste Ziel der Erhalt oder die Wiederherstellung der Funktion darstellt. Deshalb ist prinzipiell bei zerstörtem Gelenk an der unteren Extremität der Arthrodese der Vorrang einzuräumen, an der oberen Extremität hingegen der Gelenkresektion mit Erhalt oder Wiedergewinn einer Teilfunktion.

Inzwischen ist allgemein anerkannt, Gelenkinfektionen stadienadaptiert zu behandeln; d. h. das Ausmaß der ergriffenen Maßnahmen richtet sich nach dem Grad der vorgefundenen Gelenkschädigung.

Voraussetzung für ein derartiges stadienadaptiertes Vorgehen ist eine Klassifikation der Gelenkinfektion, wobei der Schädigungsgrad das therapeutische Vorgehen bahnen sollte. Es gibt unterschiedliche Gelenkinfektionsklassifikationen, so z. B. von Gächter et al. (1985 und 1986) bzw. Jensen et al. (1989) und weitere, bei denen stets das Ausmaß der Gelenkschädigung die Einteilung bestimmt.

Unseres Erachtens reicht diese allein auf das Gelenk fokussierte Klassifikation zwecks Erleichterung der Therapiewahl nicht aus. Wir klassifizieren deshalb die Gelenkinfektionen nach drei Gesichtspunkten: Vorbehandlung, Infektionsausdehnung und Gelenkschädigung.

Bei der Vorbehandlung unterscheiden wir zwischen
V 1: keine chirurgische,
V 2: nur arthroskopische,
V 3: offen chirurgische Vorbehandlung.

Bei der Infektionsausdehnung differenzieren wir
A: Weichteile und Gelenk,
B: nur Gelenk,

C: nur gelenknaher Knochen,
D: Knochen und Gelenk.

Bei der Gelenkschädigung schließlich unterscheiden wir in Anlehnung an die Einteilungen von Gächter und Jensen die Stadien
I: Synovialishyperämie/Erguss,
II: Synovialishypertrophie/Eiter,
III: Synovialisschwamm, beginnende Knorpelschäden,
IV: „Synovialismalignität", erhebliche Knorpelschädigung.

Die komplette Einteilung, die in aller Regel nach Durchführung der erforderlichen Notfalldiagnostik mit Anamnese, Klinik, Nativröntgen, Sonographie, Gelenkpunktion und eventuell Magnetresonanztomographie relativ rasch erstellt ist, erlaubt eine Entscheidung wie therapeutisch vorzugehen ist, speziell in Abhängigkeit von der Art der Vorbehandlung und der Infektionsausdehnung. In manchen Fällen wird erst nach Inspektion des Gelenks arthroskopisch oder offen über das Ausmaß des therapeutischen Vorgehens entschieden. Damit erleichtert die Klassifikation die Entscheidung zur Art des Vorgehens und zum Ausmaß der ergriffenen Maßnahmen.

War die Gelenkinfektion bislang nicht oder nur arthroskopisch therapiert worden, wird man primär arthroskopisch vorgehen können, was selbstverständlich in Abhängigkeit vom Grad der Gelenkschädigung in ein offenes Vorgehen geändert werden kann. War eine Gelenkinfektion aber bereits zuvor offen chirurgisch therapiert worden, kann ebenso arthroskopisch begonnen werden, dies stellt aber insbesondere bei Schultergelenk, Ellenbogengelenk und Sprunggelenk meist eine spezielle Problematik dar, so dass hier die Entscheidung zum offenen Vorgehen eher gefällt werden wird. Handelt es sich bei der Infektionsausdehnung um eine Infektion der Weichteile und des Gelenks, so wird das Gelenk möglicherweise arthroskopisch, die Weichteile hingegen offen chirurgisch behandelt werden müssen oder aber beides zusammen wird offen chirurgisch therapiert. Bei der Beschränkung der Infektion auf das Gelenk kann grundsätzlich arthroskopisch begonnen werden, eventuell wird dieses intraoperativ dann geändert werden müssen. Bei der Infektionsausdehnung C, nur gelenknaher Knochen, wird hingegen überwiegend chirurgisch vorgegangen, wobei das Gelenk meist offen mit inspiziert wird und man dann mit dieser Maßnahme beginnt. Bei der Infektionsausdehnung Grad D, Knochen und Gelenk, wird man in aller Regel offen vorgehen müssen, weil sonst die Komplexproblematik nicht ausreichend therapiert werden kann und grundsätzlich bei gleichzeitiger Infektion von Knochen und Gelenk beide Probleme sofort zusammen behandelt werden müssen. Bei einer derartig kombinierten Infektion darf keinesfalls nur das Gelenk und zeitversetzt dann der Knochen oder umgekehrt therapiert werden, weil dann regelmäßig das gerade infektberuhigte Areal von der in der Umgebung weiterhin bestehenden Infektion reinfiziert werden wird.

Die Maßnahmen, die bei den Gelenkschädigungsgraden I bis IV erfolgen, stellen eine Kaskade der Behandlungen dar, wobei im Stadium I die arthroskopische Spülung, die natürlich in den Folgetagen wiederholt werden kann, Mittel der Wahl ist (siehe Kap. 14). In Stadium II ist das arthroskopische Vorgehen als Débridement zu gestalten, was ebenfalls anschließend mehrfach wiederholt werden kann, wobei die Abstände der Wiederholungen sich nach der Klinik der Infektion richten sollten (siehe Kap. 14). Die Wiederholungen werden täglich, zweitäglich oder dreitäglich ausgeführt. Zur Spülung verwenden wir in aller Regel Ringerlösung, die Menge richtet sich wiederum nach dem Ausmaß der Infektion und der Verschmutzung des Gelenks, diese liegt zwischen 2 und 10 l. Im Stadium II können, wenn nicht mehrfach wiederholt arthroskopiert werden soll, auch eine Spül-Saug-Drainage allein oder resorbierbare Antibiotikumvliese eingelegt werden. Wir bevorzugen die wiederholte arthroskopische Spülung, wobei wir bereits nach erster Spülung ein zerkleinertes Antibiotikumvlies einlegen (derzeit Septocoll®).

Im Stadium III ist in aller Regel beim so genannten Synovialisschwamm und beginnenden Knorpelschäden die arthroskopische Synovialektomie, genannt Synovektomie, erforderlich. Hierbei kann das arthroskopische Vorgehen bei dickem Synovialisschwamm über 1 cm so erschwert sein, dass bereits in diesem Stadium das offene Vorgehen zu wählen ist. Die weitere Behandlung richtet sich danach, ob arthroskopisch oder offen vorgegangen wurde. Im Falle des arthroskopischen Vorgehens ist die Weiterbehandlung ähnlich möglich wie im Stadium II beschrieben.

Im Stadium IV, der „Synovialismalignität“ mit erheblichen Knorpelschäden wird bei uns regelhaft die offene Synovialektomie ausgeführt. Dabei werden in die Gelenke Septopal®-Ketten oder Septopal®-Miniketten eingelegt und die Gelenke verbleiben in der ersten Phase der Behandlung offen.

Das Vorgehen ist in der ◘ Abbildung 16.1 skizziert. Bei der offenen Synovialektomie gehen wir zweizeitig vor, wobei im ersten Eingriff (Infektionsberuhigung) beim Ellenbogen, Handgelenk, Kniegelenk und oberen Sprunggelenk grundsätzlich von zwei Zugängen medial und lateral zugegangen wird (wobei allerdings vorgegebene Zugänge mitverwendet werden, also hier gelegentlich Modifikationen vorkommen). Schultergelenk und Hüftgelenk werden hingegen meist von einem größeren Zugang eröffnet.

Nach Gelenkeröffnung wird anschließend schrittweise die gesamte Synovialis entfernt. Da im Stadium IV die Synovialis den Knorpel z. T. schon überwuchert hat, müssen diese Schädigungsbezirke akribisch gereinigt werden. Bei der Synovialektomie dürfen trotz ausgedehntem Vorgehen weder die Bänder noch andere wesentliche Strukturen verletzt werden, weil Gelenkinstabilität stets die Problematik erheblich verschlechtert. Die Gelenke werden intraoperativ mehrfach gespült, durchbewegt und komplett gereinigt und dann in das Gelenk je nach Ausmaß der Gelenkhöhle normales Septopal® oder Miniseptopal® eingelegt, wobei z. B. im Kniegelenk meist 120 bis 180 Kugeln platziert werden, im Ellenbogen und Sprunggelenk meist 60 bis 80 Minikugeln. Natürlich ist darauf zu achten, dass die Septopal®-Kugeln z. B. nicht retropatellar, sondern nur parapatellar liegen. Zur Vermeidung eines sekundär entstehenden Verhalts von Sekret werden auch bei offenem Vorgehen in den oberen Rezessus des Kniegelenks und vor die Kreuzbänder Drainagen eingelegt. Dies gilt insbesondere beim Schultergelenk und Hüftgelenk für die dorsalen Abschnitte.

Die Gelenke bleiben postoperativ weiterhin offen, es werden auch keine Hautnähte gelegt, der Patient geht mit diesem offenen Gelenk bereits am Folgetag in ein Reinigungsbad und bewegt vorsichtig das betroffene Gelenk unter krankengymnastischer Anleitung – soweit dies die Beschwerden erlauben –, um Verhalten von Sekret oder Hämatom vorzubeugen. Dem Bad wird ein Desinfizienz oder auch nur z. B. Kamille zugesetzt. Wesentlich ist hier der Effekt der Keimreduktion, ohne dass sofort sterile Wundverhältnisse erzeugt werden könnten.

Der Vorteil dieser offenen Gelenkbehandlung liegt darin, dass es sekundär – wenn man versehentlich Teile der Synovialis belassen hat, was insbesondere am Schulter-, Ellenbogen- oder Sprunggelenk nicht ganz so selten der Fall ist – nicht zum neuerlichen Sekretverhalt kommt, der die Gelenkschädigung erheblich vorantreiben würde und dass darüber hinaus, wenn ständig eine Sekretion stattfindet, die Indikation zum nochmaligen Débridement rascher gestellt werden kann. War die Synovialektomie komplett, kommt es meist sehr rasch zum Verkleben der offenen Arthrotomien, d. h. man kann keineswegs – trotz Ausführung der Badebehandlung – länger als 2 Tage in das offene Gelenk sehen. Eine Problematik aufgrund der offenen Gelenkbehandlung haben wir in den letzten 20 Jahren bei ca. 500 offenen Gelenkbehandlungen aller Lokalisationen nie gesehen, d. h. eine Gefährdung des Gelenks im Hinblick auf Reinfektion oder Funktionsverlust ist unseres Erachtens bei diesem Vorgehen zu vernachlässigen.

Nach ca. 10-tägiger offener Gelenkbehandlung wird dann bei meist verklebten Arthrotomien der definitive Gelenkverschluss ausgeführt. Die verklebten Arthro-

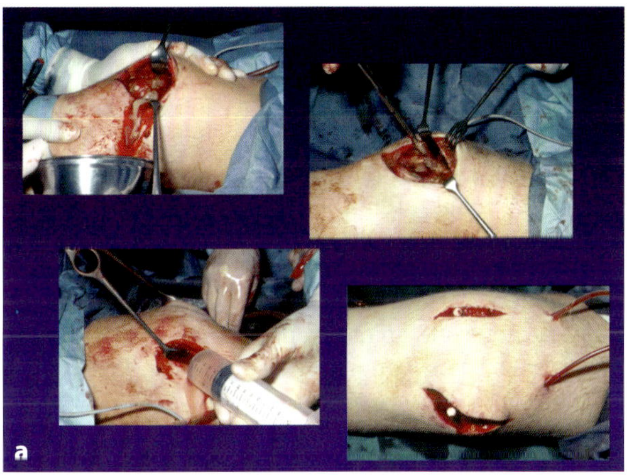

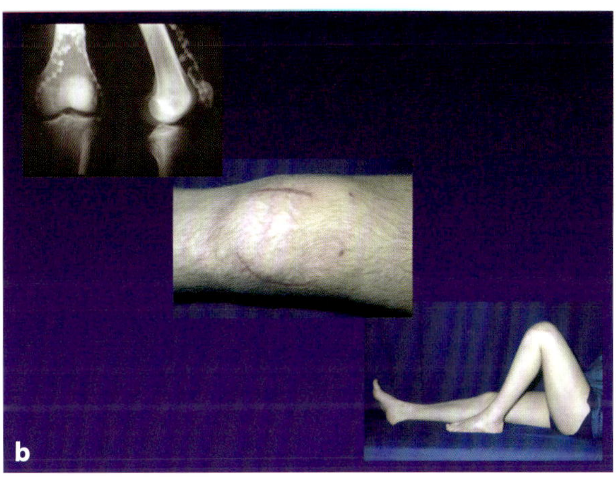

Abb. 16.1. Vorgehen bei offener Synovialektomie

tomien werden exzidiert, das gesamte Gelenk wird von den Ketten befreit, nochmals komplett débridiert und gespült, nochmals komplett durchbewegt und anschließend schrittweise sekundär verschlossen, wobei in das Gelenk resorbierbare Antibiotikumvliese, in den letzten Jahren Septocoll®, eingelegt werden.

Unmittelbar an den operativen Gelenkverschluss schließt das umfassende Programm des Wiedergewinns der Gelenkfunktion an. Anfangs wird unter entsprechender intravenöser Analgetikatherapie rund um die Uhr in Gipslagerungsschienen oder z. B. auf einer Kirschner-Schiene umgelagert, und zwar wird je nach Gelenk 1½ Stunden in Ruhestellung (beim Ellenbogen Beugestellung, beim Kniegelenk Streckstellung, im oberen Sprunggelenk 0-Stellung) gelagert und eine halbe Stunde die Funktionsstellung gehalten (Ellenbogen: Streckstellung, Kniegelenk: Beugestellung, Sprunggelenk: Plantarflexion). Die passive Umlagerung, die, wie gesagt, rund um die Uhr alle 2 Stunden ausgeführt wird, wird rasch durch aktive krankengymnastische Übungsbehandlung unter Zuhilfenahme aller Hilfsmittel, wie Bewegungsbad, Ergotherapie, Sporttherapie, Elektrotherapie, ergänzt, um einen zufrieden stellenden Behandlungserfolg zu erreichen.

Ist das Gelenk schwer geschädigt und kann keine weitgehend normale Funktion wiederhergestellt werden, ist bei stabilen Gelenken an der oberen Extremität die Gelenkresektion mit Wiederherstellen von Teilfunktionen der regulären Arthrodesierung vorzuziehen. Nur in wenigen Ausnahmefällen ist bei völliger Gelenkzerstörung, insbesondere bei Gelenkinstabilität, die Arthrodesierung auch an der oberen Extremität nicht zu umgehen.

An der oberen Extremität ist dabei z. B. am Ellenbogen stets nur eine Arthrodesierung zwischen Humerus und Ulna auszuführen, während das Humeroradialgelenk möglichst erhalten werden soll, weil der Verlust der Umwendbewegungen die wesentlichere Funktionsbeeinträchtigung darstellt, der Verlust der Streck- und Beugefunktion dagegen besser kompensiert werden kann. In den letzten 20 Jahren haben wir am Schultergelenk keine Arthrodesen mehr ausführen müssen, sondern stets nur Gelenkresektionen vorgenommen, wodurch die Funktion z. T. erfreulich gut wieder hergestellt werden konnte.

Mit offenen Gelenkrevisionen konnten wir in den letzten zwei Jahrzehnten bei vielen extrem geschädigten Gelenken, die häufig mehrfach erfolglos auswärts voroperiert worden waren, trotzdem noch befriedigende Infekt-beruhigte Resultate mit erhaltener oder wieder hergestellter Teilfunktion der Gelenke erreichen. Dazu werden wir im Folgenden zwei Einzelbeispiele und ein ausgewähltes Patientenkollektiv kurz mit wenigen Zahlen darstellen, um einen Eindruck zu vermitteln, welche Möglichkeiten auch dann noch gegeben sind, wenn die Ausgangssituation auf den ersten Blick nur an eine Arthrodesierung denken lässt.

Fallbeispiel 1: 74 Jahre alte Frau, die 1 Jahr zuvor eine distale Humerusfraktur erlitten hatte. Diese war mit Plattenosteosynthese rekonstruiert worden; außerdem war eine Olekranonosteotomie mit Zuggurtung ausgeführt worden. Es kam nicht zum Durchbau der Olekranonosteotomie, weshalb die Zuggurtung, Schraubenosteosynthese und erneute Zuggurtung entfernt wurden, was zur Infektion des Gelenks führte. Zum Zeitpunkt der Behandlung bei uns war die Olekranonosteotomie verheilt, das Ellengelenk chronisch infiziert und weitgehend zerstört, das Osteosynthesematerial lag noch ein (◘ Abbildung 16.2a–c).

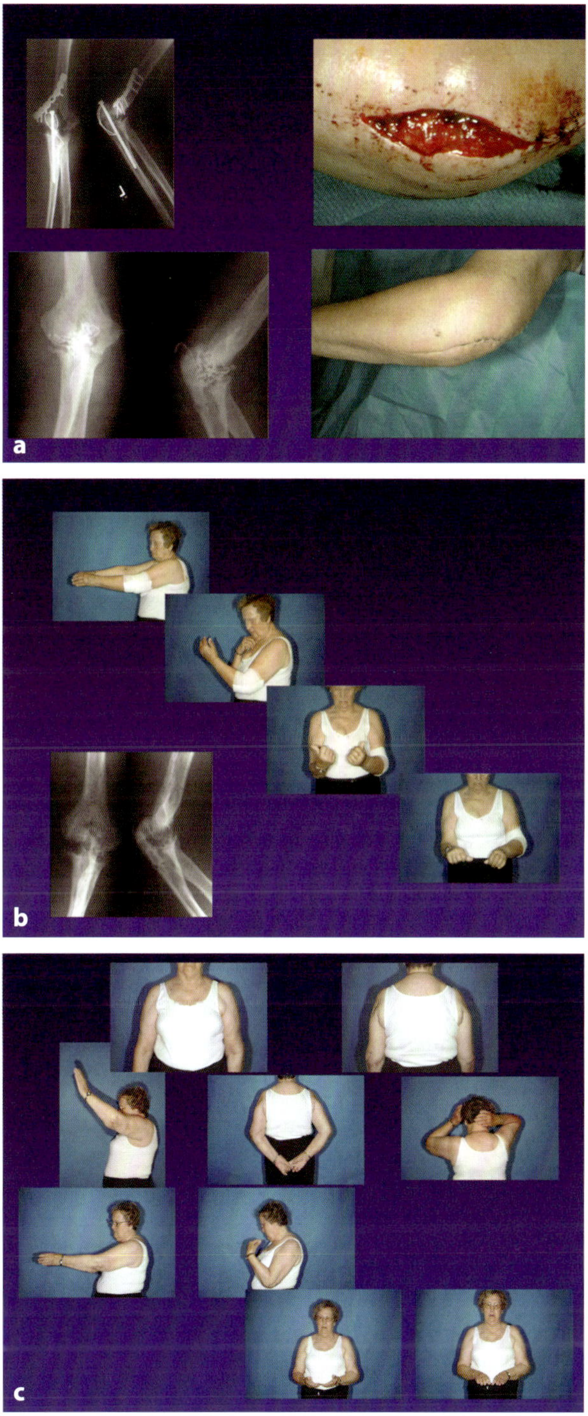

Abb. 16.2.
a Radiologische Ausgangssituation. Klinisch bestand eine Fistel über dem Ellenbogengelenk medial, die Funktion war schwer eingeschränkt. Es erfolgte komplette Metallentfernung, das Plattenlager am Oberarm wurde débridiert. Hier wurde Septocoll®-Schwamm eingelegt; das Gelenk wurde über den dorsalen Zugang komplett dargestellt und, weil es größere Defekte aufwies, konnte es von dorsal komplett synovialektomiert werden. Es wurden Septopal®-Miniketten eingelegt, die Gelenksituation verblieb offen. Sekundärer Gelenkverschluss unter Entfernung des Miniseptopals® und Einlegen von Septocoll® in das Gelenk selbst.
b Funktionelles Ergebnis zum Ende der Behandlung bei klinischer und radiologischer Infektberuhigung. Die Röntgenkontrollen zeigen die hochgradige Gelenkzerstörung.
c Funktionelles Ergebnis 1½ Jahre später, die Funktion ist beschwerdearm, teil wiederhergestellt, die Infektion seit über 2 Jahren beruhigt

Fallbeispiel 2: Proximale geschlossene Unterschenkelfraktur bei einem 50 Jahre alten Mann ohne wesentliche Begleiterkrankungen (außer Alkoholabusus), Versorgung mit Doppelplattenosteosynthese, die zur Sequestrierung des Tibiakopfes und zur Gelenkinfektion führte (◘ Abbildung 16.3).

Im Folgenden ist unser Patientenkollektiv mit Ellenbogeninfektionen dargestellt, wobei es sich im Behandlungszeitraum von 1979 bis 1999 um 32 Patienten handelte (siehe folgende Übersicht) und die Ellenbogengelenkinfektion, wie aus der zweiten Übersicht ersichtlich, bei 40,6% der Patienten bis 4 Wochen, bei über 59% hingegen über 4 Wochen bestanden hatte.

Patientenkollektiv Ellenbogeninfektion, Behandlungszeitraum 1979–1999

- 32 Patienten
- 23 Männer, 9 Frauen
- Alter 43,1 Jahre (7/76 Jahre)
- wesentliche Begleiterkrankungen 37,5% = 12 Patienten
- 3-mal Polytrauma, 3-mal Diabetes, 3 mal Alkohol,
- 2 mal Cortison, einmal Syringomyelie

Infektionsdauer

bis 7 Tage	4
bis 14 Tage	6
bis 4 Wochen	3 = 13 (40,6%)
bis 8 Wochen	2
bis 3 Monate	3
bis 6 Monate	7
>6 Monate	7 = 19 (59,4%)

Bei 53,3% der Gelenkinfektionen war *Staphylococcus aureus* nachweisbar (17 Patienten), bei 9,4% (3 Patienten) *Staphylococcus epidermidis*, bei 6,3% (2 Patienten) Enterokokken, bei 3,1% *Pseudomonas aeruginosa* bzw. *Acinetobacter* (jeweils 1 Patient), bei 6,3% bestanden Mischinfektionen (2 Patienten) und bei 18,8% gelang trotz Entnehmen von mehreren intraoperativen Abradaten kein Keimnachweis (6 Patienten).

Die Übersicht zeigt die Vorbehandlung: Nur 6 Patienten mit Ellenbogeninfektion waren nicht chirurgisch vorbehandelt, während 26 Patienten bis zu 8-mal voroperiert worden waren.

Vorbehandlung

- bei 6 Pat. (18,8%) keine chirurgische Behandlung
- bei 26 Pat. mehrere, z. T. umfangreiche Operationen
- nach Eintreten der Infektion:
  - 4-mal keine
  - 5-mal nur antibiotisch
  - 5-mal ausschließlich Metallentfernung
  - 6-mal Inzisionen und Punktionen
  - 12-mal umfangreiche Revisionen

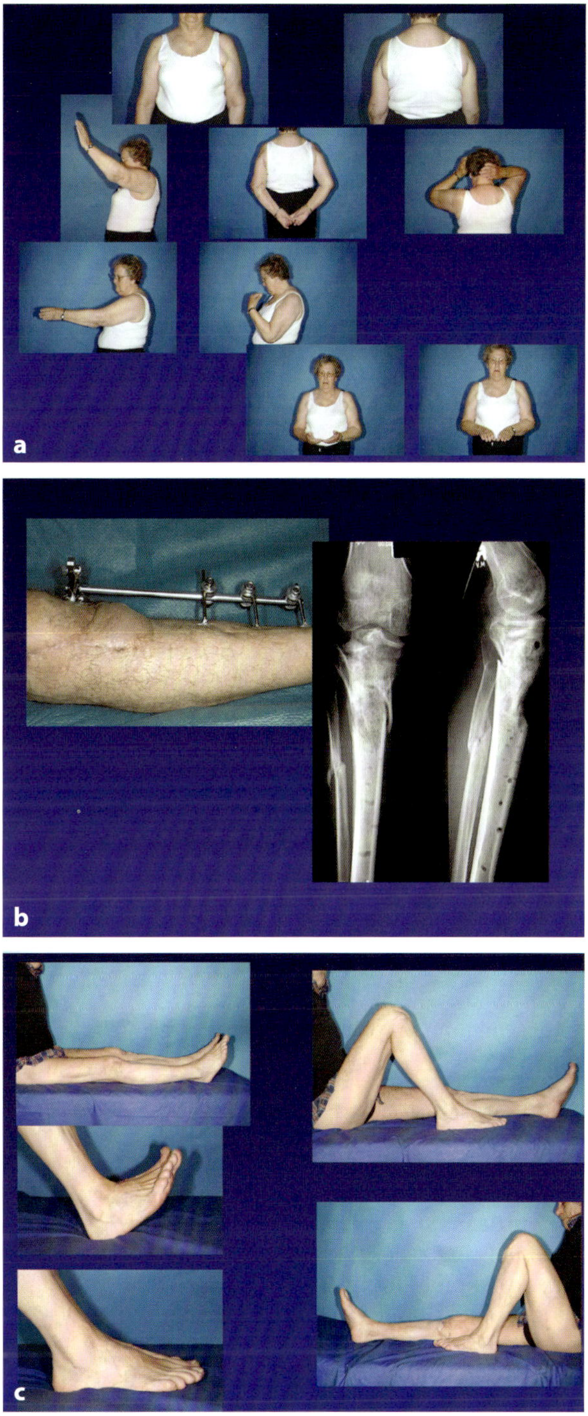

Abb. 16.3.
a Klinische und radiologische Ausgangssituation 4 Monate nach Frakturversorgung, kombiniertes Vorgehen, komplette Metallentfernung, Sequestrektomie des Tibiakopfes, Reosteosynthese im medialen Klammerfixateur, Synovialektomie des Kniegelenks, Septopal®-Einlage, offene Gelenkweiterbehandlung, Hautweichteildefektverschluss am Tibiakopf mit Hautersatzmaterial.
b Nach 10-tägiger offener Gelenkbehandlung sekundärer Gelenkverschluss. Nach Entfernung des Septopal® und nochmaligem Débridement Einlegen von Septocoll®, nach weiteren 14 Tagen Verschluss des Defektes über Tibiakopf durch gleichzeitige Spongiosaplastik und medialen Gastroknemiuslappen, Fixateur-Entfernung nach weiteren 4 Monaten. Radiologisches Ergebnis, Infektberuhigung trotz hochgradiger radiologischer Gelenkschädigung.
c Behandlungsergebnis nach 2 Jahren. Sehr befriedigende, nahezu freie Beweglichkeit im Kniegelenk bei Beschwerdearmut, weshalb der Patient jegliche Schienenversorgung und insbesondere prothetische Versorgung ablehnt. Er ist inzwischen wieder als Gabelstaplerfahrer arbeitsfähig, Infektionsberuhigung seit gut 2 Jahren

Bei der Infektionsausdehnung handelte es sich 12-mal um Gelenkinfektionen allein (Infektionsausdehnung B) sowie 20-mal um Infektionen des Gelenks und der angrenzenden Knochenabschnitte (Infektionsausdehnung D). Infektionsausdehnungen A (Weichteile und Gelenk) und C (nur gelenknaher Knochen) kamen in diesem Kollektiv nicht vor. Knochenschädigungsgrade I kamen nicht, II 2-mal, III 12-mal und Schädigungsgrad IV 18-mal zur Behandlung.

Infektionsausdehnung
- A = 0, C = 0
- B = 12 Patienten (V3:7); D = 20 Patienten (V3:19)
- Gelenkschädigung
  - I = 0; II = 2 Patienten
  - III = 12 Patienten (7-mal V3D)
  - IV = 18 Patienten (11-mal V3D)

Unsere Behandlung bestand 27-mal in offener zweizeitiger Behandlung, 2-mal führten wir primär oder sekundär Gelenkresektionen aus, 3-mal erfolgten primär Arthrodesen.

An Frühkomplikationen sahen wir 4-mal Hautdefekte, 1-mal ein infiziertes Hämatom und 1-mal belassenes Miniseptopal®, die sämtlich sekundär erfolgreich therapiert wurden. An Spätkomplikationen sahen wir bei diesen 32 Fällen 3 Gelenkinfektrezidive, die einmal zur Einsteifung trotz Sequestrektomie führte, 2-mal mit erneuter offener Gelenkbehandlung behandelt wurden, wobei einmal ein Gelenkerhalt möglich war, einmal eine Ankylosierung eintrat.

Komplikationen
- Frühkomplikationen
  - 4-mal Hautdefekte
  - 1-mal infiziertes Hämatom
  - 1-mal belassenes Miniseptopal®
- Spätkomplikationen
  - 3-mal Gelenkinfektrezidive
  - 1-mal Einsteifung/Sequestrektomie,
  - 2-mal offene Behandlung:
  - 1-mal Gelenkerhalt, einmal Ankylose

Das Bewegungsausmaß bei Entlassung und Nachuntersuchung ist in Tabelle 16.1 dargestellt, wobei die Einteilungen in die Bewegungseinschränkungsgruppen folgendermaßen vorgenommen wurden:
- Freie Beweglichkeit = mindestens Extension/Flexion (Ex/Flex) 0–15–130°, mindestens Außenrotation/Innenrotation (AR/IR) 60–0–80°.
- ¼ Bewegungseinschränkung = mind. Ex/Flex 0–30–100°, mind. AR/IR 50–0–70°.
- ½ Bewegungseinschränkung = mind. Ex/Flex 0–40–90°, mind. AR/IR 20–0–50°.
- ¾ Bewegungseinschränkung = mind. Ex/Flex 0–50–80°, mind. AR/IR 0–0–30°.

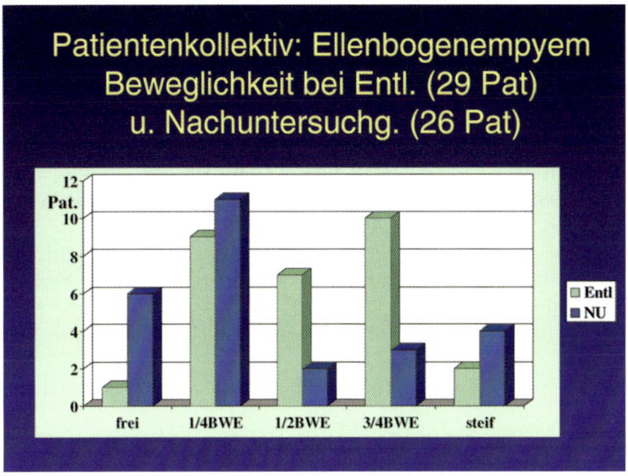

Tabelle 16.1. Beweglichkeit bei Entlassung und Nachuntersuchung

Alle schlechteren Werte als die zuletzt genannten wurden als komplette Einsteifung bewertet.

Eine ausführliche Übersicht dieses Patientenkollektivs findet sich in [17].

FAZIT FÜR DIE PRAXIS

Gelenkinfektionen erfordern rasches und konsequentes Handeln, um neben der Infektionsberuhigung stets gleichzeitig die Funktion zu erhalten. Die Behandlung erfolgt stadienadaptiert, wobei neben der Vorbehandlung und der Infektionsausdehnung insbesondere der Grad der Gelenkschädigung die entscheidende Rolle spielt.

In den Stadien I bis III kommen arthroskopsiche Spulungen und Synovialektomien, gegebenenfalls in Kombination mit offenen Eingriffen zur Anwendung. Im Stadium IV mit erheblichen Knorpelschäden erfolgt regelhaft die offene Synovialektomie mit Einlage von Antibiotikaketten. Die Gelenke verbleiben auch postoperativ offen, der Patient geht mit dem offenen Gelenk in ein tägliches Reinigungsbad mit vorsichtiger krankengymnastischer Bewegung. Nach ca. 10-tägiger offener Gelenkbehandlung wird der definitive Gelenkverschluss durchgeführt, wobei das Gelenk von den Ketten befreit und nochmals vollständig débridiert wird. Unmittelbar an den operativen Gelenkverschluss schließt sich ein umfassendes Programm zur Wiedergewinnung der Gelenkfunktion an. Der Erhalt der Gelenkfunktion unterscheidet sich an oberer und unterer Extremität: An der unteren Extremität ist das vorrangige Ziel die Erreichung von Stabilität, während an der oberen Extremität das erste Ziel die Wiederherstellung der Beweglichkeit darstellt. Deshalb ist prinzipiell bei zerstörtem Gelenk an der unteren Extremität der Arthrodese der Vorrang einzuräumen, an der oberen Extremität hingegen der Gelenkresektion mit Erhalt oder Wiedergewinn einer Teilfunktion. Bei vielen extrem geschädigten Gelenken kann mit dem geschilderten Vorgehen der offenen Gelenkrevision noch eine befriedigende Infekt-beruhigte Teilfunktion erzielt werden.

Literatur

1. Ambacher T, Esenwein S, Kollig E, Muhr G (2001) Diagnostisches Konzept der akuten Infektion des Schultergelenkes. Chirurg 72: 54–60
2. Attmanspacher W, Dittrich V, Schätzler A, Stedtfeld H-W (2000) Mittelfristige Ergebnisse nach postoperativen Infektionen an der Schulter. Unfallchirurg 103: 1048–1056
3. D'Angelo GL, Ogilvie-Harris DJ (1988) Septic arthritis following athroscopy, with cost/benefit analysis of antibiotic prophylaxis. Arthroscopy 4: 10–14
4. Esenwein SA, Ambacher T, Kollig E, Kutscher-Lissberg F, Hopf F, Muhr G (2002) Septische Arthritiden des Schultergelenkes nach intraartikulärer Injektionstherapie. Letaler Verlauf nach zeitverzögertem Therapiebeginn. Unfallchirurg 105: 932 – 938
5. Gächter A (1988) Die Bedeutung der Arthroskopie beim Pyarthros. Unfallheilkunde 200: 132–136
6. Gächter A (1994) Gelenkinfekt – Arthroskopie Spülungsbehandlung – Hints und Tricks. Arthroskopie 7: 98–101
7. Habermeyer P, Brunner U, Wiedemann E (1993) Treatment strategies in infections of the shoulder joint. Fortschr Med 111: 537–540
8. Jensen K-U, Klein W, Dann K (1989) Die arthroskopische Behandlung der septischen Gonitis. Arthroskopie 2: 104
9. Jerosch J, Hoffstetter I, Schroder M, Castro WH (1995) Septic arthritis: Arthroscopic management with local antibiotic treatment. Acta Orthop Belg 61: 126–134
10. Jerosch J, Prymka M (1998) Arthroskopische Therapie der septischen Arthritis – Operative Technik und Ergebnisse. Unfallchirurg 101: 454–460
11. Lungershausen W, Markgraf E, Dorow C, Winterstein K (1998) Gelenkempyem. Chirurg 69: 828–835
12. Misteli M, Conen D (1991) Therapy and prognosis of bacterial arthritis: a retrospective analysis. Schweiz Med Wochenschr 121: 932–937
13. Mnif J, Khannous M, Keskes H, Louati N, Damak J, Kechaou MS (1997) Ultrasonography in the diagnostic approach of septic arthritis. Rev Chir Orthop Reparatrice Appar Mot 83: 148–155
14. Parisien JS, Shaffer B (1992) Arthroscopic management of pyarthrosis. Clin Orthop 275: 243–247
15. Schmidt HGK (2000) Infekt des Ellengelenkes, was ist zu tun? Trauma Berufskrankh 2(S1): S86–S91
16. Schmidt HGK, Gerlach U-J, Hadler D, Wurm M (2003) Therapie des posttraumatischen Ellengelenkempyems. Trauma Berufskrankh 5: 55–64
17. Schmidt HGK, Gerlach U, Wurm M, Grosser V (2001) Diagnostik und Therapie von Schulter- und Ellengelenkempyemen. Trauma Berufskrankh 3 [Suppl 3]: S 404–414
18. Schneider U, Hierholzer G, Böhm H-J (1996) Knochen- und Gelenkinfektionen. Unfallchirurg 99: 789–800
19. Stutz G, Kuster MS, Kleinstuck F, Gächter A (2000) Arthroscopic management of septic arthritis: stages of infections and results. Knee Surg Sports Traumatol Arthrosc 8: 270–274
20. Stutz A, Gächter A (2001) Diagnostik und stadiengerechte Therapie von Gelenkinfekten. Unfallchirurg 104: 682–686
21. Travers V, Koechlin P, Apoil A, Bonnet JC (1985) Treatment of acute pyogenic arthritis of major joints of the limbs. Rev Chir Orthop Reparatrice Appar Mot 71: 235–240

Die Vakuumversiegelung 17

W. Fleischmann und M. Russ

Einführung

Die Vakuumversiegelung wurde in Deutschland Ende der 1980er Jahre zur Prophylaxe und Therapie von Wundinfektionen in der Unfallchirurgie eingesetzt [3]. In den USA fand zeitlich verzögert eine parallele Entwicklung statt, die auf Tierversuchen basierte und auf die Behandlung chronischer Wunden gerichtet war [1]. Die moderne Vakuumtherapie integriert die Erkenntnisse und Erfahrungen beider Entwicklungen und bietet die Möglichkeit, den jeweiligen Erfordernissen bei der Behandlung von Problemwunden gerecht zu werden. Es stehen als Wundauflage unterschiedliche Größen von Schwämmen aus Polyurethan (schwarz) und Polyvinylalkohol (weiß) zur Verfügung. Die Vakuumpumpen geben Alarm bei Gefährdung der Systemsicherheit, insbesondere bei Verlust des Unterdrucks an der Wundoberfläche. Die neueste Entwicklung ist ein Pumpensystem, das neben der Erzeugung subatmosphärischer Drücke auch eine zyklische Applikation von Medikamenten an der Wundoberfläche erlaubt (VAC-Instill®, KCI®).

Indikationen

Indikationen zur Vakuumversiegelung sind oberflächliche und tiefe Wunden, die nicht primär verschlossen werden können oder bei denen eine Therapie mit einfacher anzuwendenden Wundauflagen nicht zum Erfolg führt. Dieses vorausgesetzt, ist das Indikationsspektrum weit gefächert und beinhaltet traumatische und postoperative Defektwunden, Verbrennungen, Wundinfektionen einschließlich Abszessen und Empyemen, sowie chronische Wunden (Druckgeschwüre, Ulcus cruris etc.).

Kontraindikationen

Nicht versiegelt werden sollte bei stark blutenden Wunden, Gerinnungsstörungen, exponierten großen Blutgefäßen, tief gelegenen chronischen Infektionsherden (z. B. chronische Osteitis),Wundinfektionen mit schleimbildenden Bakterien, Wundbelägen und Nekrosen.

Wirkungsweise

Die Wunden werden über den aufgelegten Schwamm einem Unterdruck ausgesetzt. Dieser bewirkt eine optimale Wunddrainage mit vollständiger Entfernung von Wundsekreten. Veränderte Druckverhältnisse an der Wunde und die physikalische Struktur der Schwämme stimulieren die Gewebeproliferation (Granulationsgewebe). Das Versiegelungssystem ist undurchlässig für Bakterien (Infektprophylaxe) [2].

Technik

Bei oberflächlichen Wunden (z. B. Ulcus cruris, Spalthauttransplantation) wird der Polyvinylalkohol(PVA)-Schwamm so über die Wunde gelegt, dass die angrenzenden gesunden Hautregionen mit eingeschlossen sind. Anschließend erfolgt das Aufbringen einer wasserdampfdurchlässigen Polyurethanfolie, die mit einem breiten Rand außerhalb des Schwamms auf die Haut geklebt wird. Nach Anlegen einer kleinen Öffnung in die Folie wird ein so genannter TRAC-Pad auf die Öffnung in der Folie geklemmt (▫ Abbildung 17.1).

Bei der Verwendung eines Polyurethan(PU)-Schwamms muss ein exakter Zuschnitt auf die Wunde erfolgen, weil sonst gesunde Haut mazeriert wird und Schmerzen entstehen. Alternativ kann der Wundrand durch Aufkleben eines Hydrokolloids geschützt werden.

Bei tiefen Wunden müssen die Schwämme mit eingezogenen Drainageschläuchen versehen sein, die entweder per Redonspieß durch die Haut ausgeleitet werden oder luftdicht zwischen zwei Versiegelungsfolien eingeklebt die Wunde direkt und ohne zusätzliche Gewebeschädigung verlassen (▫ Abbildung 17.2).

Bei der automatisierten Instillationstechnik [5] sollten mindestens zwei Drainagen in der Wunde platziert werden. Die eine dient dem Einbringen der Medikamente (Lösungen von Antiseptika oder Antibiotika), die andere der anschließenden Drainage und Wiederherstellung des subatmosphärischen Drucks. Gegebenenfalls wird unabhängig vom Schwamm eine Drainage zur Instillation in den tiefsten Bereich der Wunde eingelegt. An der Instillationspumpe erfolgt nun die Einstellung der Zeitintervalle.

- Instillationsphase (z. B. 10 s): der Schwamm füllt sich mit dem Medikament.
- Einwirkphase (z. B. 20 min): das Medikament wirkt in der Wunde.
- Vakuumphase (z. B. 60 min): das verbrauchte Medikament wird unter Wiederherstellung des Vakuums wieder abgesaugt (siehe ▫ Abbildung 17.1).

Um nach der Vakuumversiegelung möglichst schnell zu einem kosmetisch und funktionell guten Ergebnis zu kommen, kann nach instrumenteller Hautdehnung ein Wundverschluss durch Sekundärnaht angestrebt werden [4] (▫ Abbildung 17.3).

PVA- (weiß) und PU- (schwarz) Schwämme folgen den gleichen Gesetzmäßigkeiten. Wundoberflächen sollten vor Anlage einer Vakuumversiegelung frei von Nekrosen und dickeren Belägen sein. Häufig ist deshalb ein vorbereitendes

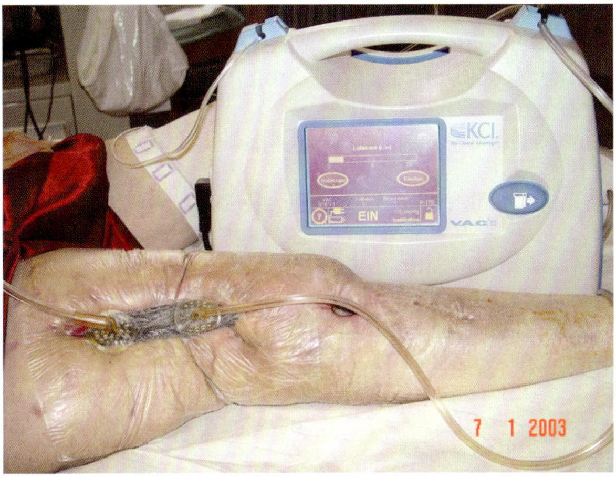

Abb. 17.1. VAC®-Therapie mit Polyurethanschwamm und Trac-Pad® sowie angelegter Instillationstherapie mit dem VAC-Instill®

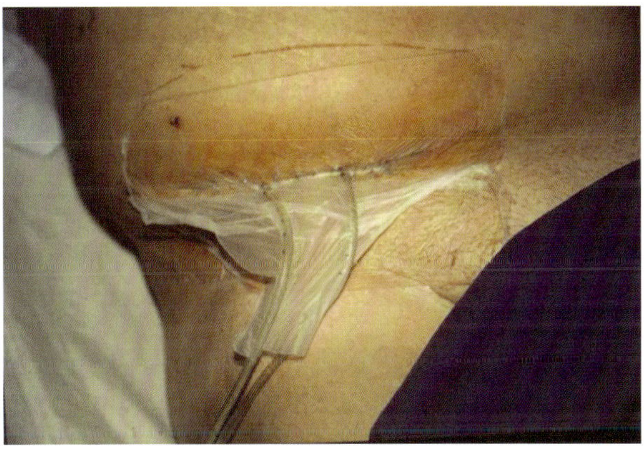

Abb. 17.2. Versiegelungstherapie eines Bauchdeckenabszesses mit Polyvinylalkoholschwamm und Drainageausleitung mit in Folien eingebetteten Drainagen (Doppelfolientechnik)

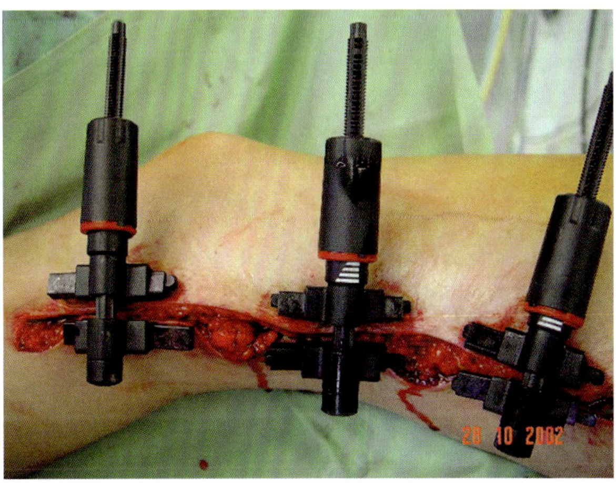

Abb. 17.3. Instrumentelle Hautdehnung zum Defektwundenverschluss nach Narbenexzision am Oberschenkel

chirurgisches oder enzymatisches Débridement erforderlich. Die Schwämme werden stets locker in die Wunden eingebracht, so dass ein Kollaps der Poren erst unter dem Einfluss des Unterdrucks erfolgt. Ein Tamponadeeffekt darf nicht entstehen.

Drei praktisch wichtige Unterschiede müssen allerdings beachtet werden. Der PVA-Schwamm

1. benötigt einen größeren Unterdruck 0,4–0,8 kPa für die Drainage von Wundsekret,
2. kann problemlos auf die gesunde Haut der Wundumgebung aufgebracht werden,
3. wächst nicht in die Wundoberfläche ein und kann bis zu einer Woche in/auf der Wunde verbleiben (PU-Schwamm 2–3 Tage)

Gefahren

Das Hauptproblem der Vakuumversiegelung ist der Verlust des Unterdrucks an der Wundoberfläche, etwa durch Undichtigkeit der Versiegelung, Versagen der Vakuumquelle oder Verstopfen der Poren des Schwamms, beispielsweise durch Blutkoagel, Fibrin oder dickflüssiges Sekret (z. B. Glykocalixbildner). Es resultiert eine Retention von Wundsekret, die mit einer erhöhten Infektgefährdung einhergeht. Blutender spongiöser Knochen, infizierte Gefäßrekonstruktionen und Gerinnungsstörungen können unter Vakuumbedingungen zu starken Blutverlusten führen. Die Sicherheitsrisiken der Vakuumversiegelung werden durch Pumpen mit Alarmfunktionen reduziert, die Vakuumverlust, Undichtigkeit und volle Auffangbehälter anzeigen.

FAZIT FÜR DIE PRAXIS

Die Vakuumversiegelung ist eine anspruchsvolle und aufwendige Methode, die aber zu sehr guten Ergebnissen führt, wenn sie vom Anwender verstanden und technisch beherrscht wird. Die Wunden werden über den aufgelegten Schwamm einem Unterdruck ausgesetzt. Dieser bewirkt eine optimale Wunddrainage mit vollständiger Entfernung von Wundsekreten. Veränderte Druckverhältnisse an der Wunde und die physikalische Struktur der Schwämme stimulieren die Gewebeproliferation. PVA- (weiß) und PU- (schwarz) Schwämme folgen prinzipiell den gleichen Gesetzmäßigkeiten, einige praktische Unterschiede sind in der Anwendung zu beachten. Neueste Entwicklung ist ein Pumpensystem, das neben der Erzeugung subatmosphärischer Drücke auch eine zyklische Applikation von Medikamenten an der Wundoberfläche erlaubt. Mitentscheidend für den Erfolg ist die sinnvolle Einbindung in ein umfassendes Konzept der Wundbehandlung, das die Ursachen der Erkrankung ebenso berücksichtigt wie die Behandlungsgrundsätze der septischen Chirurgie.

Literatur

1. Argenta LC, Morykwas MJ (1997) Vacuum-assisted closure: a new method for wound control and treatment: clinical experience: Ann Plast Surg 1997 38: 563–576; discussion 577
2. Banwell PE (1999) Topical negative pressure therapy in wound care: J Wound Care 8: 79–84
3. Fleischmann W, Strecker W, Bombelli M, Kinzl L (1993) Vacuum sealing as treatment of soft tissue damage in open fractures/Vakuumversiegelung zur Behandlung des Weichteilschadens bei offenen Frakturen. Unfallchirurg 96: 488–492
4. Fleischmann W, Russ M, Marquardt C (1996) Closure of defect wounds by combined vacuum sealing with instrumental skin expansion. Defektwundenverschluss durch Kombination von Vakuumversiegelung mit instrumenteller Hautdehnung. Unfallchirurg 99: 970–974
5. Fleischmann W, Russ M, Westhauser A, Stampehl M (1998) Die Vakuumversiegelung als Trägersystem für eine gezielte lokale Medikamentenapplikation bei Wundinfektionen. Unfallchirurg 101: 649–654

V Spondylodiszitis

18 Pathophysiologie

A. Battmann und B. Knoblauch

Die Spondylodiszitis stellt eine Kombination aus einer Gelenkinfektion der Bandscheibe mit einer Infektion der benachbarten Knochen dar. Das besondere Infektionsmuster findet sein Korrelat in der anatomischen Grundstruktur der Wirbelsäule, wo die Zwischenwirbelscheibe kein eigenständiger Gelenkanteil ist, sondern ein mit den angrenzenden Knochen verbundenes elastisches Element darstellt. So fehlen bei dieser Verbindung Hohl- und Verschieberäume.

Unspezifische Spondylodiszitis

Primäre bakterielle Spondylodiszitis

Unspezifische Spondylodiszitiden treten bei Kindern unter 6 und über 11 Jahre, bei Erwachsenen zwischen dem 14. und 84. Lebensjahr mit einem Mittel im Bereich des 50. Lebensjahrs auf (siehe Kap. 1). Die Ausbreitung erfolgt zumeist von den benachbarten Wirbelkörpern. Bei der primären bakteriellen Spondylodiszitis liegt eine hämatogene Aussaat zugrunde, die Folge einer Bakteriämie ist [2, 3]. Diese entsteht häufiger bei vorausgegangenen Infektionen des Urogenitaltrakts. Hierbei wird eine Ausbreitung der Erreger entlang der paravertebralen Venennetze vermutet [4]. Weitere Infektionsherde sind Furunkulosen und bakterielle Endokarditiden [5, 6]. Unterstützend wirken auch hier immunschwächende Begleiterkrankungen wie z. B. der Diabetes mellitus [10].

Bevorzugt werden Brust und Lendenwirbelsäule befallen, selten sind Infektionen der Ileosakralgelenke. Eine Diagnose erfolgt häufig durch Punktion (◘ Abbildung 18.1).

Als Erreger treten in ca. 50% der Fälle Staphylokokken auf, jedoch werden auch 25% der Infektionen durch Gram-negative Keime wie *Escherichia coli* und *Pseudomonas aeruginosa* verursacht [3].

Sekundäre Spondylodiszitis

Sekundäre Spondylodiszitiden sind Folge operativer Eingriffe oder von Punktionen [8, 11]. Die früher geäußerte Vermutung aseptischer Reaktionen, z. B. auf Kontrastmittel, erwies sich als nicht haltbar, 1–4% aller Patienten entwickeln nach Diskographien Diszitiden.

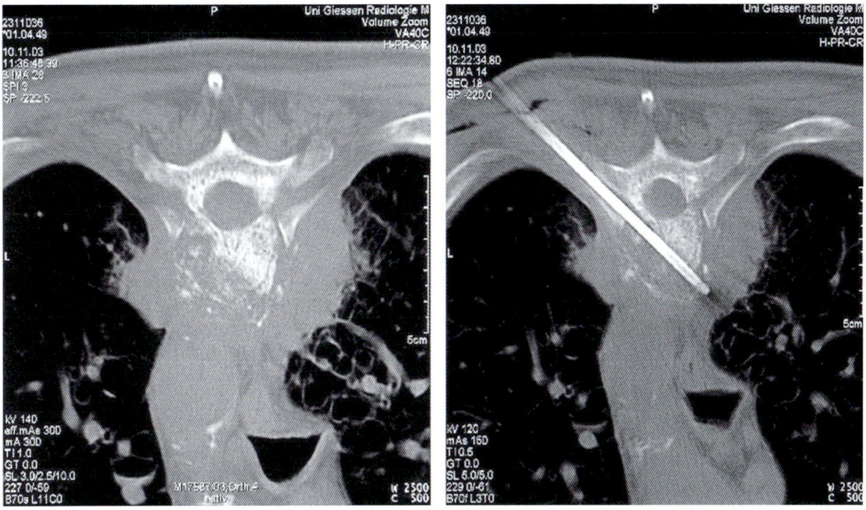

Abb. 18.1. Computertomogramm eines destruierten Wirbelkörpers. *Links:* Ventrolateral ausgedehnt destruierter Wirbelkörper. *Rechts:* Gleicher Wirbelkörper mit einliegender Punktionsnadel

Verlauf

Die Spondylodiszitis breitet sich im Regelfall zunächst entlang des ventralen Anteiles der Wirbelsäule aus. Es bildet sich ein vergleichsweise zellarmes Granulationsgewebe mit begleitender granulozytärer Durchsetzung der Zwischenwirbelscheibe. Eitrig einschmelzende Entzündungen sind eher eine Ausnahme. Bei protrahiertem Verlauf kann es auch zu einem vollständigen Abbau der Zwischenwirbelscheibe und zur Fusion der benachbarten Wirbelkörper kommen (Abbildung 18.2).

Komplikationen

Komplikationen können zum einen als septische Stoffwechsellage auf dem Boden der bestehenden Infektion auftreten, zum anderen jedoch auch als weitreichende neurologische Problematik aufgrund der unmittelbaren Nachbarschaft des Rückenmarks oder der Cauda equina.

Spezifische Spondylodiszitis

Die durch Tuberkuloseerreger verursacht Spondylodiszitis ist durch die zunehmende Migration auch wieder häufiger in den Industrienationen anzutreffen (siehe Kap. 1). Die Infektion erfolgte früher zumeist durch die Aufnahme der Tuberkuloseerreger durch den Gastrointestinaltrakt [1, 7]. Heute scheint eine

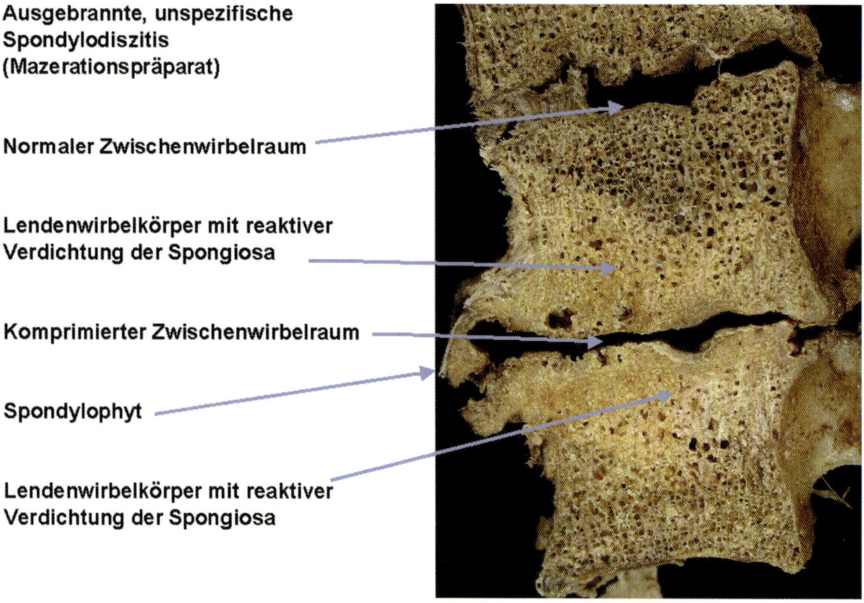

Abb. 18.2. Unspezifische Spondylodiszitis LWK1/2 (Mazerationspräparat): TH12/LW1: Unauffälliger Zwischenwirbelraum. LWK1/2: Eingeengter Zwischenwirbelraum nach entzündlicher Destruktion der Banscheibe. Reaktive Spongiosaverdichtung in benachbarten Wirbelkörperabschnitten. Ventrale Osteophytenbildung.

häufiger Streuung nach pulmonaler Infektion, insbesondere bei schlechter Abwehrlage wie z. B. Malnutrition oder HIV-Infektion, Ausgangspunkt zu sein.

Die Diagnosestellung erfolgt häufig verzögert, da zum einen eine Altersverschiebung zum älteren Menschen hin stattgefunden hat [9], zum anderen in über 50% der Fälle auch keine begleitende pulmonale Manifestation der Tuberkuloseerkrankung vorliegt [12]. Neben der Wirbelsäule werden bevorzugt die Gelenke der unteren Extremität befallen.

Verlauf

Nach einer Latenzzeit von 3–30 Monaten nach Primärinfektion bildet sich eine meist kombinierte Entzündung von Knochen und Gelenk aus. Diese entsteht zunächst als Infektion des Wirbelkörpers, die dann auf die Zwischenwirbelscheibe übergreift. Es bildet sich eine granulomatöse Entzündung aus, die Gelenk und Knorpelgewebe zerstört. Der Knorpel selbst bleibt hierbei relativ lange erhalten, da die proteolytisch aktiven Granulozyten bei der spezifischen Spondylodiszitis nur in geringer Zahl vorkommen. Histologisch stellt sich das typische Bild der Tuberkulose mit Ausbildung von teils verkäsenden Granulomen und dem Nachweis von Langerhans-Riesenzellen dar (Abbildungen 18.3 und 18.4).

Komplikationen

Die bei unbehandelter Infektion erheblichen Knochenzerstörungen zeigen sich am eindringlichsten in Form der Gibbusbildung mit stärkster Deformierung der Wirbelsäule aufgrund vollständiger Zerstörung der diskovertebralen Einheit. Als weitere wichtige Komplikation treten paravertebrale Senkungsabszesse in einer Häufigkeit von 75% auf [12].

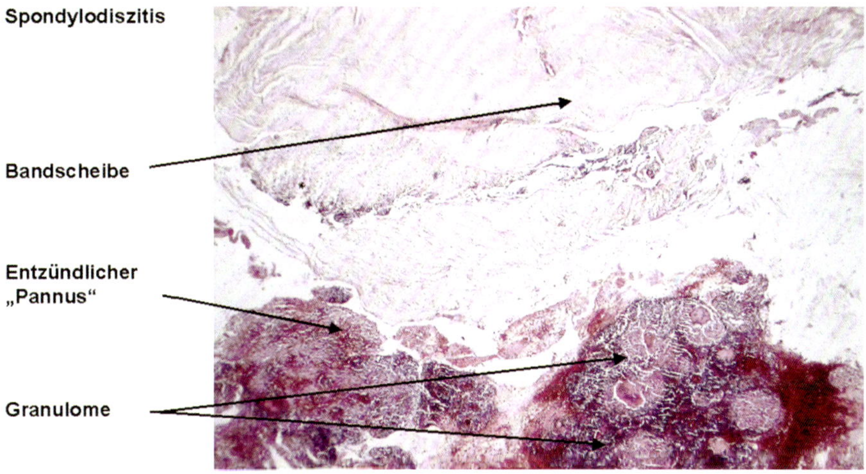

Abb. 18.3. Tuberkulöse Spondylodiszitis, Hämatoxylin-Eosin, 100×: Anteile der Zwischenwirbelscheibe mit randlich erkennbarem Entzündungszellinfiltrat

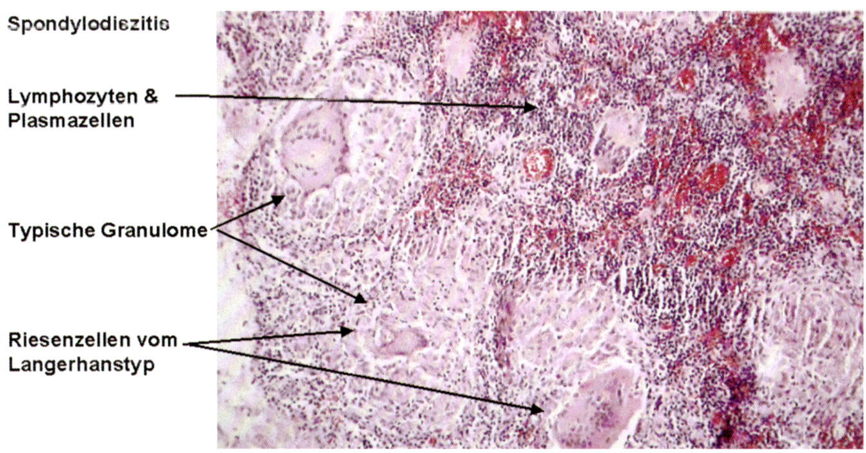

Abb. 18.4. Tuberkulöse Spondylodiszitis, Hämatoxylin-Eosin, 400×: Am Rand erkennbar chronisches, Lymphoplasma-zellulläres Entzündungszellinfiltrat. Weiterhin eingelagert typische Epitheloidzellgranulome mit Langerhans-Riesenzellen

FAZIT FÜR DIE PRAXIS

Die Spondylodiszitis stellt eine kombinierte Infektion der Bandscheibe und der benachbarten Knochen dar. Die primäre bakterielle Spondylodiszitis entsteht nach hämatogener Streuung, häufig nach vorausgegangenen Infektionen des Urogenitaltrakts. Sekundäre Spondylodiszitiden sind Folgen operativer Eingriffe oder Punktionen. Histologisch zeigt sich ein zellarmes Granulationsgewebe mit granulozytärer Durchsetzung der Zwischenwirbelscheibe. Komplikationen können in Form von Septikämien oder neurologischen Ausfällen auftreten. Die spezifische Spondylodiszitis tritt zuletzt wieder häufiger auf. Bei dieser granulomatösen Entzündung bleibt der Knorpel selbst relativ lange erhalten, da nur wenige proteolytisch aktive Granulozyten vorkommen. Komplikationen können eine ausgeprägte Deformierung im Sinne der Gibbusbildung und paravertebrale Senkungsabszesse in 75% der Fälle sein.

Literatur

1. Baumgarten P (1880) Über das Verhältnis von Perlsucht und Tuberculose. Berl Klin Wochenschr 17: 697–669
2. Bonfiglio M, Lange TA, Min Kim Y (1973) Pyogenic vertebral Osteomyelitis. Clin Orthop 96: 234–247
3. Colmenero JD, Jimenez-Mejias MF, Sanchez Lora FJ et al. (1997) Pyogenic, tuberculous and brucellar vertebral osteomyelitis: a descriptive and comparative study of 219 cases. Ann Rheum Dis 56: 709–715
4. Digby JM, Kersley JB (1979) Pyogenic non tuberculous spinal infections. J Bone Joint Surg (Br) 61:47–52
5. El Gindi S, Aref S, Salama M, Andrew J (1976) Infection of intervertebral discs after operation. J Bone Joint Surg (Br) 58: 114–116
6. Garcia A, Gantham SA (1960) Hematogenous pyogenic vertebral osteomyelitis. J Bone Joint Surg (Am) 42: 429–436
7. Koch R (1882) Die Aethiologie der Tuberculose. Berl Klin Wochenschr 19: 221–230
8. LaRocca H (1978) Infections of the spine. Clin Neurosurg 25: 296–304
9. Mohr W (1984) Infektiöse Arthritis. In: Doerr W, Seifert G (Hrsg) Spezielle pathologische Anatomie. 18/I Pathologie der Gelenke und Weichteiltumoren I. Springer, Berlin Heidelberg New York Tokyo, S 133–190
10. Sapico FL, Montgomerie JZ (1979) Pyogenic vertebral osteomyelitis: Report of nine cases and review of the literature. Rev Inf Dis 1: 754–776
11. Taylor Tk, Graininger WD (1973) Disk space infection as complication of disc surgery. J Bone Joint Surg (Br) 55: 435
12. Yao DC, Sartoris DJ (1995) Musculoskeletal tuberculosis. Radiol Clin North Am 33: 679–689

Bildgebung der Spondylodiszitis 19

W. Kenn

Bei der Spondylitis handelt es sich in der Regel um eine Osteomyelitis der Wirbelkörper. Dehnt sich der Prozess auf den Zwischenwirbelraum aus, so spricht man von einer Spondylodiszitis. Davon abzugrenzen ist die reine bakterielle Diszitis, die sich ausschließlich auf den Zwischenwirbelraum beschränkt und meist iatrogen bedingt ist. Die Spondylodiszitis entsteht hämatogen, der häufigste Erreger ist mit gut 50% *Staphylococcus aureus*. Von den bakteriellen Spondylodisziti-den zu unterscheiden sind die tuberkulösen sowie die so genannten abakteriellen Spondylodiszitiden, die z. B. im Rahmen einer ankylosierenden Spondylitis, bei rheumatischen Erkrankungen, bei der chondrokalzinotischen Spondylopathie sowie im Rahmen destruktiver Spondylarthropathien bei Langzeithämodialysepatienten auftreten. Die bildgebenden Verfahren können richtungweisende Befunde in die eine oder andere Richtung zeigen, in Einzelfällen kann eine Klärung nur durch eine Biopsie erfolgen. Dabei muss darauf hingewiesen werden, dass in etwa 40% der biopsierten Fällen kein Erregernachweis gelingt (siehe Kap. 20). Tabelle 19.1 gibt einen Überblick über Wertigkeit der verschiedenen bildgebenden Verfahren.

Die Röntgendiagnostik zeigt erste Veränderungen in der Regel (eine Ausnahme bildet hier die hyperakute Verlaufsform) erst nach 2–3 Wochen mit einer Höhenabnahme des Zwischenwirbelraums, einer Unschärfe der Wirbelkörperabschlussplatten und, bei einem Übergreifen auf den Paravertebralraum, einer Verbreiterung des Paravertebralschattens.

Für die Computertomographie (CT) gelten die Röntgenkriterien, wobei frühe Markraumveränderungen in der CT negativ bleiben. Paravertebrale Weichkomplikationen sind eindeutig nachzuweisen, spinale Komplikationen mit Einschrän-

Tabelle 19.1. Überblick über Wertigkeit der verschiedenen bildgebenden Verfahren

Szintigraphie	Detektions- und Lokalisationsdiagnostik
Röntgen	Erste Veränderungen nach Wochen, insensitiv für die Beurteilung der WK-Beteiligung (positiv, >50% Knochensubstanz destruiert)
CT	Frühe Markraumveränderungen nicht nachweisbar, schlechterer Weichteilkontrast im Vergleich zur MRT
MRT	Frühveränderungen (BS und BS-nahes Knochenmarködem bereits in der 1. Woche nachweisbar), gesamte WS in einer Untersuchung, spinale Komplikationen am besten darstellbar

kungen. Vorteile bietet die CT in der Detektion von Verkalkungen, wie sie bei chronischen tuberkulösen Abszessen zu finden sind. Darüber hinaus lassen sich Sequester in der CT eindrucksvoll nachweisen; in wenigen Fällen von tumorähnlich destruierenden Spondylodiszitiden ist dies u. U. ein differentialdiagnostisches Kriterium.

Die Magnetresonanztomographie (MRT) gilt als Verfahren der Wahl beim klinischen Verdacht einer Spondylodiszitis. Der hohe Weichteilkontrast und die Kontrastmittelempfindlichkeit machen die MRT zum sensitiven Frühdiagnostikum, das bereits in der ersten Woche positiv ist. Auch Abszedierungen lassen sich in einem frühen Stadium nachweisen. Überlegen ist die MRT in der Darstellung der spinalen Komplikationen. Die gesamte Wirbelsäule lässt sich problemlos in 20 Minuten darstellen, ein wesentlicher Vorteil vor allem bei der tuberkulösen Spondylodiszitis, die einen multisegmentalen Befall zeigen kann.

In Einzelfällen kann es, vor allem was die bakterielle und spezifische Spondylodiszitis anbelangt, Überschneidungen geben. Tabelle 19.2 gibt einen Überblick über die differentialdiagnostischen Aspekte der verschiedenen Spondylodiszitiden (siehe auch ◘ Abbildungen 19.1 bis 19.4).

Differentialdiagnosen

Die in der täglichen Routine häufigste Differentialdiagnose ist die erosive Osteochondrose [2]. Abgesehen vom Fehlen von Entzündungsparametern ist das Bandscheibensignal bei der infektiösen Spondylodiszitis erhöht, bei der erosiven Form der Osteochondrose (Typ 1 nach Modic) erniedrigt. In einigen Fällen stellt sich die Differentialdiagnose zu tumorösen Destruktionen. Tumoren breiten sich

Tabelle 19.2. Überblick über die differentialdiagnostischen Aspekte der verschiedenen Spondylodiszitiden

	Tuberkulöse Spondylodiszitis	Bakterielle Spondylodiszitis	Abakterielle Spondylodiszitis
Region	Intraossär, subchondral	Subchondrale Abschlussplatten	Subchondrale Abschlussplatten
ZWR	Seltener	Häufig	Diskovertebrale Erosionen
Ausdehnung	Multisegmatal, Skip-Läsionen	Unisegmental, selten Skip-Läsionen	Multisegmental
Weichteilbeteiligung	Ausgedehnt	Moderat	Keine
Verkalkung	Möglich	Extrem selten	Exzentrisch, linear im ZWR
Posteriore Beteiligung	Selten	Extrem selten	Ankylosierung (M. Bechterew, M. Reiter)
Lokalisation	Thorakolumbal > zervikal	Lumbal > thorakal > zervikal	Thorakolumbal/ zervikal

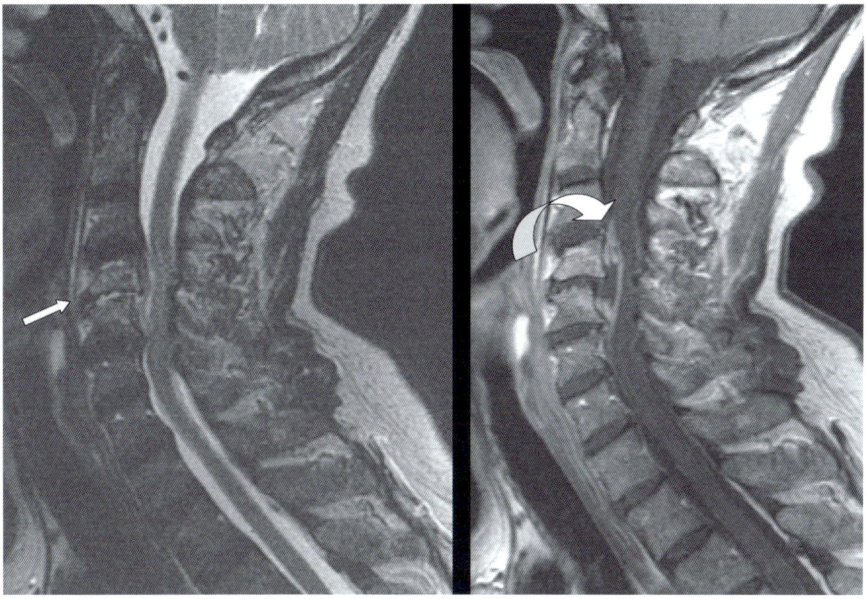

Abb. 19.1. Bakterielle Spondylodiszitis. Unisegmentaler Befall mit epiduraler Abszedierung *(gebogener Pfeil)*

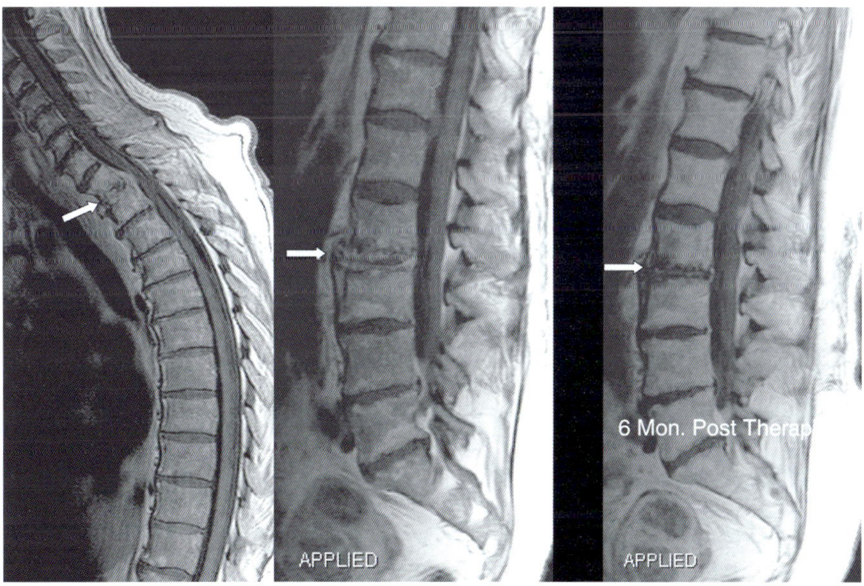

Abb. 19.2. 62-jährige Patientin mit klinisch vermuteter spezifischer Spondylodiszitis. Bisegmentaler Befall BWK 1/2 und LWK 2/3. Biopsie ohne Erregernachweis. Erfolglose Anzüchtung im Tierversuch. Einleitung der tuberkulostatischen Therapie. In der Kontrolle 6 Monate nach Therapie geringe residuale Kontrastmittelaufnahme

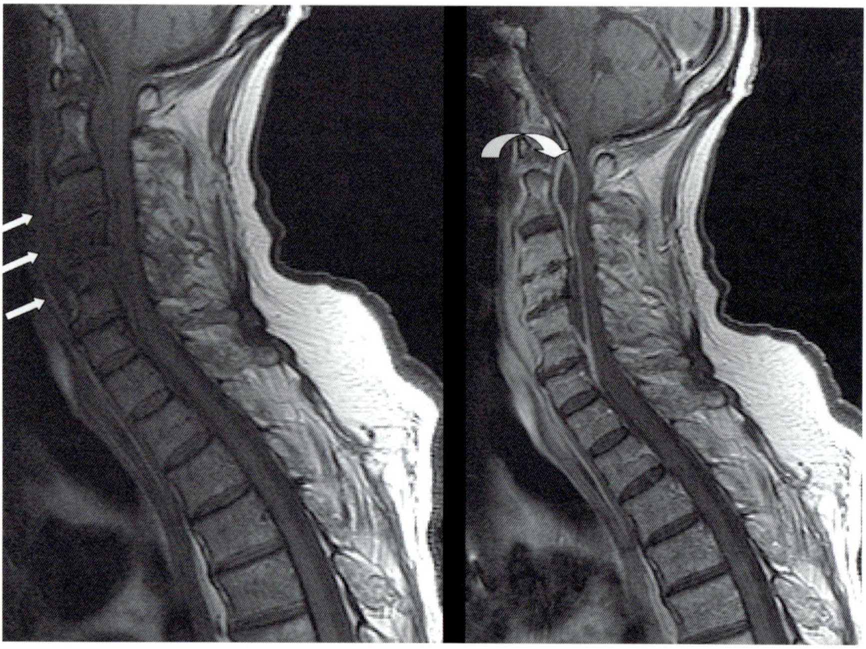

Abb. 19.3. 65-jähriger Patient. Zustand nach peripherer ischiokrulaler Bypass-Operation. Postoperativ Infektzeichen und armbetonte Paresen bds. Multisegmentale *Staphylococcus-aureus*-Spondylodiszitis, mit ausgedehnter epiduraler Abszedierung *(gebogener Pfeil)*. T1-gewichtete Spin-Echo(SE)-Sequenz vor *(links)* und nach i.v.-Kontrastmittelgabe *(rechts)*

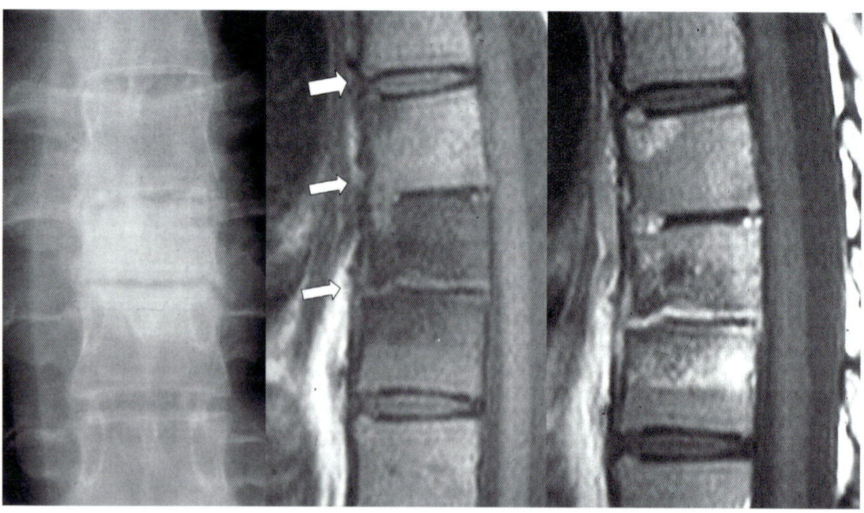

Abb. 19.4. Röntgen a.p. T1-gewichte SE-Sequenz vor *(Mitte)* und nach i.v.-Kontrastmittelgabe *(rechts)*. Klassisches Bild einer seronegativen Spondylarthropathie mit multisegmentalen diskovertrebralen Erosionen

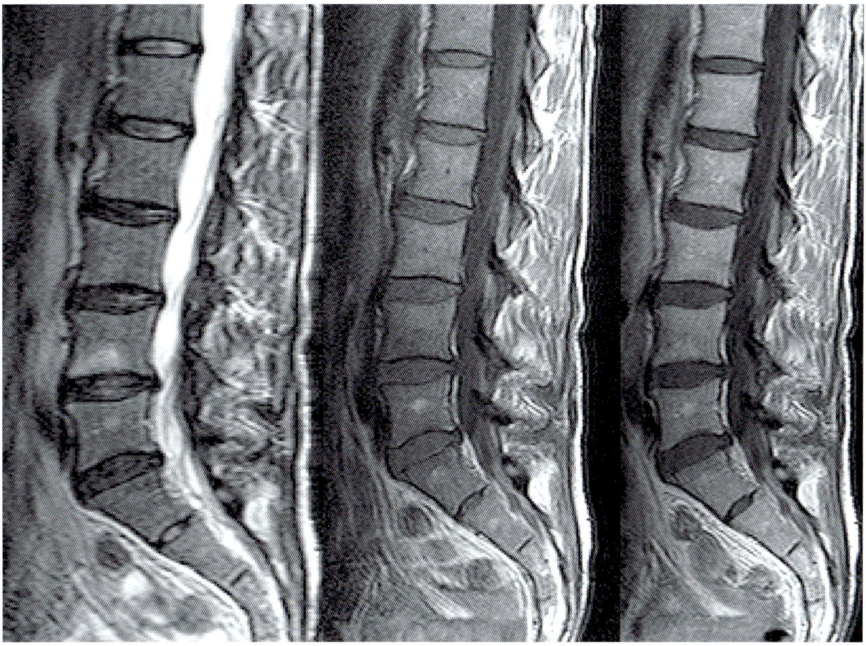

Abb. 19.5. Erosive Osteochondrose, Typ Modic I. Bandscheibennahes Marködem *(links)*, T2-gewichtete Turbo-SE- und T1-gewichtete SE-Sequenz *(Mitte)*

in der Regel aus den Wirbelkörpern in den Wirbelbogen aus, zerstören Hinter- und Vorderkanten und weniger die Grund- oder Deckplatten. Die chondrokalzinotische Spondylopathie und die Amyloid-bedingten destruierenden Formen der Spondylarthropathie bei Langzeitdialysepatienten [1] können Bilder einer infektiösen Spondylodiszitis hervorrufen. Bei letzterer Erkrankung ist typischerweiser die HWS (vor allem der atlantodentale Übergang) betroffen mit Amyloid-typischer Signalcharakteristik im Chemical-Shift-Imaging. Darüber hinaus sollte die Vorgeschichte des Patienten bei einem entsprechenden MR-Befund an diesen Formenkreis denken lassen (Abbildung 19.5).

FAZIT FÜR DIE PRAXIS

Konventionelle Röntgendiagnostik und die Computertomographie zeigen eine Spondylodiszitis erst nach 2–3 Wochen. Im Gegensatz dazu ist die MRT ein sensitives Frühdiagnostikum, das bereits in der ersten Woche positiv ist. Auch Abszedierungen und spinale Komplikationen lassen sich in einem frühen Stadium nachweisen. Die gesamte Wirbelsäule lässt sich problemlos in 20 Minuten darstellen, ein wesentlicher Vorteil vor allem bei der tuberkulösen Spondylodiszitis mit u. U. multisegmentalem Befall. Häufigste Differentialdiagnosen sind die erosive Osteochondrose und Tumoren, die jedoch eher die Vorder- und Hinterkanten als die Grund- oder Deckplatten zerstören.

Literatur

1. Stäbler A, Kroner G, Seiderer M, Samtleben W (1991) MRT der dialyseassoziierten Spondylarthropathie der Atlantoaxialregion. RÖFO 154: 469–474
2. Steinberg PM, Ross JS, Masaryk TJ, Carter JR (1988) Einteilung nach Modic and Ross Degenerative disk disease: assessment of changes in vertebral body marrow with MR imaging. Modic MT. Radiology 166: 193–199

Die konservative Behandlung 20

C. Wimmer und B. Stöckl

Historisches

Infektiöse Wirbelkörperdestruktionen konnten bereits bei ägyptischen Mumien nachgewiesen werden. Hier fand man ca. 1000 v. Chr. eine Mumie mit Zerstörung des XI. und X. Brustwirbels bei einem Psoasabszess.

Im Jahre 400 vor Christi berichtet Hippokrates von infektiösen Wirbelkörperdestruktionen.

1779 beschreibt Pott die Spondylitis tuberculosa; Bis heute kennen wir die Pott-Trias (Paraplegie, Gibbus, Abszess).

Um 1880 berichtet Lannelongue über eine erste Serie von pyogenen Wirbelsäuleninfektionen.

Die Diagnose „infektiöse Wirbelsäulenerkrankung“ hatte bis 1930 meist ein letales Ende. Erst nach 1940 konnte mit verbesserter Diagnostik und – vor allem durch den Einsatz von Antibiotika – eine Heilung erreicht werden.

Heute machen die infektiösen Wirbelsäulenerkrankungen 2–4% aller Osteomyelitiden aus.

Definition

Unter einer Spondylodiszitis verstehen wir eine Entzündung der Bandscheibe. Zeitweise kann es zu einer Mitbeteiligung der Endplatten kommen. Bei Kindern tritt sie meist bakteriell, selten viral, durch hämatogene Streunung auf. Beim Erwachsenen liegt oft eine Komplikation nach einem chirurgischen Eingriff (Diskektomie oder Diskographie) vor.

Die Spondylitis hingegen ist eine Entzündung der Bandscheibe und des Wirbelkörpers (Wirbelkörperosteomyelitis). Es kommt zum Eindringen von Erregern in den Knochen nach Überwindung der körpereigenen Abwehr. Die Ursache ist hier bakteriell, viral, fungal oder tuberkulös.

Klassifikation

Die funktionellste Klassifizierung von Infektionen an der Wirbelsäule erfolgt nach dem ursächlichen Organismus. Man kann drei Formen unterscheiden:

- die pyogene Infektion (unspezifische Spondylitis), die durch Bakterien oder Pilze verursacht wird,
- die granulomatöse Erkrankung (spezifische Spondylitis), verursacht durch Tuberkelbakterien,
- die parasitäre Form, die in Europa nur eine untergeordnete Rolle spielt, verursacht durch Parasiten, wie z. B. die Echinokokkosis.

Keimgewinnung

Als eines der Behandlungsziele sollte am Anfang die Keimgewinnung stehen. Man kann interdisziplinär in Zusammenarbeit mit der Radiologie CT-gezielt eine Keimgewinnung mit einer Biopsienadel durchführen. Hat man diese Möglichkeit nicht, kann unter Bildwandlerkontrolle sehr gut entweder perkutan oder auch mit einer Biopsienadel eine Probengewinnung vorgenommen werden. Nach einer Arbeit von Cserhati 1982 gelingt ein Keimnachweis nur in 33% der Fälle, andere Autoren berichten über einen Keimnachweis von bis zu 50%. In unserem Patientengut konnten wir einen Keimnachweis von bis zu 75% erreichen, wobei die Ursache für den geringen Erfolg des Keimnachweises in der meist bereits begonnenen antibiotischen Vorbehandlung liegt.

Unspezifische Spondylitis

Die Akutizität und die Schwere der Infektion werden durch die Virulenz des Keims und die Abwehrlage des Organismus bestimmt. Es besteht eine Verzögerung zwischen Beginn der Symptomatik und Diagnosestellung. Die Verzögerung beträgt im Schnitt 6–12 Wochen. Der Beginn ist plötzlich, mit Schmerzen im betroffenen Wirbelsäulenabschnitt, die durch körperliche Aktivität zunehmen. In Ruhe kommt es dagegen zu einer Linderung des Beschwerdebildes. Primär bestehen keine neurologischen Ausfälle. Begleitsymptome können Gewichtsverlust, Dysurie, Photophobie und Fistelung sein. Schmerzen im Flankenbereich und der Leiste können ihre Ursache in einem Psoasabzess haben. Die lumbalen Abschnitte sind oftmals bevorzugt. Eine Läsion im zervikalen Bereich kann es zu einer Dysphagie führen.

Im Labor findet man immer eine Erhöhung der CRP-Werte (C-reaktives Protein) und der Blutkörperchensenkungsgeschwindigkeit (BSG). Die Leukozyten zeigen meist eine Erhöhung mit einer Linksverschiebung.

Im Röntgen sehen wir in den ersten 3–4 Wochen nichts. Erst danach kommt es zu einer Verschmälerung des Bandscheibenraums und einer Verdichtung der Wirbelkörperendplatten (innerhalb von 10–12 Wochen). Lytische Destruktionen an den Endplatten treten auf, und es entsteht ein Wirbelkörperkollaps mit überwiegend angulären Kyphosen.

Im MRT ist schon frühzeitig eine entzündliche Veränderung zu sehen. Ferner kann ein genaues Ausmaß über die Weichteilbeteiligung und Zerstörung des Wirbelkörpers gewonnen werden. Das MRT dient auch zur differentialdiagnostischen Abgrenzung von einer Tumorerkrankung.

Die Skelettszintigraphie zeigt bereits frühzeitig schon eine hohe Sensitivität, ist aber durch die Verbreitung des MRI als primäres Diagnostikum verdrängt worden.

Prinzipien der konservativen Therapie

Die Immobilisation bzw. die Bettruhe des Patienten für mehr als 6 Wochen stand und steht auch noch heute an vielen Abteilungen als Zielvorgabe im Raum. Unsere Erfahrungen haben gezeigt, dass eine frühzeitige Mobilisation in einem adäquaten Korsett Sinn macht. Die Patienten werden maximal für zwei Wochen im Bett ohne Gipsliegeschale immobilisiert. Die Mobilisation erfolgt dann in einer thorakolumbosakralen Orthese. Zusätzlich erhalten die Patienten ein Antibiotikum nach Antibiogramm. Konnte kein Keimnachweis erfolgen, führt man eine zweifache Antibiose z. B. mit Cefuroxim und Fosfomycin durch. Die intravenöse Antibiotikatherapie erfolgt nach Verlauf der Entzündungsparameter, mindestens jedoch 2 Wochen lang. Im Anschluss daran erfolgt die Umstellung auf ein orales Antibiotikum für weitere 6 Wochen nach Verlauf der Entzündungsparameter, jedoch mindestens 1 Woche über die Normalisierung der Entzündungswerte hinaus.

Kann trotz intravenöser antibiotischer Therapie keine Verbesserung der Entzündungswerte erreicht werden, ist die Indikation zur operativen Versorgung zu stellen.

Eigene Erfahrungen mit der konservativen Behandlung der unspezifischen Spondylitis

Das Ziel der prospektiv angelegten Studie war es, durch klinische Prüfung einen antibiotischen Standard zu evaluieren. Als Zielgröße wurde die klinische Heilung bei Therapieende und nach einem Jahr verwendet.

Patienten

Insgesamt konnten 40 Patienten von 1996 bis 2002 in die Studie inkludiert werden. Das durchschnittliche Patientenalter betrug 60 Jahre (14–80). Die geschlechtliche Verteilung war mit einem Verhältnis von 20 Frauen zu 20 Männern ausgeglichen. In 55% der Fälle waren die Patienten nicht effektiv mit einem Antibiotikum anbehandelt. In 29 Fällen (75%) gelang es, einen Keimnachweis zu führen (siehe folgende Übersicht). Die Keimgewinnung erfolgte über eine CT-gezielte Punktion des Wirbelkörpers. In den meisten Fällen waren die mittlere und untere BWS sowie der thorakolumbale Übergang betroffen (Tabelle 20.1). Die Wirbelkörper waren in allen Fällen befallen, seltener die Wirbelgelenke oder Querfortsätze.

Tabelle 20.1. Höhenlokalisation und Komplikationen (65%) vor Therapiebeginn

Höhe	n	Komplikation
C1/2	2	–
Th6/7	1	Inkompletter QS
Th7/8	1	Inkompletter QS, Epiduralabszess
Th8/9	1	–
Th10/11	3	3-mal Pleuraempyem
Th11/12	4	Inkompletter QS, Epiduralabszess, Exitus letalis
Th12/L1	11	1-mal Abszess
L2/3	4	1-mal Douglas-Abszess
L3/4	2	Osteomyelitis Fuß, Sakroileitis
L4/5	6	Osteomyelitis Fuß, Sakroileitis
L5/S1	5	2-mal Abszess

QS Querschnitt.

Keimspektrum nach Häufigkeit bei der unspezifischen Spondylodiszitis

- *Staphylococcus aureus* und Koagulase-negative Staphylokokken
- *Streptococcus pyogenes* und vergrünende Streptokokken
- *Actinomyces spp.*
- *Escherichia coli*
- *Clostridium perfringens*
- *Proteus spp.*
- *Brucella spp.*
- Enterokokken
  - *Salmonella typhi*
  - *Salmonella paratyphi* A und B

Behandlungsregime

Alle Patienten erhielten eine zweifache Antibiotikatherapie. Jeder bekam als Standard Fosfomycin (Infectofos®) 8–24 g täglich i.v. in Kombination mit einem Cephalosporin der 2. Generation oder anderen Betalactamen, Clindamycin, Rifampicin, Vancomycin oder Metronidazol. Die Behandlungsdauer betrug im Durchschnitt 24 (13–89) Tage. Die Antibiotikagabe wurde grundsätzlich eine Woche nach Normalisierung der CRP-Werte abgesetzt.

Die Immobilisation begann mit einer Bettruhe von im Durchschnitt 5 (3–14) Tagen. Im Anschluss daran konnten die Patienten mit einem Spondykorsett aus Gips oder abnehmbar aus Kunststoff mobilisiert werden. Die Korsetttragedauer betrug im Durchschnitt 4 (3–9) Monate.

22 von 40 Patienten mussten im weiteren Verlauf einer operativen Behandlung unterzogen werden (siehe folgende Übersicht).

Operationsindikation bei Versagen der konservativen Therapie
- Abszedierung mit allen Zeichen der akuten Entzündung
- Keine Besserung auf konservative Behandlung innerhalb von 12 Wochen
- Drohende neurologische Ausfälle
- Neurologische Ausfälle
- Sepsis
- Instabilität der befallenen Segmente
- Keine sichere Differentialdiagnose

Auswertung

Der Behandlungserfolg wurde in drei Kategorien unterteilt:
- *Klinische Heilung zu Therapieende* mit Normalisierung der klinischen Symptome und der CRP-Werte.
- *Klinische Besserung mit Restbefunden:* Dabei handelt es sich um eine deutliche Besserung der klinischen Symptome und der Laborwerte. Es bestanden jedoch noch Residuen, die aber keine weitere antimikrobielle Therapie erforderten.
- *Therapieversager:* Hierunter versteht man Fortbestehen der Sekretion, Persistieren einer Fistel, klinische Infektionszeichen wie Fieber, Gewichtsverlust, Schmerzen oder die Verschlechterung radiologischer Zeichen.

Ergebnisse

Eine klinische Heilung zu Therapieende konnte in 30/40 Fällen (75%) erreicht werden, eine klinische Besserung mit Restbeschwerden bei 5 Patienten (12,5%). Somit zeigte sich eine Erfolgsrate von 87,5%. In den restlichen 5 Fällen (12,5%) kam es zu einen Therapieversagen oder zu einem unklaren Ergebnis. Bei 2 dieser 5 Patienten kam es zum Exitus letalis aufgrund des multimorbiden Zustandes.

FAZIT FÜR DIE PRAXIS

Die konservativen Behandlungsergebnisse zeigen, dass eine Therapie der unspezifischen Spondylitis mit Fosfomycin in Kombination mit einem Cephalosporin der 2. Generation effektiv und sicher ist. Nebenwirkungen dieser Antibiotikakombination waren nicht zu verzeichnen.

Spezifische Spondylitis

Die Tuberkulose ist eine chronisch verlaufende Infektionskrankheit, die weltweit verbreitet ist und heutzutage auch in den Industriestaaten durch HIV und Immigration wieder an Bedeutung gewinnt. Weltweit sterben jährlich 3 Millionen Menschen an den Folgen der Tuberkulose. Schlechter Ernährungszustand, niedere soziale Verhältnisse und ein geschwächtes Immunsystem begünstigen Infektionen und Erkrankungen. In Westeuropa erkrankt heute durchschnittlich 1 Person von 100.000.

1–3% der Tuberkuloseinfektionen betreffen das muskuloskelettäre System. Die Wirbelsäulentuberkulose ist mit 50% der Fälle die häufigste Form der ossären Tuberkulose. Generell kommt die Tuberkulose monoartikulär oder in einem lokalisierten Segment der Wirbelsäule vor. In nahezu 10% der Fälle können multiple Läsionen klinisch und radiologisch festgestellt werden.

Erreger der Tuberkulose ist das *Mycobacterium tuberculosis*, seltener *Mycobacterium bovis*, das vom Rind auf den Menschen übertragen wird und seit Sanierung der Rinderbestände in Europa in 0,1% der Fälle vorkommt. Es handelt sich um säurefeste, Gram-positive, unbewegliche Stäbchen.

Der Name Tuberkulose leitet sich von dem häufigsten morphologischen Substrat her, einen 1–2 mm durchmessenden Knötchen, dem Tuberkulom oder Tuberkel.

Die Tuberkulose ist eine zyklische (oder spezifische) Infektionskrankheit. Bei der Primärinfektion kommt es zu einer Reaktion an der Eintrittspforte und den benachbarten Lymphknoten, dem sog. Primärkomplex. In diesem Stadium wird die zelluläre Abwehr über T-Lymphozyten aktiviert. Auch kommt es regelhaft zu einer Generalisierung, d. h. einer Einschwemmung der Tuberkelbakterien in die Blutbahn, wodurch sekundäre Läsionen z. B. in der Lunge oder auch im Knochen entstehen können. Nach Aktivierung der zellulären Abwehr gelingt es dem Immunsystem in der Regel, die Erreger in Granulomen zu konzentrieren und ihre weitere Vermehrung zu unterbinden. Ein Teil der Tuberkelbakterien kann in den Granulomen überleben. Über Vernarbung und Verkalkung werden die Erreger aus dem Körper ausgegrenzt, können aber bei Veränderung der Abwehrlage wieder aktiviert werden. So kann es in dieser postprimären Phase von einer reaktivierten Läsion ausgehend zu einer erneuten hämatogenen Streuung kommen.

Granulome stellen in der Frühphase eine exsudative Läsion dar, die aus Granulozyten, Monozyten und T-Lymphozyten besteht. Im weiteren Verlauf entwickelt sich ein produktives Granulom, das durch Makrophagen und T-Lymphozyten in unterschiedlichen Aktivierungs- und Entwicklungsstufen charakterisiert ist. Es kommt zu einer Umwandlung von Makrophagen in Epitheloidzellen mit überwiegend sekretorischer Funktion und vielkernigen Riesenzellen, den Langerhans-Zellen, die die Bakterien im Granulom einkapseln. Durch Zellzerfall im Zentrum des Granuloms kommt es zunächst zu einer Koagulationsnekrose, der Verkäsung, die bei massivem Zerfall von Makrophagen durch hydrolytische Enzyme verflüssigt werden kann (Kolliquationsnekrose), so dass Höhlen (Kavernen) oder kalte Abszesse entstehen können.

Der kalte Abszess ist ein Charakteristikum der osteoartikulären Tuberkulose. Die Größe des Abszesses ist nicht proportional zum Grad der Destruktion, der durch die Infektion verursacht wird. Des Weiteren entstehen Höhlen, oberflächliche Abszesse, die Sekundärinfektionen den Weg bereiten, die wiederum das klinische, radiologische und pathologische Bild modifizieren können.

Krankheitsverlauf

Die osteoartikuläre Tuberkulose entsteht durch eine hämatogene Streuung aus einem aktiven oder reaktivierten Herd außerhalb des Skelettsystems z. B. in der Lunge, aber auch in andern Organen. An der Wirbelsäule ist der thorakolumbale Bereich am häufigsten betroffen. Die gleichzeitige Beteiligung der paradiskalen Teile des Wirbelkörpers bei typischer Wirbelsäulentuberkulose ist Zeichen der hämatogenen Streuung. Eine unbehandelte Wirbelsäulentuberkulose führt zu einem langsam fortschreitenden, aber unvermeidlichen Zusammenbruch der Wirbelkörper und zur Hyperkyphose. Bei den meisten Patienten sind 2 oder mehr Wirbel betroffen. Normalerweise ist eher ein Teil des Wirbels als der gesamte Wirbel betroffen. Eine Beteiligung des dorsalen Wirbelbogens kommt jedoch in 20–50% zusammen mit einem Befall des Wirbelkörpers vor.

Nach der Infektion kommt es zu einem Aufweichen des Kochens. Der aufgeweichte Knochen gibt leicht der Schwerkraft und dem Muskelzug nach, was zu Kompression, Kollaps oder Deformation führt. Die Nekrose wird durch einen ischämischen Infarkt von Knochensegmenten verursacht, aufgrund der schlechten Ernährung degenerieren der angrenzende Knorpel und der dazwischen liegende Diskus oder es bildet sich ein Sequester. Eine Verschmälerung des Diskus ist oft das erste radiologische Zeichen. Jede Verschmälerung des Zwischenwirbelraums kombiniert mit einer Konturunschärfe der paradiskalen Ränder (Grund und Deckplatten) der Wirbelkörper können auf eine Tuberkulose hinweisen und treten vor der knöchernen Destruktion auf. Knöcherne Veränderungen in der WS treten erst 3–6 Monate nach Krankheitsbeginn auf, wobei die Veränderungen mit moderner Bildgebung bereits nach 6 Wochen entdeckt werden können.

Klinik

Charakteristisch sind der heimtückische Beginn mit monoartikulärem Befall oder dem Befall einzelner Knochen und Allgemeinsymptomen wie niedriges Fieber, Mattigkeit, Appetitlosigkeit, Gewichtsverlust, Nachtschweiß, Tachykardie und Anämie. Lokalisierte Schmerzen, Schwellung, Einschränkung der Gelenksbeweglichkeit gehen den radiologischen Veränderungen 4–6 Wochen voraus. Die klassische Pott-Trias mit Abszess, Gibbus und Lähmung ist heute nur selten zu sehen.

Radiologische Diagnostik

Das konventionelle Röntgenbild bietet erst 2 Monate nach Krankheitsbeginn verwertbare Zeichen wie unscharfe Konturierung von Wirbelkörpern und Deckplatten, Verschmälerung der Bandscheibe und paravertebrale Abszesse.

Die Durchführung einer Skelettszintigraphie ist dann sinnvoll, wenn in der Frühphase bei noch negativem Röntgenbefund ein Verdacht vorliegt. Früher wurde diese Methode häufig verwendet, findet jetzt aber zunehmend weniger

Anwendung, weil die Magnetresonanztomographie (MRT) die Indikation zur Skelettszintigraphie an der Wirbelsäule verdrängt hat.

Die MRT-Untersuchung mit Kontrastmittelapplikation ist das beste bildgebende Verfahren zur Unterscheidung von Abszess und Bindegewebe sowie zur Beurteilung von intraspinaler Ausbreitung, Rückenmarkskompression, fokaler Myelopathie, meningealem Befall und paraspinaler Ausbreitung (◘ Abbildung 20.1).

Multisegmentaler, multizentrischer Befall, Aussparung des Diskus, großer paravertebraler Abszess, Knochenfragmente, subligamentäre Ausbreitung, heterogene Signalintensität und Rim-enhancement-Pattern in der MRT sprechen mehr für die Tuberkulose als für eine Osteomyelitis. Unterscheidungskriterien zu einer Neoplasie sind das Bestehen eines paravertebralen Abszesses, das Vorliegen von Knochenfragmenten, eine subligamentäre Ausbreitung über zwei Wirbel und die enge Beziehung zu Endplatten und Ecken der Wirbelkörper.

Im Gegensatz dazu ist die Computertomographie (CT) das beste bildgebende Verfahren, um den Grad der ossären Destruktion zu bestimmen und um eine gezielte Biopsie zur Diagnosesicherung zu gewinnen. Im CT nachgewiesene Verkalkungsherde im Abszess sind – wenn vorhanden – beweisend für die Tuberkulose. Andererseits hat das MRT die höhere Sensitivität bei der Früherkennung einer ossären Beteiligung.

Hämatologie

In den meisten Fällen sieht man eine relative Lymphozytose, Hb- Verminderung und die Erhöhung der Blutsenkungsgeschwindigkeit. Drei bis sechs monatliche Kontrollen zeigen den Verlauf der Krankheitsaktivität.

Mendel-Mantoux-Test (intrakutaner Tuberkulintest)

Ein positiver Test weist auf eine aktive Erkrankung hin. Falsch-positive Ergebnisse treten bei gegen Tuberkulose geimpften Patienten auf. Ein negativer Test lässt eine Tuberkulose ausschließen. Ein falsch-negatives Ergebnis kann bei Immunschwäche vorliegen.

Biopsie, Kultur und Serologie

Das Vorkommen eines typischen Tuberkels in der diagnostischen Biopsie oder im Kürettagematerial ist für die Tuberkulose beweisend. Ähnliche histologische Veränderungen können jedoch auch bei Brucellose, Sarkoidose oder Lepra gefunden werden. Eine 100%ige Diagnose ist mit einer positiven Kultur und Identifikation des pathogenen Keims zu stellen, was im klinischen Alltag nur selten der Fall ist.

Der Nachweis von Antikörpern in Serum und Urin, der antituberkulöse Glykolipid-IgG-Antikörper-Assay, die Verwendung eines ELISA zum Nachweis verschiedener Mykobakterienantigene und zuletzt die spezifische PCR-Untersuchung haben bisher nicht Eingang in die Standarddiagnostik gefunden. Bisher

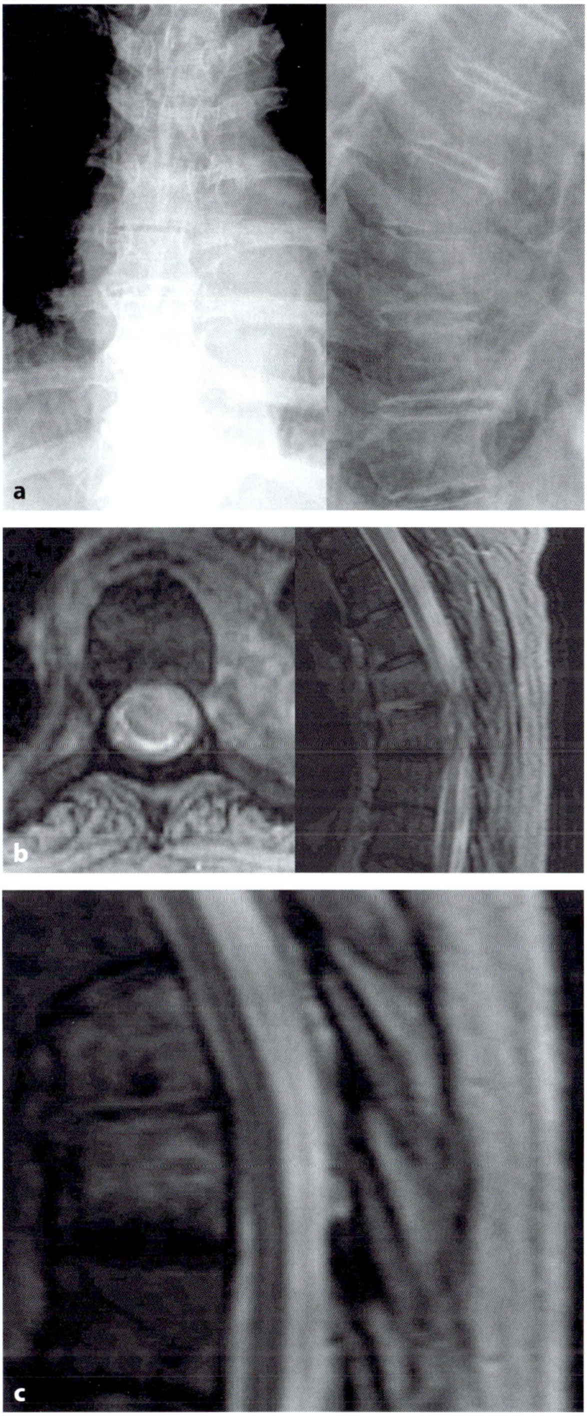

Abb. 20.1.
a Im konventionellen Röntgen der Brustwirbelsäule besteht eine Spondylitis in Höhe BWK 6/7.
b Im MRT kommt eine Spondylitis im Segment BWK 6/7 zur Darstellung. Der axiale Schnitt zeigt einen Epiduralabszess. Mittels CT-gesteuerter Punktion konnte ein *Staphylococcus aureus* nachgewiesen werden.
c 7 Monate nach konservativer Behandlung war der Patient schmerzfrei. Im Kontroll-MRT zeigt sich die vollständige Ausheilung des Epiduralabszesses

bleiben diese Untersuchungen nur eine Ergänzung der klassischen diagnostischen Verfahren.

Konservative oder operative Behandlung?

Wenn die Erkrankung bei einem Patienten früh diagnostiziert und wirksam therapiert wird, kann eine Heilung ohne bleibende Schäden erreicht werden. Für eine kombinierte Chemotherapie stehen verschiedene Tuberkulostatika zur Verfügung (siehe unten). Wenn ein Patient auf die Therapie nicht anspricht, sollte an eine Resistenz oder Intoleranz gedacht werden. Ein chirurgischer Eingriff ist kein Ersatz für eine längere medikamentöse Therapie. Ein konservativer Therapieversuch ist bei den meisten Patienten gerechtfertigt, bevor an eine chirurgische Intervention gedacht wird.

Behandlungschema mit Tuberkulostatika

- Initialphase 2 Monate
  - INH + RMP + PZA + SM
  - INH + RMP + PZA + EMP
  - INH + RMP + PZA
- Stabilisierungsphase 4–8 Monate
  - INH + RMP

INH Isoniacid; *RMP* Rifampicin; *PZA* Pyrazinamid;
EMB Ethambutol; *SM* Streptomycin

Eine absolute Operationsindikation ist dann gegeben, wenn ein neurologisches Defizit vorliegt. Durch zunehmende Defektbildung kommt es zu einer Instabilität mit drohendem Querschnitt (▫ Abbildung 20.2). Eine relative Operationsindikation besteht bei Abszedierung, zunehmender Defektbildung, Rezidiv oder Fortschreiten der Spondylitis unter Chemotherapie. In vielen Fällen der Spondylitis tuberculosa kommt man mit einer konservativen Behandlung aus.

Eigene Erfahrungen mit der konservativen Behandlung der tuberkulösen Spondylitis

Patienten

Wir evaluierten die Ergebnisse der konservativen Behandlung der tuberkulösen Spondylitis (TBS) über einen Nachbeobachtungszeitraum von 10 Jahren im Hinblick auf die sagittale Ebene der WS. 48 Patienten mit TBS wurden konservativ mit Tuberkulostatika und einem Korsett behandelt. Drei Patienten benötigten aufgrund der Progression der Kyphose und der Entwicklung neurologischer Defizite einen chirurgischen Eingriff und wurden von der Studie ausgeschlossen. Schließlich konnten 40 Patienten über einen Nachbeobachtungszeitraum von mindestens 10 Jahren evaluiert werden.

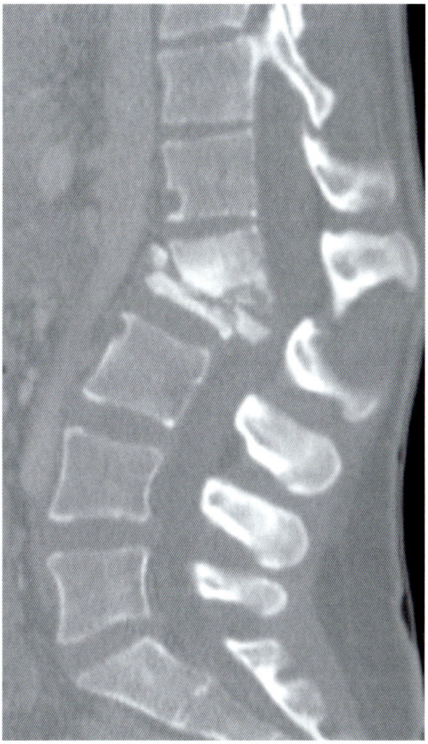

Abb. 20.2.
Absolute Operationsindikation bei einer Spondylitis tuberculosa L1/2 mit Instabilität und beidseitigem Psoasabszess

Die Diagnose wurde nach den WHO-Kriterien gestellt. In allen Fällen wurde eine histologische und bakteriologische Untersuchung zur Diagnostik verwendet, bevor man mit der Therapie begann. 35 von 40 Patienten hatten einen positiven Tuberkulintest und 30 Patienten in ihrer Vorgeschichte eine Lungentuberkulose. Keiner der Patienten hatte neurologische Defizite.

Das durchschnittliche Alter zu Therapiebeginn betrug 29 (12–52) Jahre. Das Alter bei der letzten Nachuntersuchung betrug im Mittel 46 (22–64) Jahre. Die mittlere Nachbeobachtungszeit betrug 17 (20–26) Jahre. Das Ausmaß des Befalls wird in Tabelle 20.2 gezeigt.

Behandlungsregime

Die Patienten mussten in Abhängigkeit vom Grad der Deformierung und der Instabilität der Wirbelsäule 1–3 Wochen Bettruhe einhalten. Initial wurde eine antituberkulöse Dreierkombination eingesetzt (Rifampicin + Isoniazid + Ethambutol). Anschließend wurden die Patienten zunächst mit einem Gipsmieder versorgt. Nachdem die knöcherne Heilung dokumentiert wurde, erhielten die Patienten ein abnehmbares Mieder bis im Mittel 3 Monate nach Beginn der Chemotherapie. Die mittlere Dauer der Miederbehandlung betrug 16 (10–30) Monate.

Tabelle 20.2. Lokalisation der betroffenen Segmente an der Brust- und Lendenwirbelsäule

Segmente BWS	[n]	Segmente LWS	[n]
BWK V	1	LWK I	2
BWK VI	3	LWK II	3
BWK VII	2	LWK III	9
BWK X	6	LWK IV	7
BWK XI	3	LWK V	2
BWK XII	3		

Auswertung

Die klinische Untersuchung zur Evaluierung des lokalen Schmerzes erfolgte mit dem Springing-Test und dem Federungstest. Der Grad der Kyphose vor der Behandlung und bei der Nachuntersuchung wurde nach Cobb bestimmt. Schmerzen und Arbeitsfähigkeit wurden mittels Fragebogen evaluiert.

Ergebnisse

22 von 40 Patienten hatten bei der Nachuntersuchung keine Schmerzen, 11/40 hatten gelegentlich Schmerzen, 6/40 hatten Schmerzen am Morgen und 1/40 klagte über chronische Schmerzen. Der Springing-Test war in 4 Fällen in den proximalen Segmenten und in 3 Fällen in den distalen Segmenten positiv. 34 von 40 Patienten konnten an ihren früheren Arbeitsplatz zurückkehren. 6 Patienten gingen aufgrund von Behinderung und Schmerzen mit einem mittleren Alter von 59 (57–64) Jahren in Frühpension.

In 30 Fällen zeigten die abschließenden Röntgenuntersuchungen einen soliden knöchernen Durchbau der betroffenen Segmente, in zwei Fällen einen teilweisen Durchbau und keinen Durchbau in 8 Fällen (◘ Abbildung 20.3). Insgesamt betrug die Fusionsrate 80%. Der mittlere Kyphosewinkel nach Cobb lag für die thorakalen Segmente zu Beginn der Therapie bei 18° (10–24°), bei der letzten Nachuntersuchung bei 22° (10–24°). Im Bereich der Lendenwirbelsäule vergrößerte sich der Kyphosewinkel von 9° zu Beginn der Therapie auf 12° (5–26°) bei der Nachuntersuchung. Die Winkeländerungen in der Sagittalebene zeigten vom Beginn der Behandlung bis zur letzten Nachuntersuchung keinen signifikanten Unterschied.

FAZIT FÜR DIE PRAXIS

Im Langzeitverlauf zeigte sich nur eine geringe Zunahme der Kyphose. Die Grenze ist hier bei einer Kyphose, die primär größer ist als 30°, zu ziehen. Die konservative Therapie hat somit einen wichtigen Stellenwert in der Behandlung der Spondylitis tuberculosa.

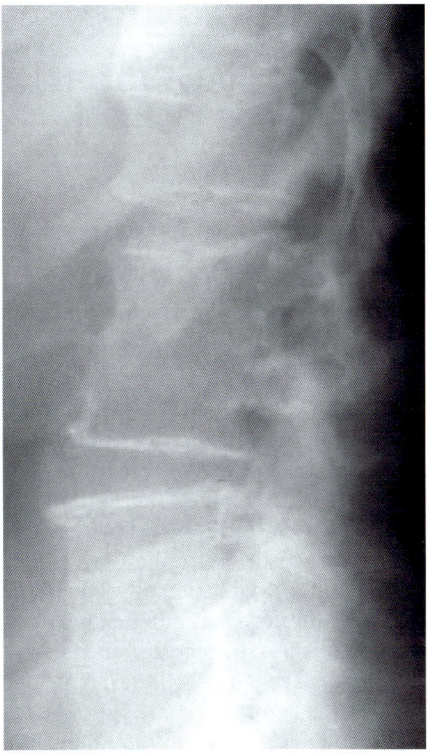

Abb. 20.3.
Darstellung der fusionierten Segmente L4/5 und L2/3 15 Jahre nach konservativer Behandlung der Spondylitis tuberculosa

Literatur

1. Anderson CE (1956) Spondyloschisis following spine fusion. J Bone Joint Surg (Am) 38: 11–42
2. Konstam PG, Blevosky A (1962) The ambulant treatment of spinal tuberculosis. Br J Surg 4: 26–38
3. Malawski SK, Lukawski S (1991) Pyogenic infection of the spine 272: 58–66
4. Moon MS, Kim I, Woo YK, Park YO (1987) Conservative treatment of tuberculosis of the thoracic and lumbar spine in adults and children. Int Orthop 11: 315–122
5. Moon MS, Moon YW, Moon JL, Kim SS, Sun DH (2002) Conservative treatment of tuberculosis of the lumbar and lumbosacral spine. Clin Orthop 398: 40–49
6. Quershi NH, O`Brien DP, Allcutt DA (2000) Psoas abscess secondary to discitis: a case report of conservative management. J Spinal Disord 13: 73–76
7. Schulitz KP, Assheuer J (1994) Discitis after procedures on the intervertebral disc. Spine 19: 1172–1177
8. Silber JS, Anderson DG, Vaccaro AR, Anderson PA, Mc Cormick P (2002) Management of postprocedural discitis. Spine J 4: 279–287
9. Wimmer C, Ogon M, Sterzinger W, Landauer F, Stoeckl B (1997) Conservative treatment of tuberculus spondylitis. A long term follow up study. J Spinal Disord 5: 417–419
10. Wirtz DC, Genius I, Wildberger JE, Adam G, Zilkens KW, Niethard FU (2000) Diagnostic and therapeutic management of lumbar and thoracic spondylodiscitis – an evaluation of 59 cases. Arch Orthop Trauma Surg 120: 245–251

21 Operative Therapie der Spondylodiszitis einschließlich minimal-invasiver Verfahren

K.-S. Delank und P. Eysel

Einführung

Die bakterielle Entzündung der Wirbelsäule stellt eine schwer wiegende Komplikation einer Septikämie oder aber die Folge einer iatrogenen Infektion nach verschiedenen Eingriffen an der Wirbelsäule dar. Ausgangspunkt der hämatogen verursachten Spondylodiszitis ist in aller Regel die Grund- oder Deckplatte eines Wirbelkörpers. Von dort greift die Entzündung auf das bradytrophe Gewebe der Bandscheiben über und befällt im weiteren Verlauf entweder den angrenzenden Wirbelkörper oder führt zu einer entzündlichen Raumforderung in den paravertebralen Weichteilen bzw. zu einem intraspinalen Abszess. Infolge der noch bestehenden Gefäßversorgung der Bandscheibe kann es dagegen bei Kindern zu einer primären, ebenfalls hämatogen verursachten Diszitis kommen. Diese Sonderform ist eine Indikation für eine konservative Therapie. Die Entzündung befällt die ventralen Abschnitte der Wirbelsäule, so dass es bei einer voranschreitenden Schwächung der lasttragenden knöchernen oder diskogenen Strukturen zu einer typischen kyphotischen Deformität kommt. Zusätzlich können auch Veränderungen im frontalen Profil der Wirbelsäule hervorgerufen werden. Die Spondylodiszitis tritt mit einem Anteil von 2–4% an allen Osteomyelitiden selten auf, jedoch kann es bei einer zu spät eingeleiteten oder unzureichenden Therapie zu erheblichen Deformitäten mit daraus resultierenden Funktionsstörungen der Wirbelsäule kommen. Starke kyphotische Deformationen und eine intraspinale Ausbreitung der Entzündung können darüber hinaus zu schwer wiegenden neurologischen Störungen führen.

Aus ätiologischer Sicht war die tuberkulöse Spondylitis als Ursache der so genannten „Pott-Trias" (Abszess, Lähmung der unteren Extremitäten, Gibbus) über eine lange Zeit die häufigste entzündliche Veränderung der Wirbelsäule. In der jüngeren Vergangenheit ist dagegen eine zunehmende Rate unspezifischer Entzündungen als Hauptursache bekannt [3]. Grundsätzlich ist durch jede pyogene Lokal- oder Allgemeininfektion die Ausbildung einer hämatogenen Spondylodiszitis möglich. Ein mikrobiologischer Keimnachweis gelingt am leichtesten bei akuten Verläufen, die Literaturangaben schwanken zwischen 40–80% der Fälle. Am häufigsten wird *Staphylococcus aureus* nachgewiesen. In sinkender Frequenz werden als Erreger *Staphylococcus epidermidis*, *Escherichia coli* sowie *Proteus* nachgewiesen, als Raritäten sind Infektionen durch Pilze oder auch Echinokokken anzusehen.

Die Häufigkeit der Spondylodiszitis nach Bandscheibenoperationen wird mit durchschnittlich etwa 1% (0,2–3%) in der Literatur angegeben. Weitere Risikofaktoren für die Erkrankung stellen ein Diabetes mellitus, ein chronischer Alkoholabusus sowie eine langfristige Kortikosteroidtherapie dar.

Hinsichtlich der Lokalisation ist die Spondylodiszitis am häufigsten in den Abschnitten der thorakolumbalen Wirbelsäule anzutreffen, an der Halswirbelsäule tritt sie in weniger als 5% der Fälle auf. In einer Häufigkeit von 10–20% ist mit einer Ausweitung auf mehrere Segmente zu rechnen. Eine epidurale Abszedierung ist in einer Häufigkeit von lumbal 24%, thorakal 33% und zervikal 90% anzutreffen [8].

Die diagnostische Abklärung der Spondylodiszitis gestaltet sich oftmals schwierig, da die klinische Symptomatik insbesondere in der Frühphase uncharakteristisch ist. Allgemeine Symptome in Form von subfebrilen Temperaturen, Müdigkeit, Nachtschweiß und unspezifischen Rückenschmerzen stehen zunächst im Vordergrund. Erst bei einem progredienten Verlauf kommt es dann zu belastungsabhängigen Schmerzen, typischerweise mit einem Erschütterungsschmerz der Wirbelsäule und, bei einer Beteiligung nervaler Strukturen, zu einer radikulären oder pseudoradikulären Symptomatik. Laborchemisch können die Entzündungszeichen (C-reaktives Protein, Blutsenkungsgeschwindigkeit, Leukozyten) in Abhängigkeit von der Aktivität der Entzündung erhöht sein. Als unspezifische Parameter sind sie im Wesentlichen für die Verlaufbeobachtung der Spondylodiszitis von Bedeutung. Infolge der zu Beginn oftmals geringen Symptomatik kommt es nicht selten zu einer verzögerten Diagnosestellung. Durchschnittlich ist mit einem Intervall von 6 Monaten zwischen ersten Krankheitssymptomen und Diagnosestellung zu rechnen.

Die unbehandelte Entzündung der Wirbelsäule verläuft mit einer zunehmenden Destruktion des Bewegungssegments, die sich typischerweise in dem nativen Röntgenbild widerspiegelt. Es lassen sich vier verschiedene Stadien der Erkrankung abgrenzen [4] (◘ Abbildung 21.1).

Durch die Entzündung und den damit verbundenen Spannungsverlust im Bereich der Bandscheibe kommt es im Stadium I zu einer Erniedrigung der Intervertebralraumhöhe, die bereits im Nativröntgenbild auffällig wird. Eine zunehmende knöcherne Destruktion, die zunächst als Konturunregelmäßigkeit der Grund- und Deckplatten, später als ausgedehnte Osteolyse erkennbar ist, charakterisiert das Stadium II. Der weitere Substanzverlust der Wirbelkörper führt dann bei unverändert einwirkender Belastung zu einem Verlust der Tragfähigkeit mit Ausbildung einer segmentalen Kyphose (Stadium III). Am Ende des natürlichen Krankheitsverlaufs steht die Ankylosierung in einer mehr oder weniger ausgeprägten Kyphose mit knöchernen Abstützungsreaktionen (Stadium IV) bei einer meist ausgebrannten Entzündung.

Für die frühzeitige Diagnosesicherung steht heute als Goldstandard die Kernspintomographie (Sensitivität 96%, Spezifität 92%) zur Verfügung (siehe Kap. 19). Der entzündungsbedingte Anstieg der extrazellulären Flüssigkeit führt zu einer Signalminderung in den T1-gewichteten und zu einem Signalanstieg in den T2-gewichteten Aufnahmen. Kontrastmittelverstärkte Aufnahmen sind insbesondere zum Nachweis epiduraler Abszesse hilfreich. Die wichtigste Differentialdiagnose der Spondylodiszitis, die erosive Osteochon-

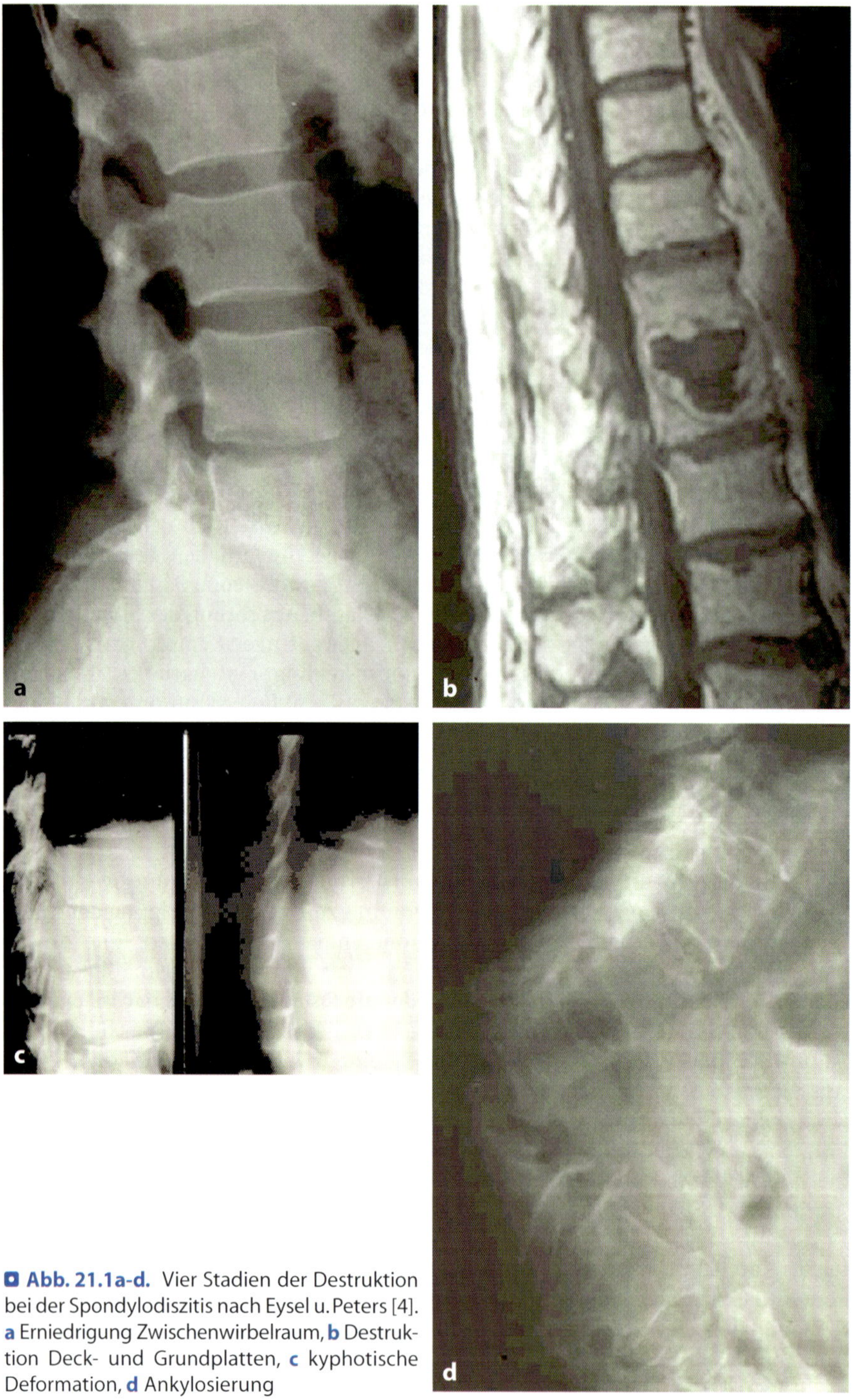

Abb. 21.1a-d. Vier Stadien der Destruktion bei der Spondylodiszitis nach Eysel u. Peters [4]. **a** Erniedrigung Zwischenwirbelraum, **b** Destruktion Deck- und Grundplatten, **c** kyphotische Deformation, **d** Ankylosierung

drose, zeigt in den T2-gewichteten Aufnahmen typischerweise keine Signalanhebung.

Die Knochenszintigraphie hat auf Grund der schlechten Spezifität von 78% nur zur Aufdeckung eines multilokulären Befalls eine Bedeutung.

Eine Indikation für die Computertomographie besteht, wenn eine präzise präoperative Darstellung der knöchernen Destruktionen notwendig ist. Falls keine operative Therapie angestrebt wird, muss der Versuch einer Keimisolierung für die Bestimmung eines Resistogramms erfolgen. Mit Hilfe der CT-gesteuerten Punktion gelingt der mikrobiologische Nachweis nur in 27–65% der Fälle. Zumindest die histologische Diagnosesicherung ist etwas häufiger, d. h. in 55–89%, möglich. Die daraus resultierende Problematik einer nicht zielgerichteten antibiotischen Behandlung muss bei der Abwägung der Operationsindikation mit berücksichtigt werden.

Operative Therapie

Für die Behandlung der Spondylodiszitis stehen operative und konservative Therapieverfahren zur Verfügung. Das Grundprinzip beruht auf einer Ruhigstellung und Resistogramm-gerechten antibiotischen Behandlung. Bei der konservativen Therapie besteht neben der bereits erwähnten Schwierigkeit einer Keimasservierung die Problematik einer notwendigen konsequenten Immobilisation (siehe Kap. 20). Diese muss, zumindest in der akuten Phase, in Form einer strikten Bettruhe mit allen daraus resultierenden Risiken erfolgen. In Abhängigkeit von dem befallenen Wirbelsäulenabschnitt kann bei radiologischen Zeichen einer beginnenden knöchernen Konsolidierung im weiteren Verlauf eine Ruhigstellung durch eine reklinierende Orthese durchgeführt werden und die Mobilisation aus dem Bett heraus erfolgen. Ziel ist es dabei, durch Reklination der Wirbelsäule die Kraftübertragung auf die dorsalen Elemente zu verlagern und die geschwächten Wirbelkörper zu entlasten. Am besten gelingt dies im thorakolumbalen Übergang, biomechanisch problematisch ist dagegen die Ruhigstellung im kraniozervikalen Übergang, hochthorakal und unterhalb von L3. Für die Akutversorgung ist ein Baycast-Mieder zu empfehlen, ansonsten sollte an der HWS der Philadelphia-Kragen, an der BWS/am thorakolumbalen Übergang ein Rahmenstützkorsett und an der LWS ein Zwei-Schalen-Kunstoffkorsett verwendet werden.

Bei einer bereits eingetretenen kyphotischen Deformation ergibt sich durch die konservative Behandlung keine Möglichkeit, das Wirbelsäulenprofil effektiv zu korrigieren. Die Indikation für eine konservative Therapie besteht somit bei nur gering progredienten entzündlichen Verläufen ohne Stabilitätsgefährdung der Wirbelsäule und ohne Ausbildung eines intraspinalen Abszesses.

Auch minimal-invasive Verfahren werden in der Literatur für die gleiche Indikation angegeben. Bavinzski [2] beschreibt z. B. die Verläufe von 17 Patienten mit einer postoperativen bakteriellen Spondylodiszitis nach Nukleotomie. Nach Débridement des Bandscheibenfachs von dorsal über einen mikrochirurgischen Zugang erfolgte die Einlage eines geschlossenen Spül-Saug-Drainage-Systems in den Intervertebralraum. Die Spülrate, mit normaler Kochsalzlösung ohne Antibiotikazusatz, betrug 30–50 ml/h. Nach einer 2- bis 4- wöchigen Bettruhe wurden 16 Patienten rasch schmerzfrei. Langfristig konnte bei 82% ein exzellentes bzw. ein gutes klinisches Resultat erzielt werden. Insbesondere bei älteren multimorbiden Patienten scheinen auch die alleinige CT-gesteuerte Punktion und gegebenenfalls die Drainage erfolgreiche Alternativen zur Operation darzustellen. In einem Kollektiv von 40 Patienten mit einer Spondylodiszitis, die mit einer CT-gesteuerten Punktion/Drainage behandelt wurden, mussten nur drei im weiteren Verlauf einer Operation zugeführt werden. Die Immobilisationsdauer betrug allerdings 8,7 Wochen [14].

Über einen perkutanen, transpedikulären Zugang berichtet eine Arbeitsgruppe aus Galvastone, USA [1, 7]. Dabei wird der Entzündungsherd über den nach kaudal angrenzenden Pedikel punktiert, débridiert und gegebenenfalls mittels einer Spül-Saug-Drainage drainiert. Dieses Verfahren wird als sicher und effektiv beschrieben. Die Autoren warnen jedoch ausdrücklich davor, dieses minimal-invasive Verfahren im Fall eines epidural lokalisierten Abszesses oder bei intraspinalem Granulationsgewebe anzuwenden. Auch bei ausgedehnten knöchernen Destruktionen ist dieses Vorgehen ineffektiv. Die Fusionsraten bei einem konservativen, gegebenenfalls minimal-invasiven Vorgehen werden in der Literatur zwischen 50 und 73% angegeben.

Eine eindeutige Operationsindikation ist bei neurologischen Ausfallerscheinungen sowie bei einem intraspinalen Abszess, unabhängig von dem Ausmaß der knöchernen Destruktion, gegeben (◘ Abbildung 21.2 a–c).

Darüber hinaus besteht bei bereits eingetretenen segmentalen Fehlstellungen (Stadium III) oder aber auch bei ausgedehnten ossären Destruktionen (Stadium II) die Indikation für eine operative Herdausräumung und Stabilisierung (◘ Abbildungen 21.3 und ◘ 21.4 a,b).

Bei Patienten, bei denen es trotz dreimonatiger konservativer Therapie nicht zu einer Regredienz der Entzündungsparameter gekommen ist, sollte ebenfalls die operative Herdausräumung und gegebenenfalls Stabilisierung angestrebt werden.

Lässt sich kernspintomographisch ein tumoröses Geschehen nicht sicher ausschließen und kann auch durch die CT-gesteuerte Biopsie keine Diagnosesicherung erfolgen, so besteht die Indikation für eine diagnostische Vertebrotomie.

Die Geschichte der operativen Behandlung der Spondylodiszitis begann zunächst mit verschiedenen extrafokalen Fusionstechniken zur Defektüberbrückung (Tabelle 21.1). Bereits Ende des 19. Jahrhunderts wurden dann erste Berichte über eine Laminektomie und Herdausräumung bekannt. Durch die von dorsal vorgenommene Sanierung des Entzündungsherdes ist es zu teilweise erheblichen neurologischen Komplikationen gekommen, so dass seit den 60er Jahren des vergangenen Jahrhunderts die ventrale Herdausräumung und Spanverblockung favorisiert wurde. Die Fusionsrate ist gegenüber den alleinigen dorsalen Verfahren mit über 90% hoch gewesen, jedoch ist hierfür eine mehrmonatige Immobilisation notwendig gewesen. Mit der Etablierung dorsaler Instrumentationstechniken ist man dann dazu übergegangen, zusätzlich zu der ventralen Herdausräumung und Spanverblockung eine dorsale Spondylodese für eine ausreichende Stabilisierung durchzuführen. Als nachteilig hat es sich dabei erwiesen, dass für eine ausreichende

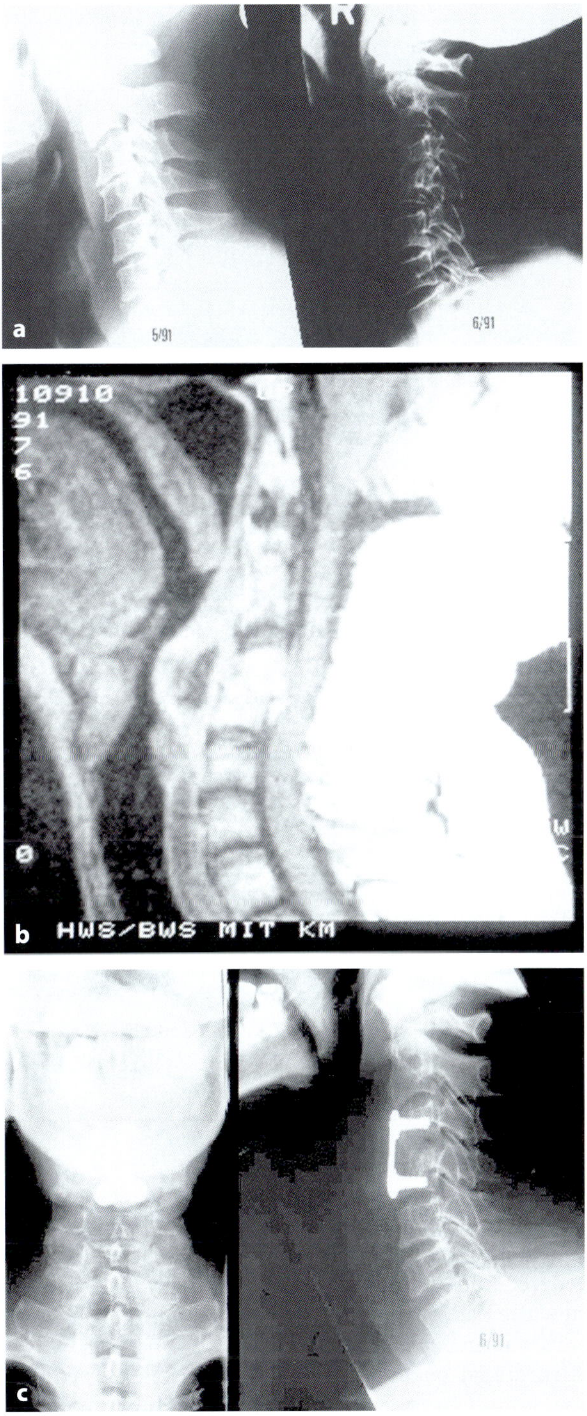

◘ Abb. 21.2a–c. Spondylodiszitis der HWS mit ausgedehntem prävertebralen und epiduralem Abszess. **a** Präoperativ radiologisch, **b** präoperativ MRT, **c** postoperativ nach Abszessausräumung und Spondylodese

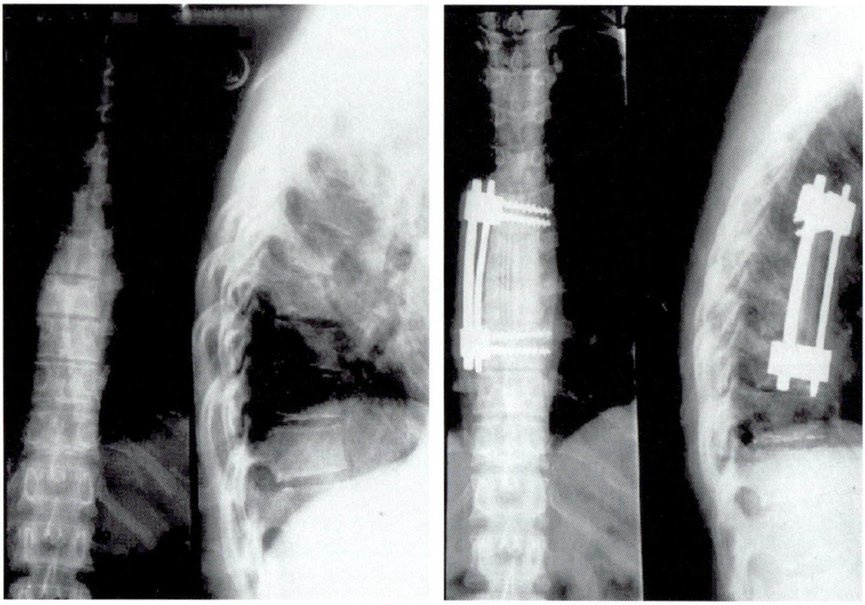

Abb. 21.3. Spondylodiszitis Th 7/8, ventrale Ausräumung, Fibulaspaninterposition, ventrale CDH-Spondylodese

Tabelle 21.1. Historische Entwicklung der Therapie der Spondylodiszitis

Extrafokale Defektüberbrückung
⇓
Defektausräumung von dorsal + Spongiosaplastik
⇓
Ventrale Ausräumung + Spanverblockung
⇓
Ventrale Ausräumung + Spanverblockung + dorsale Instrumentation
⇓
Ventrale Ausräumung + Spanverblockung + ventrale Instrumentation

Stabilität aus biomechanischen Gründen eine längerstreckige dorsale Fusion notwendig ist. Somit müssen auch gesunde Bewegungssegmente in die Fusion mit einbezogen werden. Ein weiterer Nachteil dieses Verfahrens ist in dem zweiten zusätzlichen Eingriff zu sehen. Die Rate der segmentalen Nachkyphosierung wird bei diesem Vorgehen mit 0–3% angegeben [5, 12].

Aus der Extremitätenchirurgie ist bekannt, dass die bakterielle Besiedlung von Implantatoberflächen zu einer Chronifizierung des Infekts führt. Im Rah-

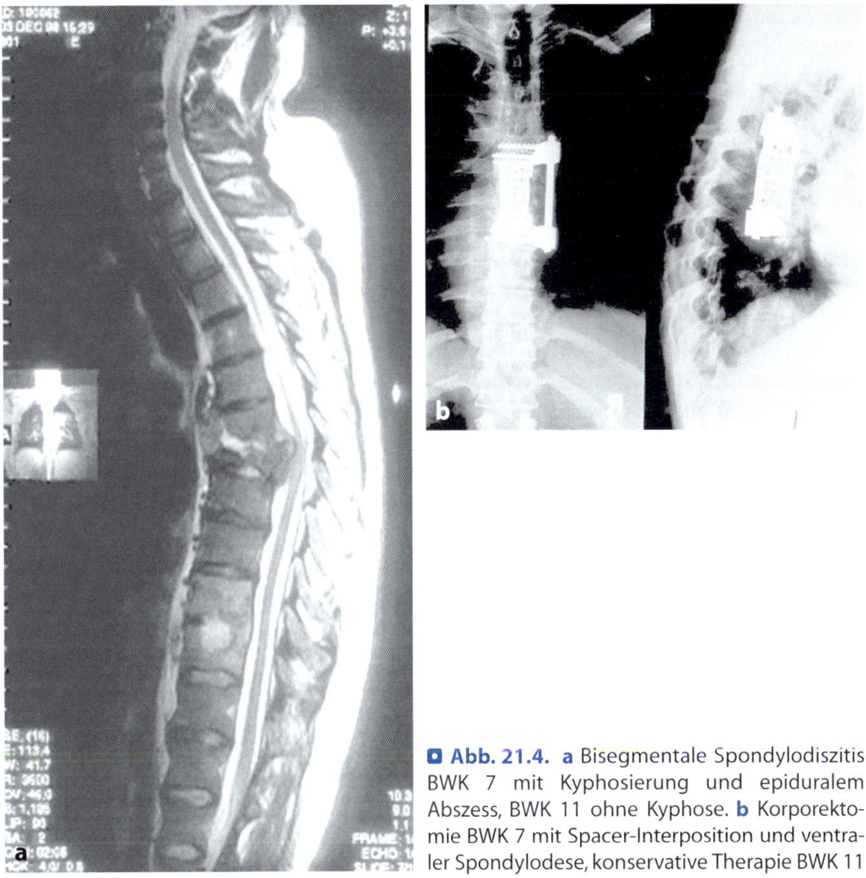

Abb. 21.4. **a** Bisegmentale Spondylodiszitis BWK 7 mit Kyphosierung und epiduralem Abszess, BWK 11 ohne Kyphose. **b** Korporektomie BWK 7 mit Spacer-Interposition und ventraler Spondylodese, konservative Therapie BWK 11

men der transpedikulären Instrumentation bei der Spondylodiszitis und der damit verbundenen teilweise intraläsionalen Schraubenlage hat man jedoch beobachtet, dass es trotzdem zu einer Ausheilung des Infekts kommen kann. Bei einem gut durchblutetem Implantatbett, wie dies im Bereich der Wirbelkörperspongiosa gewährleistet ist, und bei einer radikalen Entfernung des nekrotischen, keimbesiedelten Gewebes kann es bei intakter körpereigener Abwehr trotz implantiertem Fremdmaterial zur Infektausheilung kommen [4, 12]. Die begleitende langfristige systemische antibiotische Therapie ist allerdings zwingend notwendig. Nachdem primär stabile ventrale Instrumentarien zur Verfügung standen, wurde als Konsequenz aus dieser Beobachtung ein einzeitiges ventrales Vorgehen erprobt. Dabei wird die obere BWS über eine Kostotransversektomie, die untere BWS über eine Thorakolumbophrenikotomie und die LWS über einen retropertionealen Zugang erreicht. Sowohl das Débridement als auch die gegebenenfalls notwendige Dekompression des Spinalkanals lassen sich suffizient nur über einen ventralen Zugang zur Wirbelsäule realisieren. Die

Ausräumung des Entzündungsherdes bis auf gut durchbluteten, vitalen Knochen und anschließende Spanverblockung stellen die Grundlage für eine Ausheilung des Infekts dar.

Erste Berichte über die Anwendung ventraler Versorgungen bei 36 Patienten mit einer Spondylodiszitis aus dem Jahre 1997 [6] beschreiben in allen Fällen eine Ausheilung der Entzündung. Bis zur heutigen Zeit wurde in dem eigenen Kollektiv von zwischenzeitlich 141 Patienten in nur einem Fall eine Chronifizierung der Entzündung beobachtet. Der entscheidende Vorteil der ventralen Infektsanierung und primärstabilen Instrumentation ist in der Möglichkeit einer raschen, orthesenfreien Mobilisation der Patienten zu sehen. Der Repositionsverlust bei der ventralen Herdsanierung und Spanverblockung in Kombination mit einer dorsalen Instrumentation wird mit 2,7°, beim alleinigen ventralen Vorgehen mit 2,9° angegeben [9]. Der Blutverlust ist infolge der fehlenden Ablösung der paravertebralen Muskulatur beim ausschließlichen ventralen Vorgehen mit durchschnittlich 500 ml gering. Die Stabilisation nahe des knöchernen Defekts im ventralen Abschnitt der Wirbelsäule ermöglicht die kurzstreckige Fusion, so dass im Vergleich zur dorsalen Instrumentation Bewegungssegmente eingespart werden können. In der Literatur werden Fusionsraten von über 90% berichtet. In den Fällen eines mehrsegmentalen Befalls erscheint dagegen die alleinige ventrale Instrumentation nicht ausreichend, so dass eine zusätzliche dorsale Stabilisierung angestrebt wird [11].

Anatomische Grenzen für die ventrale Instrumentation der Wirbelsäule sind in Höhe des vierten und fünften Lendenwirbelkörpers infolge der topographischen Nähe der Iliakalgefäße zur Seitenwand der Wirbelkörper gegeben. Ein dauerhafter Kontakt des Implantats zu den Gefäßen kann zu einer Arrosion mit daraus resultierendem unkalkulierbaren Blutungsrisiko führen.

Seit Anfang der 1990er Jahre werden mit zunehmender Verbreitung auch endoskopische Zugänge zur Brustwirbelsäule und mikrochirurgische, videoassistierte Zugänge [10] zur Lendenwirbelsäule angewendet. Der Hauptvorteil des thorakoskopischen Vorgehens besteht darin, dass im Bereich der oberen Brustwirbelsäule (Th 2–4) keine Desinsertion der Skapula und im Bereich der unteren BWS (Th11–L2) nur eine minimale Desinsertion des Zwerchfells notwendig ist. Neben günstigeren kosmetischen Ergebnissen wird über einen geringeren Blutverlust und eine kürzere Rekonvaleszenz berichtet. Grundsätzlich sind auch komplexe Operationen mit Vertebrektomien und Rekonstruktionen von Wirbelsäulendeformitäten über einen endoskopischen Zugang möglich, jedoch ist die Lernkurve für derartige Verfahren sehr lang [13]. Das minimal-invasive Vorgehen an der Lendenwirbelsäule beruht auf einer Modifikation der traditionellen langstreckigen operativen Zugangswege. Dies wird ermöglicht durch den Einsatz des Operationsmikroskops, die Verwendung von speziellen Selbsthalterahmen sowie durch dem kleinen Zugangsweg angepasste Instrumente. Die endoskopischen bzw. minimal-invasiven Techniken dürfen nicht zu Lasten der notwendigen lokalen Radikalität oder aber einer stabilen Instrumentation angewendet werden. In allen Zweifelsfällen muss das bewährte offene chirurgische Vorgehen gewählt werden.

FAZIT FÜR DIE PRAXIS

Eine unbehandelte Spondylodiszitis führt zu erheblichen Deformitäten, Funktionsstörungen und neurologischen Störungen. Obwohl mit der Kernspintomographie eine Frühdiagnose möglich ist, vergehen durchschnittlich 6 Monate bis zur definitiven Diagnosestellung. Grundsätzlich stehen konservative und operative Therapieverfahren zur Verfügung. Die Indikation für die konservative Therapie besteht bei gering progredienten entzündlichen Verläufen ohne Stabilitätsgefährdung und ohne intraspinalen Abszess. Entsprechend besteht bei intraspinaler Abszessbildung oder neurologischen Ausfällen unabhängig vom Ausmaß der knöchernen Destruktion eine eindeutige Operationsindikation. Weitere Indikationen sind bereits eingetretene segmentale Fehlstellungen, ausgedehnte ossäre Destruktionen und Verläufe ohne Rückgang der Entzündungsparameter trotz dreimonatiger konservativer Therapie. Mit der Etablierung dorsaler Instrumentationstechniken wurde dazu übergegangen, zusätzlich zur ventralen Herdausräumung und Spanverblockung eine dorsale Spondylodese durchzuführen.. Dabei kommt es unter langfristiger systemischer Antibiotikatherapie trotz teilweise intraläsionaler Schraubenlage zur Ausheilung des Infekts. Unsere Erstbeschreibung der Anwendung ventraler Stabilisierungen stammt aus dem Jahr 1997. Bis heute wurde bei mittlerweile 141 Patienten in nur einem Fall eine Chronifizierung der Entzündung beobachtet. Entscheidender Vorteil der ventralen Versorgung ist die Möglichkeit der raschen, orthesenfreien Mobilisation. Die Stabilisation nahe am knöchernen Defekt ermöglicht die Einsparung von Bewegungssegmenten. Die Fusionsrate liegt über 90%. Grenzen für die ventrale Instrumentation sind ein mehrsegmentaler Befall und der vierte und fünfte Lendenwirbelkörper aufgrund der Nähe der Implantate zu den Iliakalgefäßen.

Literatur

1. Arya S, Crow WN, Hadjipavlou AG, Nauta HJ, Borowski AM, Vierra LA, Walser E (1996) Percutaneous transpedicular management of discitis. J Vasc Interv Radiol 7: 921–927
2. Bavinzski G, Schoeggl A, Trattnig S, Standhardt H, Dietrich W, Reddy M, Al-Schameri R, Horaczek A (2003) Microsurgical management of postoperative disc space infection. Neurosurg Rev 26: 102–107
3. Dufek P, Salis-Soglio G, Bozdech Z (1987) Die unspezifische bakterielle Spondylitis – eine Analyse von 32 Fällen. Z Orthop 125: 255–261
4. Eysel P, Peters K (1997) Spondylodiscitis. In: Peters K, Klosterhalfen B (Hrsg) Bakterielle Infektionen der Knochen und Gelenke. Enke, Stuttgart
5. Eysel P, Hopf C, Meurer A (1994) Korrektur und Stabilisierung der infektbedingten Wirbelsäulendeformität. Orthop Praxis 30: 969
6. Eysel P, Hopf C, Vogel J, Rompe JD (1997) Primary stable anterior instrumentation or dorsoventral spondylodesis in spondylodiscitis? Results of a comparative study. Europ Spine J 3 : 152–157
7. Hadjipavlou AG, Crow WN, Borowski A, Mader JT, Adesokan A, Jensen RE (1998) Percutaneous transpedikular discectomy and drainage in pyogenic spondylodiscitis. Am J Orthop 27: 188–197
8. Hadjipavlou AG, Mader JT, Necessary JT, Muffoletto AJ (2000) Hematogenous pyogenic spinal infections and their surgical management. Spine 25: 1668–1679

9. Hopf C, Meurer A, Eysel P, Rompe JD (1998) Operative treatment of spondylodiscitis – what is the most effective approach? Neurosurg Rev 21: 217–225
10. Hovorka I, de Peretti F, Damon F, Arcamone H, Argenson C (2000) Five years' experience of retroperitoneal lumbar and thoracolumbar surgery. Eur Spine J 9 [Suppl 1]: S30–S34
11. Klöckner C, Valencia R, Weber U (2001) Die Einstellung des sagittalen Profils nach operativer Therapie der unspezifischen destruierenden Spondylodiszitis: ventrales oder ventrodorsales Vorgehen – ein Ergebnisvergleich. Orthopäde 30: 365–376
12. Oga M, Arizono T, Takasita M, Sugioka Y (1993) Evaluation of the risk of instrumentation as a foreign body in spinal tuberculosis. Spine 18: 1890–1894
13. Rosenthal D (2000) Endoskopische Zugänge zur Brustwirbelsäule In: Reichel H, Zwipp H, Hein W (Hrsg) Wirbelsäulenchirurgie. Steinkopff, Darmstadt
14. Weber M, Heller KD, Wirtz D, Zimmermann-Picht S, Keulers P, Zilkens KW (1998) Percutaneous CT-controlled puncture and drainage of spondylodiscitis – a minimal invasive methode. Z Orthop Ihre Grenzgeb 136: 375–379
15. Wirtz DC, Genius I, Wildberger JE, Adam G, Zilkens KW, Niethard FU (2000) Diagnostic and therapeutic management of lumbar and thoracic spondylodiscitis – an evaluation of 59 cases. Arch Orthop Trauma Surg 120: 245–251

Teil B
Das infizierte Kunstgelenk

VI Protheseninfektion

22 Pathophysiologie

A. Battmann und U. Stahl

Endoprotheseninfektionen werden mit Zunahme der Implantationshäufigkeit öfter beobachtet, ihre Häufigkeit wird in großen Zentren mit 1–2% angegeben [3, 5] (siehe Kap. 1). Einschränkungen der Immunabwehr gehen ebenfalls mit erhöhten Infektionsrisiken einher [7].

Infektionsstadien (◘ Abbildung 22.1)

Akute postoperative Infektion

Treten innerhalb von 0–6 Monaten nach Prothesenimplantation klinische Symptome auf, die den Verdacht auf eine mikrobiell verursachte Entzündung lenken, muss von einer durch perioperativ verschleppte Keime hervorgerufenen Infektion ausgegangen werden.

Verspätete tiefe Infektion

Dieser Terminus bezeichnet das Auftreten von Symptomen zwischen 6 und 24 Monaten. Ursächlich werden hierbei perioperativ verschleppte Keime verantwortlich gemacht, die möglicherweise aufgrund geringer Zahl, niedriger pathogener Potenz oder ungünstiger lokaler Bedingungen erst im Verlauf längerer Zeit die notwendige pathogene Wirkung entfalten.

Späte hämatogene Infektion

Bei Infektionen, die später als 24 Monate nach Infektion auftreten, geht man von einer operationsunabhängigen Keimbesiedlung des Kunstgelenks aus. Hierbei kommen die gleichen hämatogenen Infektionswege wie bei den hämatogen bedingten Infektionen normaler Gelenke in Betracht, in 20–40% kann die Herkunft der Bakterien nicht geklärt werden [8].

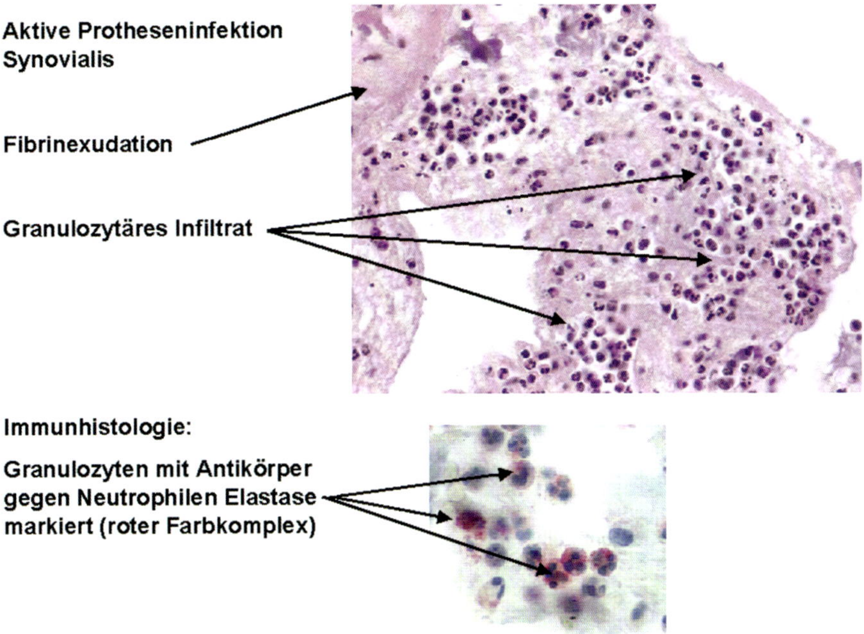

Abb. 22.1. Aktive Infektion, Synovalis. *Oben*: Haematoxylin-Eosin, 400×. Fibrinexudation und dichtes Granulozytäres Infiltrat. *Unten* (Ausschnittvergrößerung): immunhistologische Markierung der Granulozyten mit dem Antikörper gegen Neutrophilenelastase (rote Anfärbung des Zytoplasmas)

Low-grade-Infektion

Die Low-grade-Infektion nimmt eine besondere Stellung ein. Hier wird bei meist jahrelangem, subklinischem Infektionsverlauf eine Prothesenlockerung als Leitsymptom auffällig, während die typischen Infektionszeichen mit lokaler Überwärmung, Rötung und Schmerz eher schwach ausgeprägt sind oder sogar völlig fehlen. Die histomorphologische Diagnose erfolgt aufgrund diskret erhöhter Entzündungszellinfiltrate, der Nachweis einer bakteriellen Infektion gelingt nicht immer.

Pathogenetisch stellt die Endoprothese einen Fremdkörper dar, der sich in sterilem Zustand biologisch inert verhält. Andererseits ist er jedoch – vergleichbar zu einem Knochensequester bei der Osteomyelitis – ein bevorzugter Untergrund für eine bakterielle Besiedlung. Durch Beteiligung von Gelenk und Knochen entsteht hier ein der Gelenk- bzw. Knocheninfektion – je nach Ausbreitung – analoges Muster (Abbildungen 22.1 und 22.2).

Durch eine negative Ladung der Oberfläche wird eine Besiedlung zwar zunächst erschwert, haben sich erste Keime jedoch niedergelassen, kann eine Vermehrung bis hin zu flächenhaften Bakterienrasen, so genannten Biofilmen stattfinden. Gleich einem Knochensequester fehlt auch der Endoprothese ein ent-

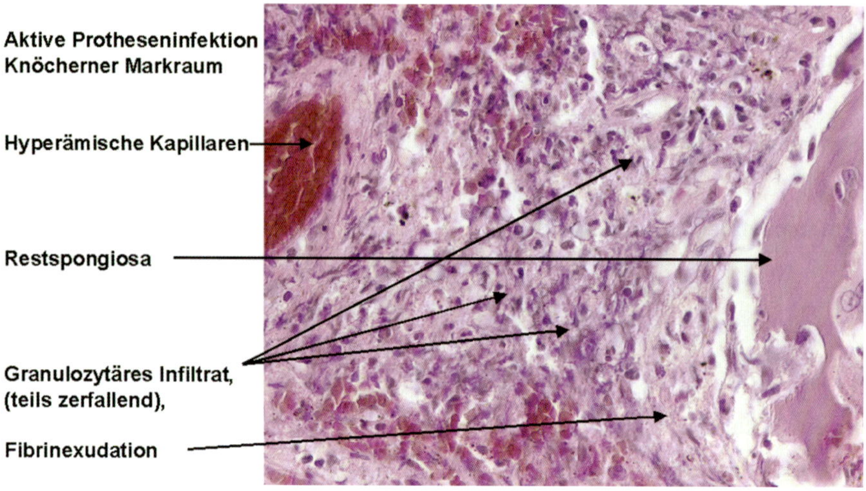

Abb. 22.2. Aktive, eitrige Osteomyelitis im Prothesenrandbereich, Haematoxylin-Eosin, 400×. Hyperämische Kapillaren, fibrinreiches Exudat mit teils zerfallenden, dicht gelagerten segmentkernigen Granulozyten, rechts im Abbau befindliches Knochenbälkchen

sprechend inniger Austausch mit dem Gefäßsystem, so dass eine therapeutisch wirksame Konzentration von Antibiotika im Implantationsgebiet im Regelfall nicht erreicht wird. So bleibt bei ausgedehnteren Infektionen therapeutisch häufig nur ein der Osteomyelitis analoges Vorgehen: Entfernung der Endoprothese und zunächst Sanierung des Infektherdes unter vollständiger Vermeidung des Einbringens infektionsunterhaltender Fremdkörper.

Als Erreger sind meist Staphylokokken, gelegentlich auch Gram-negative Keime und Anaerobier anzutreffen. Spezifische Infektionen sind ebenso wie Pilzinfektionen Seltenheiten.

Diagnostik

Zur klassischen mikrobiologische Diagnostik wird auf das Kap. 4 verwiesen. Moderne molekulare Techniken wie der Nachweis bakterieller DNA durch PCR-Techniken können die Ergebnisse hier in Zukunft möglicherweise weiter verbessern.

Der vorwiegend in den USA durchgeführte intraoperative Entzündungsnachweis beruht auf der Schnellschnittuntersuchung des periprothetischen Gewebes. Hierbei soll ein Nachweis von 5–10 neutrophilen Granulozyten/HPF (400fache Vergrößerung) für eine bakterielle Infektion sprechen [1] (Abbildung 22.3).

Bei Patienten mit chronischer Polyarthritis können jedoch auch bei nichtinfizierten Gelenken in synovialem Gewebe über 10 neutrophile Granulozyten vorhanden sein, so dass die Aussagekraft dieser Untersuchungsmethode nicht überbewertet werden darf [2]. Bei Verdacht auf das Vorliegen einer akuten oder schleichenden Protheseninfektion wird daher zur differentialdiagnostischen Ab-

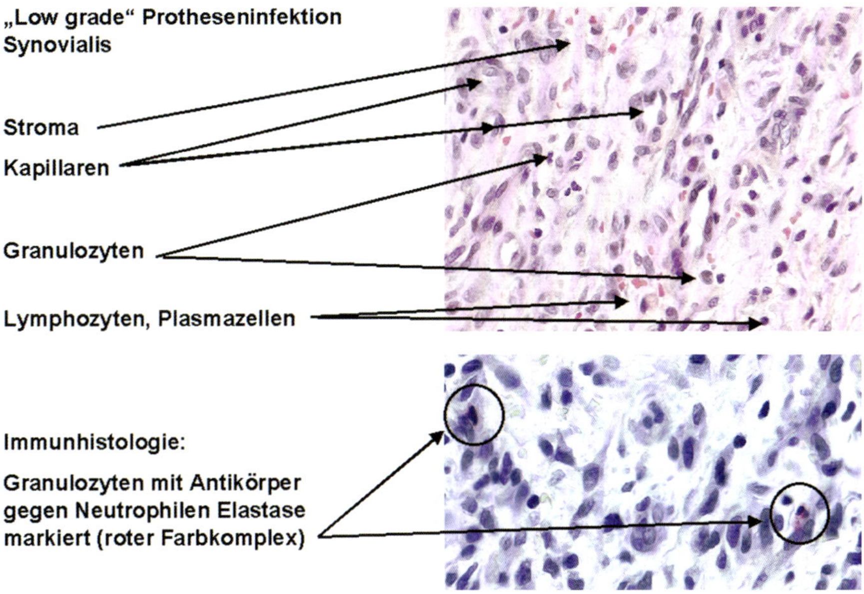

Abb. 22.3. Low-grade-Infektion, Synovalis. *Oben*: Haematoxylin-Eosin, 400×. Kapillarreiches Stroma mit chronischer Entzündung und wenigen Granulozyten. *Unten* (Ausschnittvergrößerung): immunhistologische Markierung der Granulozyten mit dem Antikörper gegen Neutrophilenelastase (rote Anfärbung des Zytoplasmas), es zeigt sich ein spärlichstes Infiltrat

klärung eine Stufendiagnostik empfohlen, die neben klinischen, radiologischen (Nativröntgen), nuklearmedizinischen (Nativröntgen, Antigranulozytenszintigraphie) auch laborchemische (CRP, Senkung), mikrobiologische und histomorphologische Untersuchungen umfasst [4] (Abbildung 22.4).

FAZIT FÜR DIE PRAXIS

Periprothetische Infektionen sind ein zunehmendes Problem. Entsprechend ihres Manifestationszeitpunktes werden verschiedene Stadien unterschieden. Während die akute postoperative Infektion (0–6 Monate) und die verspätete tiefe Infektion (6–24 Monate) perioperativ entstehen, geht man nach mehr als 24 Monaten von einer operationsunabhängigen Keimbesiedlung des Kunstgelenks aus. Eine besondere Stellung nimmt die Low-grade-Infektion mit jahrelangem, subklinischem Infektionsverlauf bei Prothesenlockerung ein, bei der die typischen Infektzeichen fehlen. Die histomorphologische Diagnose erfolgt dann aufgrund diskret erhöhter Entzündungszellinfiltrate, während der Nachweis einer bakteriellen Infektion nicht immer gelingt. Pathogenetisch ist die Endoprothese ein Fremdkörper, der – vergleichbar mit einem Knochensequester bei der Osteomyelitis – einen bevorzugten Untergrund für eine bakterielle Besiedlung darstellt. Der Ausbreitung der Infektion entsprechend entsteht ein der Gelenk- bzw. Knocheninfektion analoges Muster.

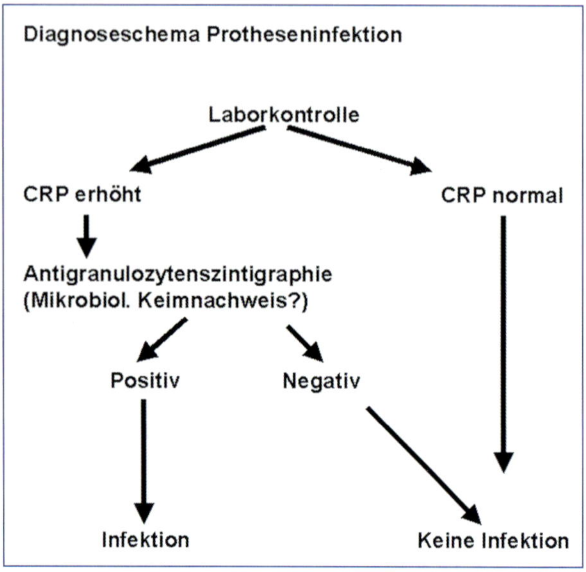

Abb. 22.4. Diagnoseschema der Protheseninfektion

Literatur

1. Athanasou NA, Pandey R, de Steiger R, Crook D, McLardy Smith P (1995) Diagnosis of infection by frozen section during revision arthroplasty. J Bone Joint Surg (Br) 77: 22–38
2. Fehring TK, McAllister JA (1994) Frozen histologic section as a guide to sepsis in revision joint arthroplasty. Clin Orthop 304: 229–237
3. Garvin KL, Hanssen AD (1995) Infection after hip arthroplasty. Past, present and future. J Bone Joint Surg. (Am) 77: 1576–1587
4. Kordelle J, Klett R, Stahl U, Sternkopf U, Haas H, Jürgensen I, Schleicher I (2003) Stufendiagnostik bei postinfektiöser Hüft- und Knie-TEP-Implantation: Aussagekraft von Laborparametern und Antigranulozytenszintigraphie. Z Orthop 141: 547–553
5. Lusk RH, Wienke EC, Milligan TW, Albus TE (1995) Tuberculous foreign body granulomatous reaction involving a total knee prosthesis. Arthritis Rheum 38: 1325–1327
6. Mirra JM, Amstutz HC, Matos M, Gold R (1976) The pathology of the joint tissues and its clinical relevance in prosthesis failure. Clin Orthop 117: 221–240
7. Mohr W (1997) Gelenke, Sehnen und Gleitgewebe, Bursen, Faszien. In: Remmele W (Hrsg) Pathologie 5, 2. Aufl. Springer, Berlin Heidelberg New York Tokyo, S 383–482
8. Tannenbaum DA, Matthews LS, Grady Benson JC (1997) Infection around joint replacements in patients who have a renal or liver transplantation. J Bone Joint Surg (Am) 79: 36–43
9. Tunney MM, Patrick S, Gorman SP et al. (1998) Improved detection of infection in hip replacements. J Bone Joint Surg (Br) 80: 568–572

Implantatoberfläche und Biofilm 23

R. Thull

Einführung

Biofilme stellen eine strukturierte Gemeinschaft bakterieller Mikroorganismen dar, sind eingeschlossen in einer selbst erzeugten polymeren Matrix und bilden sich auf allen Oberflächen, natürlichen und künstlichen, wenn bestimmte Voraussetzungen erfüllt sind. Der strukturierte Zusammenschluss von Bakterien setzt Organisations- und Kommunikationsstrukturen voraus, die untereinander etabliert, aber auch von chemischen und physikalischen Eigenschaften der benutzten Oberflächen beeinflusst werden. Die Untersuchung der im Einzelnen zur Biofilmbildung führenden Mechanismen stellt für die Medizin zur Vermeidung und Zerstörung von Biofilmen eine ernst zu nehmende Herausforderung dar. Gleiches gilt für Hersteller von Pharmazeutika, um sichere sterile Präparate in den Handel zu bringen.

Bakterielle Kommunen entstehen, falls nicht entsprechende Maßnahmen dies verhindern, auf den Oberflächen aller Implantate und anderer Werkstoffe, die in der Medizin im Kontakt mit dem menschlichen Körper eingesetzt werden. Hierzu gehören orthopädische Implantate oder durch die Körperoberfläche geführte Fixierungselemente sowie Nahtmaterial mit vorwiegend aus *Staphylococcus aureus* und *Staphylococcus epidermidis* oder zentralvenöse Katheter, die durch ein bakterielles Spektrum besiedelt werden. Die Bekämpfung der bakteriellen Kontaminationen in der Implantologie gewinnt die Bedeutung aus der Tatsache, dass organisierte Mikroorganismen eine bis zu 1000fach höhere Resistenz gegenüber unorganisierten aufweisen.

Die Biofilmbildung läuft in mehreren aufeinander folgenden Schritten ab: der Ankopplung, der Verankerung und der Verdichtung. Allem voran geht eine Oberflächenkonditionierung, die bei natürlichen Oberflächen im Allgemeinen vorhanden ist, bei künstlichen Oberflächen im Kontakt mit extrazellulären Körperflüssigkeiten bei der Einstellung des Gleichgewichts und der Grenzfläche zwischen der Werkstoffoberfläche und dem Biosystem entstehen.

Oberflächenkonditionierung

Grenzflächenbildungen zwischen Werkstoffoberflächen und Bestandteilen von Biosystemen wurden in zahlreichen Übersichtsartikeln für unterschiedlichste Anwendungen beschrieben [1, 3–5, 7, 14, 15]. Neben der Biofilmbildung ist die Oberfläche auch für die Anwendungsort-abhängige Biokompatibilität künstlicher

Werkstoffe verantwortlich. Die Oberflächenkonditionierung ist das Ergebnis unterschiedlicher Reaktionsabläufe, wobei es sich im Kontakt von Werkstoffen mit Komponenten des biologischen Milieus stets um die Einstellung eines dynamischen Gleichgewichts handelt.

Beeinflusst wird das Gleichgewicht von der chemischen Zusammensetzung des Werkstoffvolumens und der Oberfläche sowie von physikalischen Eigenschaften beider. Zu Letzteren gehören die elektronische Struktur und Oberflächenladungen. Der Ladungszustand und die sich in die flüssige Phase oberflächennah hinein erstreckende Oberflächenfeldstärke hängt zusätzlich wesentlich von der mechanischen Oberflächenstruktur ab und ist umso ausgeprägter, je kleindimensionierter die Oberflächenstrukturen angelegt sind. Eigenschaften des Biosystems, die zur Gleichgewichtseinstellung der Grenzfläche beitragen, sind Anwendungsort-abhängige, die Ionenstärke und die in den extrazellulären Flüssigkeiten Potential-bestimmende Redoxsysteme.

Zeitlich nachgelagert sind Adsorptionen aus dem Biosystem, etwa zunächst anorganische Ionen und Komplexe, dann Biomoleküle wie Proteine und Proteoglykane. Erst hiernach bestimmen Eigenschaften wechselwirkender Zellen das Grenzflächengeschehen. Bei der Adhäsion von Eukaryontenzellen sind dies etwa die Expression von Zytokinen, bei der von Prokaryonten beispielsweise chemische Signalübertragungen zwischen den Zellen oder „Lockstoffen“ bzw. „Schreckstoffen“, die sich auf Oberflächen gegenüber den Konzentrationen in den extrazellulären Flüssigkeiten konzentrieren.

Insgesamt ist sowohl die therapieerwünschte Einscheidung von Implantaten durch Kraft-übertragende Zellen als auch die unerwünschte Biofilmbildung ein zeitlich gestreckt ablaufender Vorgang. ◘ Abbildung 23.1 stellt dies schematisch für den bekannt guten Gewebekontakt an Titanbasiswerkstoffen, ◘ Abbildung 23.2 für das allgemein akzeptierte Modell der Biofilmbildung auf künstlichen Oberflächen dar. Beide Prozesse sind im zeitlichen Ablauf nur bedingt durch äußere Einflüsse etwa Pharmaka oder mechanische Intervention umkehrbar. Nach klinischer Erfahrung gefährden vor allem bakteriell kontaminierte künstliche oder natürliche Oberflächen von Implantaten oder, in der Mundhöhle, von Zähnen oder zahnärztlichen Apparaturen den Therapieerfolg. Deshalb steht im Folgenden die Biofilmbildung im Vordergrund weiterer Ausführungen.

Kopplung

Biofilme entstehen im Körper an der Grenzfläche zwischen flüssiger und fester Phase. Letzteres können begrenzende Membranen von Zellen oder – hier beispielsweise – Implantatoberflächen sein, wenn sich frei bewegende, planktonische Prokaryonten durch Kontakt aus der Strömung oder chemotaktisch unterstützt, bis auf wenige Mikrometer der Oberfläche nähern und adhärieren. Die Intensität des Vorgangs unterliegt chemotaktischen und thermodynamischen Gesetzmäßigkeiten und resultiert in der Summe attraktiver und repulsiver Kräfte, von denen aufzuführen sind: elektrostatische, hydrophobe, van-der-Waals- und Wasserstoffbrückenbindungen sowie die Neigung zu kovalenten Bindungen. Einen Beitrag zu den einzelnen Bindungsformen liefert die jeweilige sterische Anordnung.

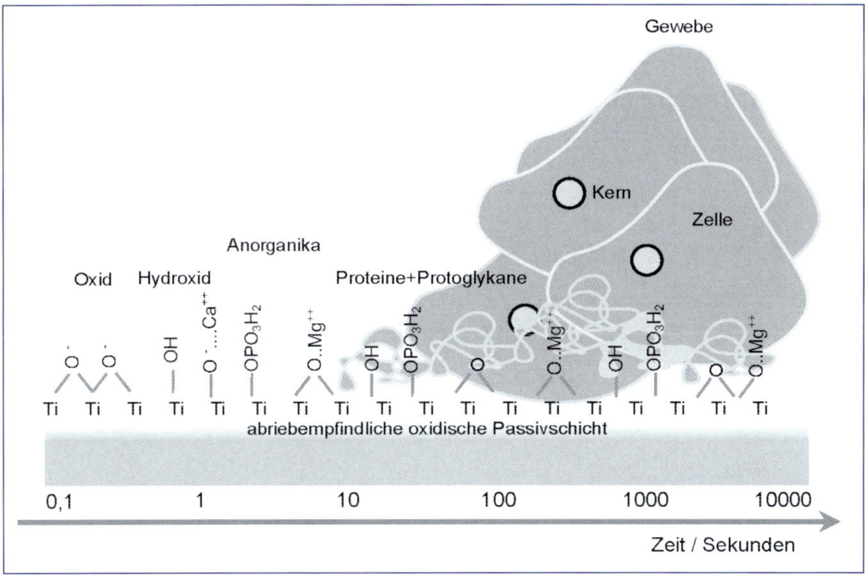

Abb. 23.1. Zeitabhängige gewebliche Einscheidung von Titan mit kraftübertragenden Zellen nach *in vivo* Konditionierung der Oberfläche

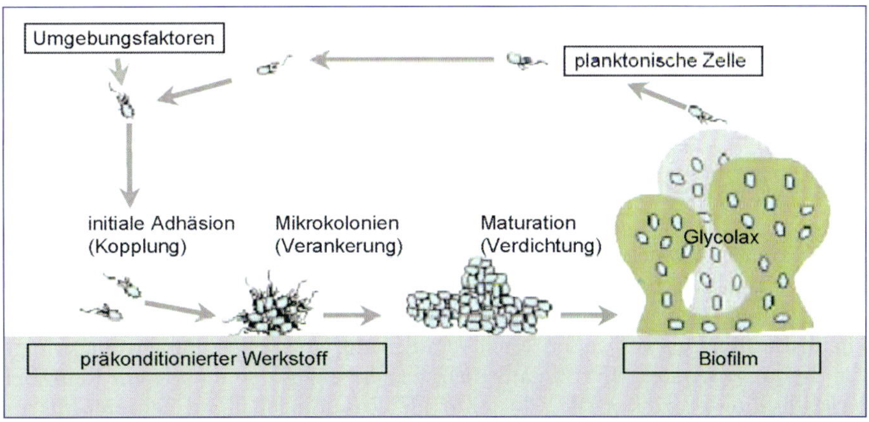

Abb. 23.2. Werkstoff-, Umgebungsfaktor- und Bakterien-abhängige Biofilmbildung auf präkonditionierten Oberflächen

Die thermodynamischen Gegebenheiten werden bei Gültigkeit des 1. Hauptsatzes zusätzlich durch den 2. geregelt, nach denen Adsorptionsvorgänge ohne das Vorhandensein zusätzlich treibender Kräfte ablaufen, wenn die freie Enthalpie eines Systems negativ wird. Dies erfolgt im Allgemeinen bei Zunahme der Entropie in einem abgeschlossenen System vor und nach Adsorption. Entropie beschreibt die Unordnung in einem System und nimmt zu, wie Abbildung 23.3 schematisch dar-

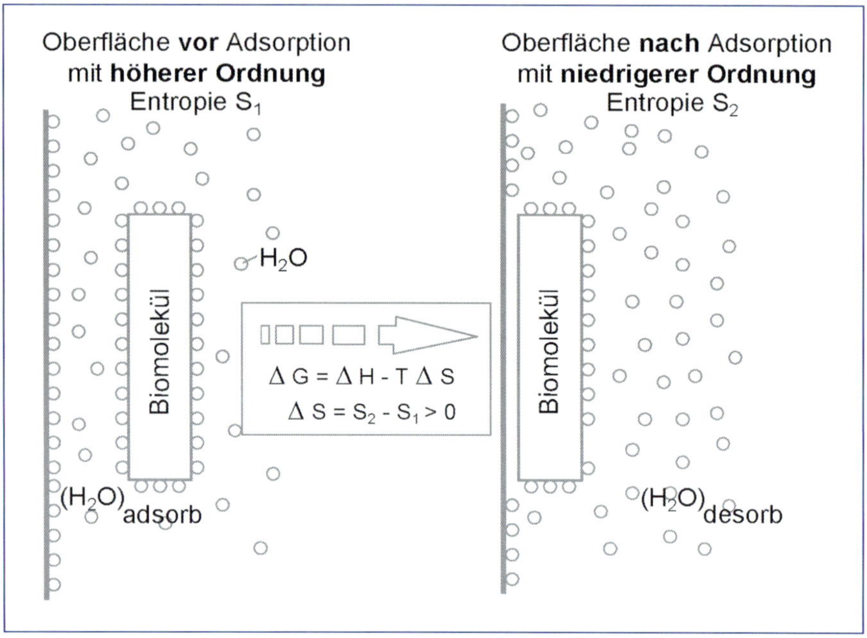

Abb. 23.3. Adsorption von Biomolekülen an Werkstoffoberflächen durch Entropieerhöhung

stellt, wenn sich die zunächst um Biomoleküle geordnete Hydrat- oder Solvathülle bei Adsorption wenigstens teilweise abstreift und im Flüssigkeitsvolumen verteilt.

Verankerung und Verdichtung

Nach Kontakt mit der Oberfläche können Prokaryonten ankoppeln über exprimierte Exopolysaccharide und/oder Liganden auf „pili", „fimbriae" und „fibrillae". Die Kopplung ist irreversibel und lösbar nur unter Einbringung physikalischer oder chemischer Energie von außen. Nach Verankerung eines ersten Bakteriums erfolgt die Bindung weiterer Mikroorganismen; das erste wirkt somit wie ein Keim bei Kristallisationsprozessen. Die „Cluster-artige" Zusammenballung mehrerer Mikroorganismen wird durch die Expression bakterientypischer Adhäsine unterstützt. Für *Staphylococcus epidermidis* ist dies die Expression von polysaccharidem intrazellulären Adhäsin (PIA), das die Zelladhäsion und die Biofilmbildung unterstützt.

Nach der Verankerung folgt die Verdichtung mit zunehmender Dichte und Komplexität als oberflächengebundener Organismus zum endgültigen Biofilm. Es folgen die Replikation und die Bildung der Glykokalyx unter Einschluss extrazellulärer Komponenten. In Biofilmen auf Implantatoberflächen können zusätzlich körpereigene Entzündungsproteine oder Proteine der extrazellulären Matrix eingebaut werden. Zu Letzteren gehören das Komplement, Fibrinogen, Fibronektin oder Glykosaminoglykane. Der Verdichtungsgrad wird durch die Perfusion mit Nährstoffen und den Abtransport von Metaboliten gesteuert, wobei sich letztendlich ein Fließgleichgewicht zwischen zusätzlichem Anbau und verringerndem Abbau einstellt.

Werkstoffspezifische Prokaryontenanhaftung, Verankerung und Verdichtung

Einfache Experimente können die Werkstoff- und Bakterien-spezifische Anheftung von Mikroorganismen nachweisen. Komplex dagegen sind die Methoden zur Abbildung der Biofilmarchitektur. Die Anheftungsmenge von Bakterien wird nach Ansetzen einer Übernachtkultur und Inkubation der Prüfkörper sowie nach Fixation, Waschen mit nachfolgender Entwässerung, Anfärbung mit DNA-Farbstoff SYBR Green I, nach nochmaligem Waschen und Ausmessen der relativen Bakteriendichte mit Hilfe der Fluoreszenzmikroskopie bestimmt. Auswertungen für unterschiedliche Werkstoffe und die Anheftung von *Escherichia coli* und *Staphylococcus epidermidis* zeigt ◘ Abbildung 23.4 mit einem der Tendenz nach erwarteten Ergebnis. Wenngleich diese Methode im Sinne eines Screenings nützlich sein kann, lässt es keine Schlüsse darüber zu, wie die Struktur im Einzelnen aussieht und – für die klinische Anwendung noch wichtiger – für welche Antibiotika, in welcher Konzentration zu welchem Zeitpunkt des Biofilmbildungsprozesses die Mikroorganismen angreifbar sind.

Zahlreiche Adhäsionsuntersuchungen mit unterschiedlichen Linien von Mikroorganismen bestätigen die beobachteten Ergebnisse. Insbesondere gilt allgemein, dass *Staphylococcus epidermidis* mit Polymeren intensivere Biofilme bildet, während für Metalle *Staphylococcus aureus* die größere Affinität zeigt. Dies erklärt die häufiger zu beobachtenden Infektionen mit *Staphylococcus epidermidis* auf Poly-

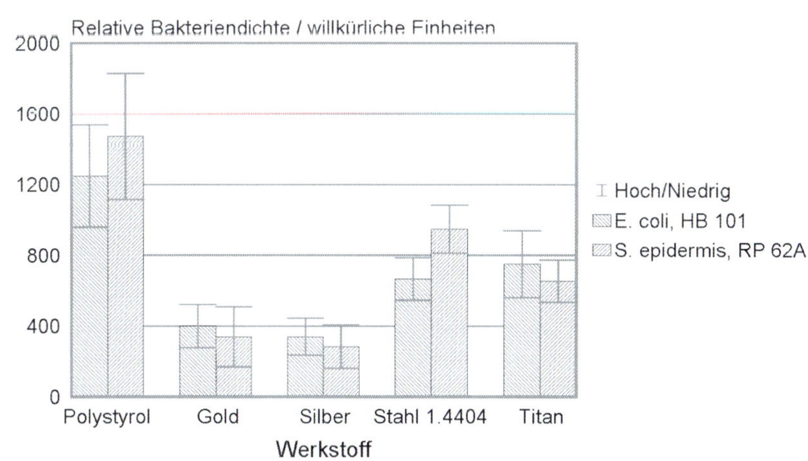

◘ **Abb. 23.4.** Werkstoffabhängige Anheftung von *Escherichia coli* und *Staphylococcus epidermidis*

merimplantaten während *Staphylococcus aureus* das wesentliche pathogene Agens bei Infektionen in Anwesenheit von Metallimplantaten darstellt. Hydroxylapatit verhält sich nach vorliegenden Untersuchungen wie die Polymere mit einer hohen Affinität zu *Staphylococcus epidermidis*. Quantitative Korrelationen zwischen Bakterienanknüpfung und chemischer Zusammensetzung der Werkstoffoberfläche erfordern in jedem Fall die gleichzeitige Berücksichtigung physikalischer Eigenschaften.

Bisherige Untersuchungen beziehen strukturelle Charakteristika nur qualitativ mit Begriffen wie poliert oder unterschiedlichen Graden des Oberflächen-Finish ein. Es gilt als bestätigt, dass die Irregularitäten polymerer Oberflächen intensiver zur Bakterienadhäsion neigen als hochpolierte. Als Ursache für den Zusammenhang zwischen verstärkter bakterieller Adhäsion mit zunehmender Rauigkeit wird die größere Oberfläche herangezogen [6, 9, 12]; eine Interpretation mit einer Rauigkeits-abhängigen, in die flüssige Phase hineinreichenden elektrischen Feldstärkestruktur bleibt bisher weitgehend unberücksichtigt. Auf die Notwendigkeit, Fragestellungen bezüglich werkstoffabhängiger Bakterienadhäsion auf physikalische Werkstoffeigenschaften zu erweitern, weisen Untersuchungen an unterschiedlich grob geschliffenen Titanwerkstoffen hin, die trotz unterschiedlicher Rauigkeit keine Adhäsionsunterschiede zeigen [2].

Komplexer sind Deutungen des Einflusses von Poren oder gezielt auf Werkstoffen aufgebrachten Strukturen, die von Makro- über Mikro bis zu Nanostrukturen auf Implantaten realisiert sein können. Korrelationen zwischen der Adhäsion von Mikroorganismen und den physikalischen Eigenschaften solcher Oberflächen bestehen bisher nicht. Gleiches gilt übrigens auch für die Anlagerung von Zellen zur Einscheidung und Fixierung von Implantaten, etwa Gelenkprothesenschäften in der Orthopädie.

Qualitative Ergebnisse liegen bisher auch nur für die Zuordnung der Oberflächenenergie zur Wechselwirkung mit Zellen vor. Prinzipiell weisen metallische Oberflächen eine hohe Oberflächenenergie auf, während polymere Werkstoffe im Gegensatz dazu niedrige Oberflächenenergien zeigen. Bei Letzteren ist die Oberflächenladung kausal nicht mit der eingeprägten Oberflächenenergie verbunden, ebenso wenig wie die erste pauschale Aussage, obwohl sie in der Literatur häufig unkritisch wiederholt wird. Die physikalischen Eigenschaften metallischer Oberflächen hängen wesentlich von der elektrochemischen Gleichgewichtseinstellung zwischen fester Phase (Metall) und flüssiger Phase (extrazelluläre Flüssigkeit) ab. Hierbei findet neben einem Ladungsträgeraustausch über die Grenzfläche die Bildung Werkstoff-spezifischer Deckschichten statt, deren physikalische Eigenschaften wesentlich von denen des darunter liegenden Metallvolumens abweichen können.

Für *Staphylococcus epidermidis*, beteiligt an Infektionen von Implantaten in unterschiedlichsten Anwendungsbereichen, seien im Folgenden Informationen zur Biofilmstruktur und experimentellen Methodik referiert. Intensive Untersuchungen galten – und das Interesse besteht weiter – dem für die Anheftung und Expression der Anheftungsmatrix von *Staphylococcus epidermidis* verantwortlichen extrazellulären Antigen; bisher fehlen Identifikation und chemische Definition. So gilt bisher, dass die primäre Adhäsion über ein Galaktose-reiches Polysacharid, CPA, erfolgt, während die Verankerung und Verdichtung durch ein Glukose-reiches, extrazelluläres Anheftungsmatrix-assoziiertes Antigen gefördert wird [3, 11]. Das Volumen der Glykokalyx endlich entsteht nach aktiver Replikation und Tod angehefteter Mikroorganismen sowie Wechselwirkung exprimierter extrazellulärer Komponenten mit organischen und anorganischen Molekülen aus der unmittelbaren Umgebung [10]. Bei infizierten Implantaten können Glykokalyx-Entzündungsproteine oder bestimmte EZM-Moleküle wie Komplement, Fibrinogen, Fibronektin und Glykosaminoglykane, die an der Oberfläche angeheftet sind, eingeschlossen sein.

Die Dicke des Biofilms und die Begrenzung des Wachstums mit Abspaltung wiederum planktonischer Zellen hängt natürlich von der Nährstoffversorgung der im Film befindlichen Zellen sowie dem Abtransport ihrer Metabolite ab. Andere Faktoren sind der pH-Wert in der Glykokalyx, die Sauerstoffversorgung, die Osmolarität sowie die Strömung entlang des Biofilms.

Experimentelle Beobachtung der Biofilmbildung

Die klinische Bedeutung der Biofilmbildung liegt in der mit Anheftung, Verankerung, Verdichtung und Glykokalyxentstehung zunehmenden Widerstandsfähigkeit der Mikroorganismen gegenüber Antibiotika. Beim bestehenden Biofilm behindert die Matrix das Eindringen von Wirkstoffen in die Kolonie. Zudem enthält die Matrix Enzyme, die Antibiotika abbauen, im ungünstigsten Fall schneller als die Nachlieferung durch Diffusion. Hinzu kommen die im Biofilm vorhandenen Lebensbedingungen, die Prokaryonten in eine Ruhephase bringen und hiernach für Antibiotika, die auf sich teilende Zellen wirken, unangreifbar sind.

Klinisch interessant für die Prophylaxe von Infektionen bei Implantaten, unabhängig vom jeweiligen Anwendungsort, ist die Frage der Zeitspanne, in der eine Behandlung mit Antibiotika *post operationem* sinnvoll ist. Solche Untersuchungen fehlen bisher vollständig, obwohl *in vitro* und *in vivo* denkbar.

In vitro bieten sich Methoden an, die die zweiparametrige Fragestellung der zeitabhängigen Anheftung von Mikroorganismen an künstlichen Oberflächen experimentell zu verfolgen gestatten. Für Oberflächen metallischer Werkstoffe könnte versucht werden, die Kontaktierung und Ankopplung, hiernach auch die Verdichtung von Mikroorganismen zu Biofilmen, über die Phasengrenzimpedanz in einem Strömungskanal mit laminarer Strömung zu verfolgen. Eine andere Methode benutzt zur Beurteilung der Ankopplung von Mikroorganismen eine Quarz-Kristall-Mikrowaage. Während die erste Methode die durch bakterielle Adhäsion erfolgende Änderung, insbesondere von Phasengrenzkapazität und Durchtrittswiderstand, verfolgt, ermittelt die zweite Methode die Massenveränderung durch Ausmessung der Verschiebung des Eigenfrequenzpeaks und der Peakbreitenzunahme des Waagenkristalls. Beide Verfahren sind prinzipiell geeignet, die bakterielle Adhäsion *in situ*, ohne das System zu stören, messend zu verfolgen.

Als Fragestellungen sind zu untersuchen: Der zeitliche Ablauf der Biofilmbildung und die Beobachtung der zeitabhängigen Wirksamkeit spezieller Antibiotika in Abhängigkeit von deren Konzentration, von den beteiligten Bakterienspezies, von der Zusammensetzung der jeweiligen ortsabhängigen extrazellularen Flüssigkeiten sowie vom verwendeten Werkstoff und dessen physikalischer und mechanischer Oberflächenstruktur.

FAZIT FÜR DIE PRAXIS

Implantate zeigen, in allen Bereichen des menschlichen Körpers angewendet, Infektionen mit Anwendungsort- und Werkstoff-abhängig unterschiedlichen Mikroorganismen. Die einer Biofilmbildung vorangehende Konditionierung richtet sich nach den Eigenschaften des Werkstoffs und der extrazellularen Flüssigkeit am Anwendungsort. Hiernach folgen Verankerung und Verdichtung über Clusterbildungen zum Biofilm. Die hiermit verbundene Unempfindlichkeit der Mikroorganismen gegenüber Antibiotika erfordert die Untersuchung des Biofilmbildungsmechanismus, um das Zeitfenster für pharmakologisch wirksame Interventionen *post operationem* zu ermitteln und/oder Werkstoffe Anwendungsort-spezifisch auf der Oberfläche auszurüsten.

Literatur

1. Albrektsson T, Branemark PI, Hansson H-A, Kasemo B, Larsson K, Lundström I, McQueen DH, Skalak R (1983) The interface zone of inorganic implants in vivo: titanium implants in bone. Ann Biomed Eng 11: 1–12
2. An YH, Friedman RJ, Draughn RA, Smith EA, Nicholson J, John JF (1995) Rapid quantification of S. adhered to titanium surfaces using image analysed epifluorescence microscopy. J Microbiol Methods 24: 29–40
3. Andrade JD, Coleman DL, Van Wagenen R (1981) Perspectives and future developments in the field of blood-materials interactions. In: Salzman EW (eds) Interaction of the blood with natural and artificial surfaces. Marcel Dekker, New York, p 201
4. Baier RE (1982) Conditioning surfaces to suit the biomedical environment; recent progress. J Biomech Eng 104: 257–271
5. Baier RE (1983) Surface chemical factors presaging bioadhesive events. Ann N Y Acad Sci 416: 34–57
6. Barth E, Myrvik QM, Wagner W, Gristina AG (1989) In vitro and in vivo comparative colonization of Staphylococcus aureus and Staphylococcus epidermidis on orthopedic implant materials. Biomaterials 10: 325–328
7. Baurschmidt P, Schaldach M (1977) The electrochemical aspects of the thrombogenicity of a material. J Bioeng 1: 261-267
8. Christensen GD, Barker LP, Mawshinney TP, Baddus LM, Simpson WA (1990) Identification of an antigen marker of slime production for Staphylococcus epidermidis. Infect Immun 58: 2906-2911
9. Hogt AH, Dankert J, Feijen J (1985) Adhesion of S. epidermidis and S. saprophyticus to a hydrophobic biomaterials. J Gen Microbiol 131: 2485–2491
10. Hussain M, Wilcox MH, White PJ (1993) The slime of coagulase-negative staplylococi: biochemistry and relation of adherence. FEMS Microbiol Rev 104: 191–207
11. Otto K, Elwing H, Hermansson M (1999) Effect of ionic strength on initial interaction of E. coli with surfaces, studied on-line by a novel Quartz Crystal Microbalance Technique. J Bacteriology 181: 5210–5218
12. Pringle JH, Fletcher M (1986) Influence of substratum hydration and adsorbed macromolecules on bacterial attachment to surfaces. Appl Environ Microbiol 51: 1321–1325
13. Rupp ME, Archer GL (1994) Coagulase-negative staphylococci: Pathogens associated with medical progress. Clin Infect Dis 19: 231–243
14. Thull R (1982) Surface processes in artificial organs. Med Prog Technol 9: 119–128
15. Vroman L, Adams AL, Klings M (1971) Interactions among human blood proteins at interfaces. Fed Proc 30: 1494–1502

Bildgebung 24

P. Schneider und P. Andermann

Nuklearmedizinische Bildgebung

Nach der Implantation von Totalendoprothesen kann es im Langzeitverlauf zu typischen klinischen Komplikationen kommen, die nicht selten eine operative Revision bzw. einen Prothesenwechsel erforderlich machen. Am häufigsten sind dabei die aseptischen Prothesenlockerungen mit konsekutiver Granulombildung und periprothetischen Osteolysen, die von septischen Prothesenlockerungen als Folge eines Low-grade-Infekts abzugrenzen sind. Die klinisch wichtige Differenzierung zwischen beiden Formen ist jedoch nach wie vor schwierig, da die präoperativ verfügbaren Methoden nicht immer eindeutige Aussagen liefern. Eine definitive Klärung gelingt oft erst operativ mittels Histologie und Mikrobiologie [6]. Mit nuklearmedizinischen Verfahren können die pathophysiologischen Prozesse im Entzündungsherd detektiert und ein spezifischer Entzündungsnachweis geführt werden. Im Folgenden werden die einzelnen Verfahren der nuklearmedizinischen Bildgebung hinsichtlich ihrer Wertigkeit bei der Protheseninfektion dargestellt.

Skelettszintigraphie

Die Skelettszintigraphie wird zur Beurteilung von Knochenumbauvorgängen bei Prothesenlockerung und entzündlichen Veränderungen als Drei-Phasen-Szintigraphie eingesetzt. Appliziert werden ca. 500 MBq Technetium-99m(Tc-99m)-markiertes Methylendiphosphonat (MDP), einer effektiven Dosis von ca. 4–5 mSv entsprechend. Die Datenakquisition erfolgt in planarer Technik (2 Ebenen) mit 750.000 Counts/image. In Einzelfällen kann eine 2-D- oder 3-D-Darstellung mittels SPECT-Technik (**S**ingle **P**hoton **E**mission **C**omputed **T**omography) sinnvoll sein, die ohne zusätzliche Strahlenexposition durchgeführt werden kann. In der ersten Phase wird unmittelbar nach Injektion des Radiopharmakons die arterielle Perfusion des betroffenen Gebiets und damit eine mögliche Hypervaskularisierung erfasst (Radionuklidangiogramm). Als Zeichen einer gesteigerten Gefäßpermeabilität kann zusätzlich eine frühzeitige Anreicherung des Radiopharmakons im perivaskulären Weichteilgewebe beobachtet werden. Die zweite Phase oder frühstatische Szintigraphie stellt die Weichteilvaskularität dar (2.–10. Minute post injectionem, Bloodpool- oder Weichteilphase), was bei der Floriditätsbeurteilung von entzündlichen Prozessen des Knochens (akute vs.

chronische Osteomyelitis) von Bedeutung ist. Die spätstatische oder ossäre Phase (ca. 2–3 h p.i.), bei der es zur Chemisorption des markierten Diphosphonats an die mineralisierende Knochenmatrix kommt, dient der Beurteilung der Osteoblastenaktivität.

Die Indikation zur Skelettszintigraphie besteht bei unklaren Schmerzen zum Nachweis einer Prothesenlockerung oder -entzündung, insbesondere bei Endoprothesen der Hüft- und Kniegelenke. Nachteil dieser Untersuchungsmethode ist bei ihrer außerordentlich hohen Sensitivität (>90%) ihre geringe Spezifität. So können sowohl bei einer Entzündung als auch bei einer Lockerung alle Phasen des Drei-Phasen-Skelettszintigramms positiv ausfallen. In diesen Fällen ist zur ätiologischen Differenzierung zusätzlich eine Leukozytenszintigraphie erforderlich (▫ Abbildung 24.1).

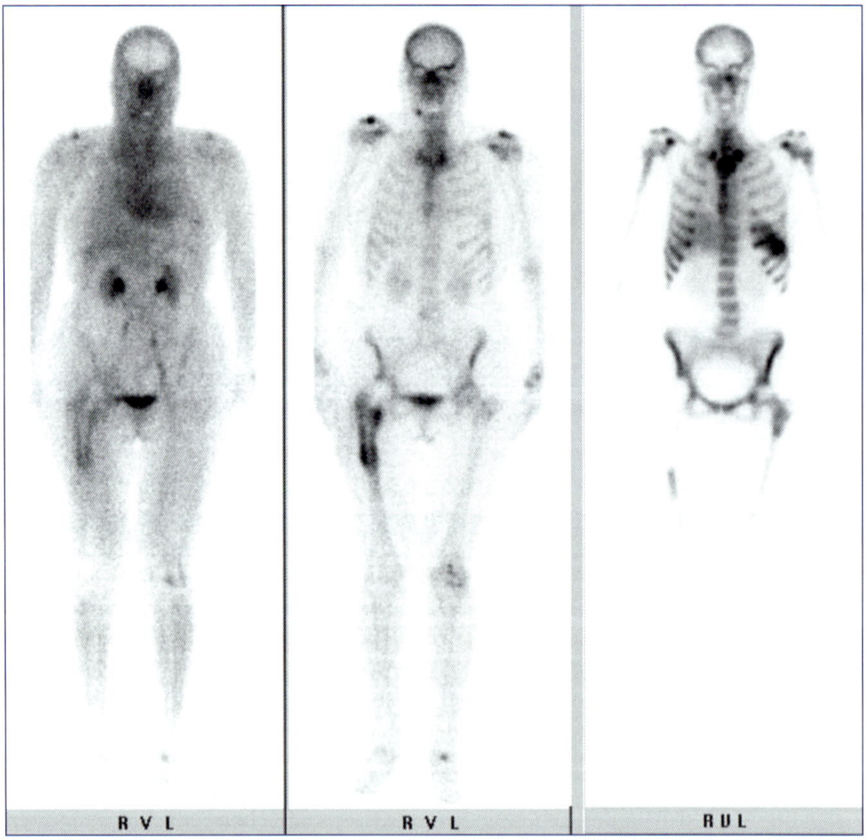

▫ **Abb. 24.1.** *Links und Mitte:* Bloodpool- und ossäre Phase eines Drei-Phasen-Skelettszintigramms mit Nachweis einer blanden entzündlichen Lockerung der Hüft-TEP rechts mit Hyperämie im Bereich des Prothesenschaftes. *Rechts:* Fehlende Nuklidakkumulation in der Antigranulozytenszintigraphie (MAK BW 250/183) und damit kein Hinweis auf akute bakterielle Protheseninfektion. Physiologische Darstellung von Leber, Milz und Knochenmark

Entzündungsspezifische Pharmaka

Für die szintigraphische Entzündungsdiagnostik stehen mehrere Radiopharmaka zur Verfügung, die unterschiedlichen pathophysiologischen Mechanismen unterliegen. Bei akuten Entzündungen kommt es neben Hyperämie und Vasodilatation zu einer vermehrten Migration von Leukozyten (Leukozytendiapedese, Leukotaxis). Daher lassen sich bakterielle Prozesse mit Hilfe von radioaktiv markierten autologen Granulozyten bzw. radioaktiv markierten Antikörpern gegen Leukozyten als entzündungsspezifischen Mediatoren darstellen. Bei chronischen Entzündungen findet sich anstelle der Hyperämie und Leukozytenmigration überwiegend eine lymphozytäre und plasmazelluläre Infiltration; dies erschwert die Interpretation von Befunden. Sensitivität und Spezifität einzelner Untersuchungsverfahren sind in Tabelle 24.1 zusammengefasst. Aus humanem Serumalbumin hergestellte Nanokolloide akkumulieren wegen der erhöhten Gefäßpermeabilität und der lokalen Partikelphagozytose im Entzündungsgewebe. Auch F-18-Fluorodeoxyglukose (FDG) zeigt einen erhöhten Uptake in Entzündungszellen und macht damit die Positronenemissionstomographie (PET) zu einem viel versprechenden Verfahren in der Entzündungsdiagnostik.

Tc-99m-HMPAO-/In-111-Oxin-markierte autologe Leukozyten

Bei der *In-vitro*-Markierung von autologen Leukozyten mittels Tc-99m-HMPAO oder In-111-Oxin nach Gradientenzentrifugation handelt es sich um ein sehr aufwendiges Verfahren, das nur noch bei besonderen Indikationen (z. B. allergische Disposition) eingesetzt wird [1]. Es stellt zwar den Goldstandard der Entzündungsszintigraphie dar, ist jedoch durch die *In-vivo*-Markierung mittels

Tabelle 24.1. Sensitivität und Spezifität einzelner Untersuchungsverfahren

Radiopharmakon/Untersuchung	Patientenzahl [n]	Sensitivität [%]	Spezifität [%]
Tc-99m-MAK BW 250/183 [9]	28	100	93
Tc-99m-MDP-Skelettszintigraphie [10]	24	100	38
Tc-99m-Anti-Granulozyten-MAK [10]	24	91	69
In-111-Oxin-autologe Leukozyten [10]	24	91	62
Tc-99m-Anti-Granulozyten-MAK + Tc-99m-MDP [10]	24	100	85
In-111-Oxin-autologe Leukozyten + Tc-99m-MDP [10]	24	100	77
Tc-99m-Anti-NCA-90-Fab' [8]	38	100	69

MAK monoklonaler Antikörper, *MDP* Methylendiphosphonat.

Tc-99m-markierten Antigranulozytenantikörpern in der Routinediagnostik abgelöst worden. In Abhängigkeit von der klinischen Situation sollten bei In-111-Oxin Ganzkörperszintigramme von anterior und posterior 1–4 h und ca. 24 h p.i. angefertigt werden, bei Tc-99m-HMPAO sollten Früh- und Spätaufnahmen (bis 6 h p.i.) erfolgen. Die effektive Dosis beträgt bei 185–370 MBq Tc-99m-HMPAO 0,017 mSv pro MBq und bei 10–18,5 MBq In-111-Oxin 0,59 mSv pro MBq, womit die Strahlenexposition von In-111- gegenüber Tc-99m-Markierungen vergleichsweise hoch ist.

Tc-99m-markierte Antigranulozytenantikörper

Die Antigranulozytenszintigraphie erfolgt mit 600–800 MBq Tc-99m-markierten murinen Antigranulozytenantikörpern (BW 250/183, Schering). In klinisch-experimentellen Studien wurden weitere Antikörper bzw. Antikörperfragmente auf ihre Sensitivität und Spezifität getestet (siehe Tabelle 24.1). Ganzkörperaufnahmen bzw. statische Einzelaufnahmen in ventraler und dorsaler Projektion erfolgen 4–6 h und 23–25 h p.i.; die Daten werden in planarer Technik mit 500.000 Counts/image (5–10 min) akquiriert. Die effektive Dosis beträgt bei 750 MBq ca. 8 mSv. Da das Zielantigen (NCA: non-specific cross-reacting antigen) auch auf granulozytären Precursor-Zellen vorhanden ist, kommt es nach Injektion der Antikörper immer zu einer mehr oder weniger deutlichen physiologischen Darstellung von Blut bildendem Knochenmark, Leber und Milz. Dies erschwert die Abgrenzung von entzündlichen Foci im Bereich des Knochenmarks.

Die *In-vivo*-Markierung von autologen Granulozyten mittels Tc-99m-markierten monoklonalen Antikörpern stellt wegen der ubiquitären Verfügbarkeit des Radioisotops und der praktikablen Anwendung die Methode der ersten Wahl bei der Diagnostik eines infektiösen Geschehens dar [2] (▫ Abbildungen 24.2 und ▫ 24.3). Gegenüber der Skelettszintigraphie weist die Antigranulozytenszintigraphie eine höhere Spezifität auf, da sich bei der Skelettszintigraphie sowohl aseptische als auch septische Lockerungen positiv darstellen [3] (siehe ▫ Abbildung 24.1). Die quantitative Auswertung des Bildmaterials im Zeitverlauf ist dabei der visuellen deutlich überlegen und hat die beste Aussagekraft hinsichtlich einer septischen Prothesenlockerung [9]. Bei der Differenzierung zwischen akuten und chronischen Entzündungen können sich die Befunde allerdings auf Grund der unterschiedlichen Pathomechanismen sehr variabel darstellen und im Extremfall (bei fehlender Leukozytenmigration) zu falsch-negativen Ergebnissen führen. Zur Beantwortung der Frage Prothesenlockerung/-entzündung sollte immer ein Drei-Phasen-Skelettszintigramm erfolgen, da ein Normalbefund eine periprothetische Entzündung bzw. eine Lockerung nahezu ausschließt.

Tc-99m-markierte Nanokolloide

Tc-99m-markierte Nanokolloide (Partikeldurchmesser <100 nm) sind *per se* nicht diffusibel, gelangen jedoch durch die erhöhte Gefäßpermeabilität ins Entzündungsgewebe und unterliegen dort der lokalen Phagozytose in aktivierten

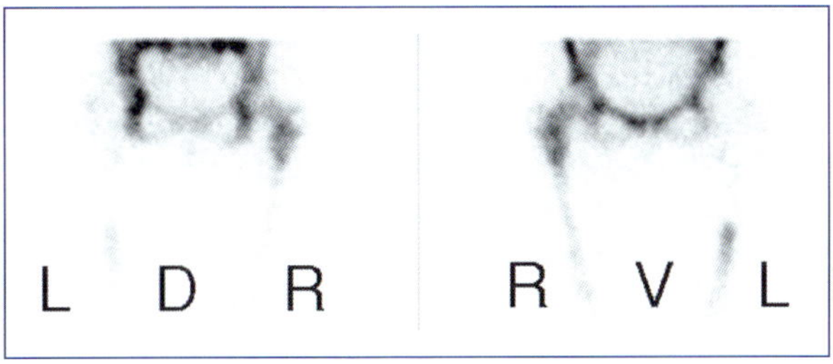

Abb. 24.2. Kein Nachweis einer Protheseninfektion der Hüft-TEP links in der Antigranulozytenszintigraphie (MAK BW 250/183). Physiologische Darstellung des Knochenmarks

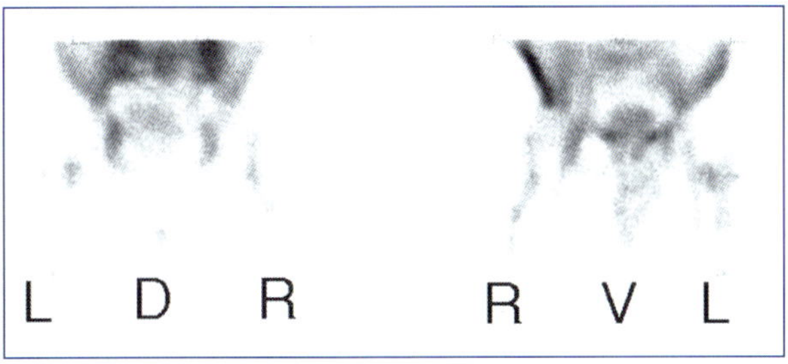

Abb. 24.3. Antigranulozytenszintigraphie (MAK BW 250/183). Aktivitätsanreicherung im ventralen Bereich des Prothesenschafts und Trochanter minor des linken Femur. Somit V.a. infektiöse TEP-Lockerung

Endothelzellen und lokalen Phagozyten. Da sie zudem physiologisch im Monozyten-Makrophagen-System (MMS) von Knochenmark, Leber und Milz gespeichert werden, sind sie nicht für Untersuchungen am Körperstamm geeignet. Sie können aber bei Extremitäten-, Gelenk- und Gelenkprotheseninfektionen hilfreich sein, da sie durch Sequenzaufnahmen der betroffenen Region unmittelbar nach Injektion eine frühzeitige Diagnose innerhalb der ersten Stunde p.i. ermöglichen. Die Standardaktivität für eine Untersuchung beträgt 555 MBq bei einer effektiven Dosis von ca. 8 mSv.

F-18-Fluorodeoxyglukose (FDG)

Einen hohen Stellenwert bei der Untersuchung schmerzhafter Totalendoprothesen könnte die Positronenemissionstomographie einnehmen [5, 11]. Mittels Identifikation typischer Befundmuster und Intensitäten des FDG-Uptake war im Rahmen einer Pilotstudie die klinisch bedeutsame Differenzierung zwischen aseptischen und septischen Prothesenlockerungen des Hüftgelenks möglich. In der Detektion von aseptischer Pfannenlockerung, aseptischer Schaftlockerung und septischer Lockerung ergab sich dabei eine globale diagnostische Treffsicherheit der PET von 72, 78 und 89% [4], womit sie teilweise sogar bessere Ergebnisse liefert und damit spezifischer zu sein scheint als technisch aufwendigere Untersuchungstechniken wie z. B. die Leukozytenszintigraphie [7]. Diese viel versprechenden Ergebnisse müssen allerdings anhand größerer Patientenkollektive noch evaluiert werden.

FAZIT FÜR DIE PRAXIS

Mit nuklearmedizinischen Verfahren können Entzündungsherde detektiert und ein spezifischer Entzündungsnachweis geführt werden. Die Skelettszintigraphie wird zur Beurteilung von Knochenumbauvorgängen bei Prothesenlockerung und entzündlichen Veränderungen als 3-Phasen-Szintigraphie eingesetzt. Nachteil dieser Untersuchungsmethode ist bei ihrer außerordentlich hohen Sensitivität (>90%) ihre geringe Spezifität. So können sowohl bei einer Entzündung als auch bei einer Lockerung alle Phasen des Drei-Phasen-Skelettszintigramms positiv ausfallen. In diesen Fällen ist zusätzlich eine Leukozytenszintigraphie erforderlich.

Literatur

1. Becker W, Meller J (2001) The role of nuclear medicine in infection and inflammation. Lancet Infect Dis 1: 326–333
2. Berberich R, Hennes P, Alexander C (1992) Entzündungsnachweis und HAMA-Bildung nach Applikation des monoklonalen Antikörpers BW 250/183. Nuklearmedizin 31: 70–73
3. Boubaker A, Bischof Delaloye A, Blanc CH et al. (1995) Immunoscintigraphy with anti-granulocyte monoclonal antibodies for the diagnosis of septic loosening of hip pros-theses. Eur J Nucl Med 22: 139–147
4. Cremerius U, Mumme T, Reinartz P et al. (2003) Analysis of F-18 FDG uptake patterns in PET for diagnosis of septic and aseptic loosening after total hip arthroplasty. Nuklearmedizin 42: 234–239
5. De Winter F, van de Wiele C, Vogelaers et al. (2001) Fluorine-18 fluorodeoxyglucose positron emission tomography: a highly accurate imaging modality for the diagnosis of chronic musculoskeletal infections. J Bone Joint Surg 83: 651–659
6. Fitzgerald RHJ (1995) Diagnosis and management of the infected hip prosthesis. Orthopedics 18: 883–885
7. Guhlmann A, Brecht-Krauss D, Suger G et al. (1998) Fluorine-18-FDG PET and technetium-99m antigranulocyte antibody scintigraphy in chronic osteomyelitis. J Nucl Med 39: 2145–2152
8. Ivancevic V, Perka C, Hasart O et al. (2002) Imaging of low-grade bone infection with a technetium-99m labelled monoclonal anti-NCA-90 Fab' fragment in patients with previous joint surgery. Eur J Nucl Med 29: 547–551
9. Klett R, Steiner D, Puille M et al. (2001) Antigranulocyte scintigraphy of septic loosening of hip prosthesis: influence of different analyzing methods. Nuklearmedizin 40: 75–79
10. Palestro CJ, Kipper SL, Weiland FL et al. (2002) Osteomyelitis: diagnosis with Tc-99m labeled antigranulocyte antibodies compared with diagnosis with In-111 labeled leukocytes – initial experience. Radiology 223: 758–764
11. Rennen HJ, Boerman OC, Oyen WJ et al. (2001) Imaging infection/inflammation in the new millennium. Eur J Nucl Med 28: 241–252

Diagnostik bei Low-grade-Infektion als Variante der periprothetischen Infektion

L. Frommelt

Einführung

Die periprothetische Infektion ist eine schwere Komplikation in der Gelenkersatzchirurgie, die überwiegend durch intraoperative bakterielle Kontaminationen bei der Implantation eines Kunstgelenks entsteht. Konkurrierend dazu kann sie Folge einer hämatogenen Aussaat von Bakterien sein. Ein weiterer Infektionsweg ist die lymphangische Ausbreitung von Bakterien, die z. B. im Zusammenhang mit einem Erysipel die Prothese erreichen können. Die Low-grade-Infektion ist abzutrennen von klinisch manifesten Infektionen, bei denen häufig ein Pyarthros und eine Fistelbildung besteht (siehe Kap. 22). Die Low-grade-Infektion wurde von Buchholz auch als „schleichende" Infektion bezeichnet [1]. Im Gegensatz zu einer periprothetischen Infektion mit manifesten klinischen Zeichen wirft die Low-grade-Infection häufig diagnostische Probleme auf.

Pathogenese

Spezialisierte Bakterien wie Staphylokokken sind in der Lage, sich an geeignete Oberflächen anzuheften und dort in sessile Formen überzugehen. Sie bilden dann einen Biofilm aus extrazellulärem Schleim, in dem Bakterien Mikrokolonien bilden und in einem primitiven Ökosystem zusammenleben. Diese sessilen Formen zeichnen sich durch eine langsame Generationszeit aus, können sich aber im Biofilm vermehren und damit dafür sorgen, dass sich der Biofilm über die Prothesenoberfläche ausbreitet [2]. In dieser Phase besteht im Interface zwischen Fremdmaterialoberfläche und Knochen nur eine geringgradige Entzündung. Das Intervall von Kontamination und Kolonisation der Oberfläche bis zur Manifestation kann Monate bis Jahre dauern. Erst wenn Bakterien in der vitaleren planktonischen Form den Biofilm verlassen, kommt es zu einer Infektion des angrenzenden Gewebes, des Knochens. Bei der resultierenden periprothetischen Infektion handelt es sich zunächst um eine lokale Osteomyelitis, deren Verlauf von der Virulenz der Erreger und der Abwehrlage des Patienten bestimmt wird. Bei wenig virulenten Erregern, wie Koagulase-negativen Staphylokokken und Propionibakterien, kommt es nur zu geringen Symptomen und einem protrahierten Verlauf der Low-grade-Infektion. Bei virulenteren Keimen wie *Staphylococcus aureus* sind dagegen in der Regel deutliche klinische Zeichen vorhanden [3].

Nachweis der periprothetischen Infektion

Infektionen mit Fisteln, Schwellung und Überwärmung des Gelenks, Fieber oder einem Pyarthros sind einfach zu diagnostizieren und nicht Gegenstand dieser Betrachtung.

Schwierig ist die Diagnose der Low-grade-Infektion in Abgrenzung zur aseptischen Lockerung. Leitsymptom ist der Schmerz des Patienten. Röntgenologisch können Lockerungszeichen vorhanden sein, müssen aber nicht. Im eigenen Krankengut haben wir ca. 7% Infektionen bei klinisch nicht verdächtigen Patienten gefunden, bei denen in ca. 6% der Erregernachweis präoperativ geführt und in ca. 1% die Infektion erst intraoperativ gesichert werden konnte.

Einen guten prädiktiven Wert besitzt das C-reaktive Protein (CRP) [4, 5]. Andere Laborparameter wie Neoptherin, Tumornekrosefaktor oder Interleukine sind zum gegenwärtigen Zeitpunkt nicht hinreichend evaluiert.

Der Beweis einer Low-grade-Infektion wird letztendlich durch den Erregernachweis geführt. Das Vorgehen und die mikrobiologischen Voraussetzungen eines solchen Nachweises sind in Kap. 4 dargestellt. Aufgrund der Tatsache, dass ein Erregernachweis bei sachgerechtem Vorgehen auch in diesen Fällen in 80–90% gelingt, ist es sinnvoll, diesen Beweis in erster Linie anzustreben [6, 7].

Andere Methoden wie Computertomographie, Magnetresonanztomographie oder szintigraphische Verfahren, wie die Leukozytenszintigraphie sind Verfahren, die in unserer Klinik nicht als Primärdiagnostik eingesetzt werden. Sie sind zur weiterführenden Diagnostik geeignet und können Informationen über die Ausdehnung des Prozesses oder den Grad der Lockerung geben.

Diagnostischer Algorithmus der ENDO-Klinik

In der Endo-Klinik in Hamburg wurde ein Algorithmus für die Diagnostik der periprothetischen Infektion entwickelt, um auch die Low-grade-Infektion zu erkennen. Es wird dabei ausgehend vom klinischen Verdacht und gegebenenfalls dem Röntgenbild eine Gelenkpunktion durchgeführt, bei der über verschiedene Stufen das Ergebnis einer Plausibilitätsprüfung unterzogen wird, um Kontaminationen einerseits und falsch-negative bakteriologische Ergebnisse andererseits auszugrenzen.

Instrumente sind dabei

- die unter aseptischen Kautelen durch Gelenkpunktion gewonnene Probe, die gegebenenfalls wiederholt werden muss,
- die Mikroskopie der Synovialflüssigkeit,
- das Ergebnis der bakteriologischen Kultur.

Für die Plausibilitätsprüfung stellt die sorgfältige mikroskopische Untersuchung, bei der die Matrix, Art und Beschaffenheit der Zellen und der Nachweis von Bakterien analysiert werden, ein wesentliches Instrument dar.

Das Vorhandensein eines typischen Eiweißmusters (Matrix) gibt Auskunft darüber, ob es sich um Gelenkflüssigkeit handelt, die Probe also geeignet ist.

Die Anzahl der Granulozyten und gegebenenfalls sichtbare Vakuolen als Hinweis auf eine Phagozytoseaktivität sowie intrazellulär gelegene Bakterien geben Auskunft über die Wahrscheinlichkeit einer Infektion.

Durch Korrelation mit dem Kulturergebnis ergeben sich daraus Konstellationen, die eine Infektion oder eine Kontamination in unterschiedlichem Ausmaß wahrscheinlich machen. Im Zweifelsfall wird in Zusammenarbeit zwischen dem behandelnden Arzt und dem Mikrobiologen entschieden, ob eine Wiederholung der Punktion zur Abklärung sinnvoll ist. Entscheidungsgrundlage ist dabei das Flussdiagramm, das in ◘ Abbildung 25.1 dargestellt ist.

Unter Verwendung dieses Algorithmus konnte eine gute Übereinstimmung von klinischen Daten mit dem prä- und intraoperativem Keimnachweis erreicht werden, wie aus Tabelle 25.1 ersichtlich ist [4].

Entscheidend bei Anwendung dieses Algorithmus ist eine gute Kooperation zwischen Labor, Mikrobiologen/Infektiologen einerseits und dem behandelnden

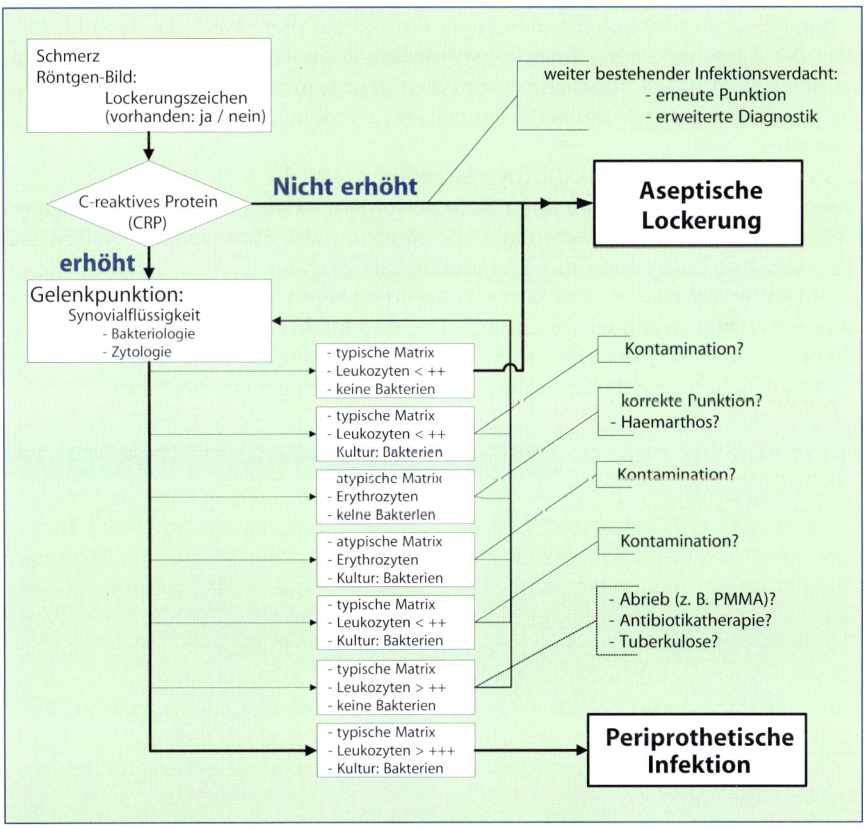

◘ **Abb. 25.1.** Diagnostischer Algorithmus der ENDO-Klinik. *Erläuterungen:* Anzahl der Leukozyten gemittelt aus mindestens 10 Gesichtsfeldern (*GF*) (100fache Vergrößerung + Nachvergrößerung): ++ = 4–5 Leukozyten/GF; +++ = 6–8 Leukozyten/GF)

Tabelle 25.1. Richtigkeit („accuracy") der Keimidentifizierung aus präoperativen Gelenkpunktaten verglichen mit intraoperativen Biopsien bei Anwendung des diagnostischen Algorithmus (n=2158 Fälle)

Anzahl [n]	Relative Häufigkeit [%]	Herkunft der Probe		Ergebnis [%]
		Gelenkpunktat (präoperativ)	Biopsie (intraoperativ)	92,3 richtig
416	19,3	Wachstum	Wachstum	
1589	73,6	Kein Wachstum	Kein Wachstum	
93	4,3	Kein Wachstum	Wachstum	7,7 falsch
30	1,4	Wachstum	Kein Wachstum	
30	1,4	Andere/zusätzliche Keime		
2158	**100,0**			

orthopädischen Chirurgen andererseits. Gelingt auf diese Weise keine Abklärung oder der Ausschluss eines Infektionsverdachts, kann eine Abklärung durch Biopsie unter Sicht (offen oder arthroskopisch) vorgenommen werden. Auch sollte an die Möglichkeit von Mykobakterien gedacht werden, die eine Spezialdiagnostik erfordern.

Besteht eine revisionsbedürftige Situation, sollte diese so angelegt sein, dass einerseits mehrere Biopsien unter Sicht gewonnen werden und dann bei entsprechendem Verdacht gegebenenfalls die Revision im Sinne eines zweizeitigen Wechsels mit Entfernung des Fremdmaterials beendet werden kann. In diesen Fällen sollte auf eine perioperative Antibiotikaprophylaxe bis zur Probengewinnung verzichtet werden. Falls ein qualifizierter Infektionsverdacht besteht, sollte eine kalkulierte systemische Antibiotikatherapie eingeleitet werden, die bei Vorliegen eines Erregernachweises korrigiert bzw. optimiert werden kann.

FAZIT FÜR DIE PRAXIS

Die Symptome der Low-grade-Infektion sind unspezifisch und vieldeutig. Das C-reaktive Protein kann einen klinischen Verdacht untermauern und sollte Anlass sein, eine diagnostische Punktion des betroffenen Gelenks einzuleiten. Mit einer angemessenen mikrobiologischen Untersuchung in geeigneten Kulturmedien ist es in den meisten Fällen möglich, einen Erregernachweis zu führen. Für die Verlässlichkeit der kulturellen Ergebnisse ist es erforderlich, diese über eine Plausibilitätsprüfung zu validieren und mögliche bakterielle Kontaminationen, die bei Probennahme und der Verarbeitung im Labor auftreten können, unwahrscheinlich zu machen. In Zusammenschau von klinischen, klinisch-chemischen und mikrobiologischen Befunden kann diese Diagnostik dann Grundlage für das therapeutische Vorgehen sein.

Literatur

1. Buchholz HW (1973) Tiefe Infektionen nach alloplastischem Hüftgelenksersatz. Langenbecks Arch Chirurg 334: 547–553
2. Costerton JW, Stewart PS, Greenberg EP (1999) Bacetrial biofilm: a common cause of persistent infections. Science 284: 1318–1322
3. Frommelt L (2000) Periprosthetic infection – bacteria and the interface between prosthesis and bone. In: Learmonth ID (ed) Interfaces in total hip arthroplasty. Springer, London, pp 153–161
4. Perry M (1996) Erythrocyte sedimentation rate and C reactive protein in the assessment of suspected bone infection – are reliable indices. J R Col Surg Edinb 41: 116–119
5. Scherf H (1988) Die tiefe Infektion nach totaler Hüftendoprothese – Bakteriologie und Therapie. ZAC 6: 37–52
6. Spangehl MJ, Younger AS, Masri BA, Duncan CP (1998) Diagnosis of infection following total hip arthroplasty. Instr Course Lect 47: 285–295
7. Steinbrink K, Frommelt L (1995) Behandlung der periprothetischen Infektion der Hüfte durch einzeitige Austauschoperation. Orthopäde 24: 335–343

VII Wechseloperation

26 Wechselkonzepte in der septischen Gelenkchirurgie – ENDO-Klinik-Modell

J. Wodtke, L. Frommelt, T. Gehrke und J.F. Loehr

Die Endoprothetik ist seit ihrer Einführung durch Charnley [6] Anfang der 60er Jahre einer der segensreichsten Fortschritte in der Medizin. In Deutschland werden jährlich ca. 170.000 Hüft- und Kniegelenke implantiert und verhelfen damit unserer Gesellschaft auch im höheren Alter, zu einem aktiven und selbstständigen Leben. War die Infektionsrate in den ersten Jahren noch dramatisch hoch (10%), konnte diese Zahl über die Jahre auf etwa 1–2% gesenkt werden. Dieses liegt zum einen an den verbesserten Hygienemaßnahmen, die sich im Operationsablauf ergeben haben, an der Reinraumtechnik und an den antiseptischen, aber auch an optimierten operativen Verfahren [15, 17]. Dennoch bleiben die jetzt erreichten Infektionsraten relativ konstant, aber die ansteigenden Zahlen von Primärimplantationen lassen die absolute Anzahlen der Infektionen ebenfalls steigen.

Bei der Infektion von Kunstgelenken unterscheidet man die akute Infektion, wie sie in der ersten postoperativen Periode auftritt (<2 Monate), die frühe Infektion, die innerhalb der ersten zwölf Monate auftritt (<12 Monate) und schließlich die späte Infektion im Zeitintervall danach. Bei der späten Infektion handelt es sich zum Teil um hämatogene Infektionen, die von Dentalimplantaten, Nagelverletzungen durch Fußpflege oder Harnwegsinfekten herrühren können.

Die Therapie des Infekts richtet sich nach der Ursache, dem verursachenden Keim, dem Zeitpunkt des Auftretens der Infektion sowie den logistisch und chirurgischen Möglichkeiten des behandelnden Teams (◘ Abbildungen 26.1 und ◘ 26.2).

Die grundsätzliche Möglichkeit, ein Gelenk *in situ* zu belassen und zu spülen, ist voraussichtlich nur in den ersten vierzehn Tagen nach Implantation erfolgversprechend. Nach diesem Zeitfenster wird eine eingelegte Saug-Spül-Drainage kaum noch zum Erfolg führen können und eine Wechseloperation mit Austausch der Implantate und aller Materialien wird in der Regel notwendig. Polyäthylen und PMMA-Knochenzement bieten für viele Keimgruppen eine optimale Möglichkeit für eine Besiedlung, so dass diese neben den metallischen Körpern ebenfalls zu entfernen sind. Bei jedem Operationsverfahren steht das radikale Débridement im Vordergrund, neben nekrotischem Gewebe müssen alle infizierten Areale zu entfernt werden, wobei in der Knochenchirurgie auch die avaskulären und betroffenen Knochensegmente mit zu berücksichtigen sind.

Die Entscheidung, ob ein Wechsel – einzeitig oder zweizeitig – durchzuführen ist, wird in der Regel durch die Keimbestimmung und die individuelle Situation des Implantatlagers (Weichteilbeteiligung und Knochensubstanzdefekt) mitbestimmt.

Eine unabdingbare Voraussetzung für eine adäquate Entscheidungsfindung ist der präoperative Erregernachweis. Dieser erfolgt in der Regel durch eine Gelenkpunktion, wobei eine negative Punktion nicht als Aussage für eine nichtvorhandene Infektion gewertet werden kann. Allein das klinische Bild, kombiniert mit den radiologischen Zeichen der Lockerung in Form von Lysesäumen und Sklerosen, wird den Chirurgen auf die richtige Fährte lenken. Dieser Verdacht kann durch Standardlaborparameter wie CRP und erhöhte Leukozytenzahlen, die je nach zeitlichem Intervall links oder rechts verschoben sind, erhärtet werden. Wichtig sind die korrekte Probenentnahme und der Versand sowie die Anwendung der geeigneten mikrobiologischen Verfahren, die zur Anzucht und Keimidentifizierung notwendig sind. Hier hat die adäquate Observation und Bebrütung des akquirierten Materials eine entscheidende Bedeutung (s. auch Kap. 4).

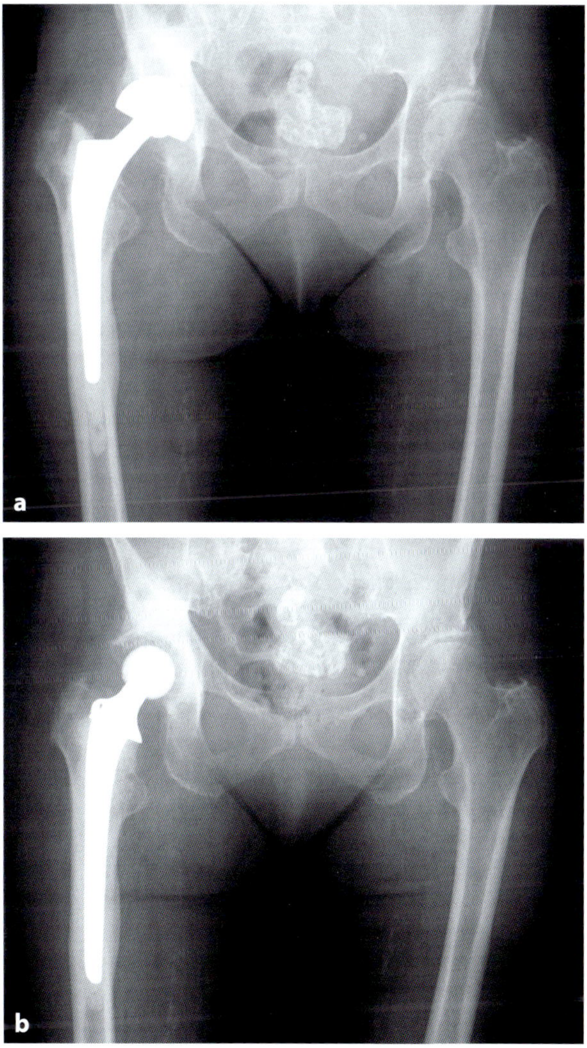

Abb. 26.1.
a Infizierte primäre Prothese.
b Einzeitiger Wechsel, guter Erhalt des Knochenlagers

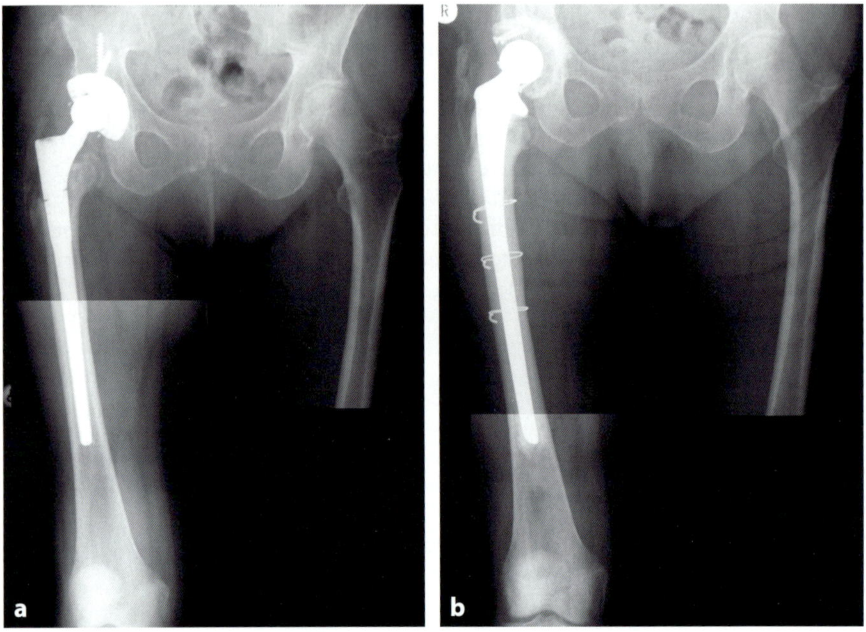

Abb. 26.2. **a** Septische Lockerung nach Prothesenwechsel. **b** Einzeitiger Wechsel auf Langschaft mit Azetabulumaufbau

Chirurgische Planung

Der Entscheid zum einzeitigen Wechsel wird durch den Operateur zusammen mit dem klinischen Mikrobiologen und dem Anästhesisten gefällt. Diese Teambildung ist erforderlich, da bei Behandlung von Infektionen am Knochen die Auswahl der Antibiotika insbesondere für eine lokale Antibiotikatherapie wichtig und die systemische Therapie oft in hohen Dosierungen über lange Zeit erforderlich wird. Damit steigt das Risiko von möglichen nephro-, neuro- und/oder hepatotoxischen Nebenwirkungen [24] (s. auch Kap. 11).

Das Gleiche gilt für die intraoperative Verwendung von Desinfektionslösungen wie z. B. Lavasept® (Polyhexanid), die, vor allem wenn sie in Saugspülungen angewendet werden, zu systemischen Temperaturerhöhungen führen können. Grundsätzlich werden diese Lösungen während der Operation zum Spülen eingesetzt, jedoch nicht unter Druck in Höhlen eingebracht, beispielsweise in den femoralen Kanal. Die Oberflächen werden mit Kochsalzlösungen vor Wundverschluss nochmals sorgfältig nachgespült.

Ist die Entscheidung zum operativen Eingriff gefallen, so ist die Lagerung des Patienten von entscheidender Bedeutung, damit das betroffene Gelenk sowohl proximal als auch distal extensibel erreicht werden kann, falls Weichteile bzw. der Knochenbefund dies erforderlich machen.

Die Entscheidung, ob ein zementierter oder unzementierter Eingriff durchgeführt wird, obliegt dem Operateur, wobei in der Regel beim einzeitigen Eingriff die zementierte Prothese Verwendung findet, da man gewünschte topische Antibiotika mit in den Knochenzement (Palacos®) einbringen kann. Hier haben sich die seit vielen Jahren mit Gentamicin dotierte Zemente sehr bewährt [4], da sie sich individuell durch Antibiotikabeimischungen [5] an die klinische Situation und das entsprechende Keimspektrum anpassen lassen (s. auch Kap. 29).

In der Regel wird der chirurgische Zugang, der präoperativ bestand, zum Gelenk wieder gewählt, um weitere Verletzungen z. B. des Abduktorenmechanismus zu vermeiden. Grundsatz ist, dass ein vollständiger Überblick über das Gesamtgelenk gewonnen werden muss, um ein adäquates Débridement durchführen zu können. Nach Entfernen der Prothesenanteile gilt es, das Knochenbett sorgfältig zu reinigen, wofür sowohl die gepulste Lavage, aber auch mechanische Bürsten geeignet sind. Handelt es sich um eine vorzementierte Hüfte, so ist der Knocheninnenraum mit einer Kugelfräse anzufrischen, um eine entsprechend aufgeraute Oberfläche für die erneute Verankerung bieten zu können. Alle nekrotischen Knochenfragmente müssen sorgfältig entfernt werden wie auch avaskuläres oder minder durchblutetes Gewebe, wie Faszienstränge oder reaktives verdicktes Kapselgewebe. Die vollständige Entfernung von Zementresten und „versprengten" Zementanteilen ist erforderlich, um Rezidive zu verhindern.

Defekte, die auf diese Weise entstehen, eignen sich nicht für die homologe Knochentransplantation und werden daher, falls notwendig, mit autologem Knochen aus dem Beckenkamm und im Verbund mit PMMA-Knochenzement aufgebaut.

Wichtig ist die luxationssichere Verbindung der Gelenke, so dass präoperativ entschieden werden muss, welche Implantate zur Verfügung stehen sollen, damit eine sichere Fixation im Femur bzw. Becken gefunden werden kann, um das betroffene Gelenk zu rekonstruieren.

Entscheidet man sich, einen zweizeitigen Wechsel durchzuführen, besteht die Möglichkeit, nach dem Débridement, einen individuell geformten Spacer aus Knochenzement anzufertigen und einzubringen. Industriell vorgefertigte Spacer stehen ebenfalls zur Verfügung, lassen sich jedoch nicht mit individuellen antimikrobiellen Therapeutika anreichern und sind zum momentanen Zeitpunkt noch relativ kostenträchtig.

Die Spacer müssen so geformt sein, dass sie dem Patienten eine eingeschränkte Funktion des Gelenks gewährleisten, um die alltäglichen Aktivitäten wie persönliche Hygiene und kurze Gänge zu erlauben. Sie sind jedoch nicht als eigentliche Zwischenprothese geeignet, zumal die Friktion zwischen dem Knochenlager und dem Spacer ohne eigentliche Fixation zu weiteren Verlusten im Knochen führen kann. Dennoch gibt es immer wieder anekdotische Berichte, dass Patienten, die mit einem entsprechenden Spacer ausgerüstet wurden, auf die eigentliche Reimplantation der Prothese bei guter Funktion verzichtet haben.

Die Entscheidung, ob eine Spül-Saug-Drainage mit einzubringen ist, wird entsprechend der in den Weichteilen vorgefundenen Situation gefällt. Grundsätzlich sollte die Spül-Saug-Drainage nicht länger als 48 Stunden eingesetzt werden, um eine sekundäre Kontamination, insbesondere durch *Pseudomonas aeruginosa*, entlang der Schläuche retrograd zu vermeiden. Wichtig ist die Einweisung des Pflegepersonals in die Bedienung der damit verbundenen Pumpen, damit die

Funktion einwandfrei sichergestellt ist. Das gilt auch für die Versorgung mit einer Vakuumversiegelung, bei der ähnliche Pumpensysteme zum Einsatz kommen.

Auf das Einbringen von individuellen Schäumen wie Kollagenvliesen, die mit antimikrobiellen Substanzen beladen sind, kann zurückgegriffen werden, wenn es sich um Eingriffe im Bereich kleiner Gelenke handelt, bei denen eine nichtzementierte Refixationsart gewählt werden muss.

Die postoperative Pflege der Patienten unterscheidet sich nicht von der des aseptischen Wechsels, außer dass in Abhängigkeit vom jeweiligen Erreger gegebenenfalls Maßnahmen zur Prävention nosokomialer Infektionen individuell getroffen werden müssen. Bei Behandlung von Patienten mit Methicillin-resistentem *Staphylococcus aureus* (MRSA) müssen die einschlägigen Regeln der Krankenhaushygiene, wie die Isolationspflege, berücksichtigt werden.

Patientendaten ENDO-Klinik

In der ENDO-Klinik in Hamburg sind nach diesem Schema eine Vielzahl von Patienten seit 1969 behandelt worden.

Ein Kollektiv von 105 konsekutiven Patienten wurde mit einem Follow-up von sechs bis sieben Jahren nachuntersucht. Aus diesem Kollektiv sind 26 Patienten verstorben, mit sechs Patienten konnte kein Kontakt mehr hergestellt werden. In dem Kollektiv kam es zu einer Infektpersistenz in sieben Fällen, ein Patient verstarb postoperativ, fünf Patienten erlitten ein Infektrezidiv. Dieses ergab eine absolute Anzahl von Erfolgen für 86 der Patienten oder 81,9% (Tabelle 26.1).

Alle Patienten waren unabhängig vom Keimspektrum mit einem einzeitigen Wechsel versorgt worden.

Die Vergleichsdaten für den zweizeitigen Wechsel sind in Tabelle 26.2 angeben.

Zusammenfassende Betrachtung

In den Vereinigten Staaten werden etwa 250.000 bis 300.000 Gelenkersatzoperationen durchgeführt, in Deutschland sind es ca. 170.000. Bei einer Infektionsrate von 1–2% errechnet sich, dass mindestens 1.700 Revisionsoperationen wegen einer Infektion pro Jahr in Deutschland erwartet werden müssen. Die Kosten, die für einen solchen Eingriff entstehen werden, betragen ca. € 35.000 für den einzeitigen Wechsel. Die amerikanischen Zahlen variieren zwischen 50.000 und 60.000 US-Dollar pro Fall [21].

Betrachtet man den zweizeitigen Wechsel mit einer Liegezeit des Patienten zwischen vier und sechs Wochen in der Regel sowie zwei Eingriffen, die zu diesem Zeitpunkt nicht separat verrechnet werden können, so sind die Kosten noch deutlich höher. Eine entsprechende Fokussuche, wie z. B. dentale oder urologische Maßnahmen, die in dem Vergütungssystem von Fallpauschalen und DRGs nicht gesondert honoriert werden, ist dabei noch nicht berücksichtigt.

Es dürfen jedoch nicht allein die Überlegungen im Kostenrahmen sein, die zu einem einzeitigen Wechselkonzept führen. Die Erfahrungen der ENDO-Klinik [3, 12, 22], in der dieses Prinzip jetzt seit über 25 Jahren praktiziert wird zeigen,

Tabelle 26.1. Erfolgsraten von bei Behandlung der periprothetischen Infektion durch ein- und zweizeitigen Wechsel von unterschiedlichen Autoren von 1978–1995

Autoren	Jahr	Anzahl Fälle	Wechseloperation	
			einzeitig	zweizeitig
Carlsson et al.	1978	77	78%	
Buchholz et al.	1981	583	77%	
James et al.	1982	1063	73%	
Fitzgerald u Jones	1985	131		88%
Langelais et al.	1986	117/222	88%	85%
Coyler u. Capello	1994	37		85%
Raut et al.	1995	183	84%	
Steinbrink u. Frommelt	1995	105	88%	

Tabelle 26.2. Nachuntersuchung von 105 einzeitigen Wechseloperationen aus 1996, Follow-up: 6–7 Jahre (1996–2003)

	Anzahl absolut [%]	Anzahl relativ [%]	Bemerkungen
Gesamtkollektiv	105	100,0	
– Verstorben	26	24,8	
– andere Ursache	25	23,8	Auskunft Hausarzt
– Infektpersistenz	1	–	Mitteilung anderes Krankenhaus
Kein Kontakt	6	5,7	
Misserfolg	13	12,4	
– Infektpersistenz	7	6,69	
– Exitus	1	0,95	
– Infektrezidiv	5	4,76	
Erfolg	86	81,9	bezogen auf alle Fälle (n=105)

dass sich dieses Vorgehen eindeutig für den Patienten bewährt hat. Die Erfolgsraten für das hier vorgestellte Kollektiv von 81,9% sind vergleichbar mit denen anderer Autoren für den zweizeitigen Wechsel [10].

Crockarell [7] berichtete 1998 über seine Serie von 42 Patienten, bei denen ein initiales Débridement durchgeführt worden war, aus einer Gesamtserie von 17.295 Hüftarthroplastiken. Dieses wenig belastende Verfahren ist das radikale Débridement unter Belassung der Prothese mit einer systemischen Antibiotikagabe. In der ENDO-Klinik wird dabei eine Spül-Saug-Drainage durchgeführt. Hierbei spielt offenkundig das Zeitintervall zwischen Auftreten der Infektion und der Intervention eine entscheidende Rolle. Die Autoren und andere [2] kommen dabei zu dem Schluss, dass ein solches Verfahren nur innerhalb der ersten zwei

Wochen erfolgversprechend ist und die Prothese als solche keine funktionellen Schäden oder eine Fehlimplantation ausweist.

Der zweizeitige Wechsel wird sich dann aufdrängen, wenn die präoperative bakterielle Bestimmung nicht möglich ist und man eine entsprechende Mischinfektion vermuten muss bzw. wenn topische Antibiotika, die lokal in den Knochenzement eingebracht werden können, nicht zur Verfügung stehen. Für die ENDO-Klinik entfallen auf diese Gruppe etwa 1,6% aller Wechseloperationen in einem Jahr [10, 25]. Wichtig ist, dass das entsprechende Keimspektrum berücksichtigt wird, so dass auch die anschließende systemische Therapie adäquat eingestellt ist. Es wird Wert darauf gelegt, dass keine Antibiotika – es sei denn, dass eine entsprechende septische Entwicklung den sofortigen Therapiebeginn verlangt – präoperativ gegeben werden. Auch für die diagnostische Punktion gilt, dass keine Antibiotikagabe für mindestens 14 Tage vor Punktion präsent war, kommt es doch sonst zu negativen Punktionsergebnissen, die letztendlich diagnostisch keine Aussage haben und eine vermeintliche Sicherheit suggerieren. Die Re-Punktion oder Zweitpunktion nach negativem Ergebnis wird von Fitzgerald [11] empfohlen, um die Treffsicherheit zu erhöhen, wobei jedoch zu bedenken ist, dass die Punktionen in einem qualifizierten Eingriffsraum durchgeführt werden müssen, um eine sekundäre Kontamination mit hoher Wahrscheinlichkeit ausschließen.

Salvati [19] berichtete 1981 über eine Serie von 38 Patienten, bei denen mit einer systemischen begleitenden Antibiotikatherapie der einzeitige Wechsel in 81% gelang. Hier wurde im Zement keine topische Antibiose angestrebt, es handelte sich allerdings ausschließlich um Patienten mit Gram-positiven Erregern, die entsprechend sensibel waren, andere Infektionen durch Gram-negative Erreger oder Mischinfektionen wurden dagegen ausgeschlossen.

Wroblewski [18, 23] unterstrich den Erfolg des einzeitigen Wechsels mit einer 83%igen Erfolgsrate, Sanzen [20] berichtet eine 76%ige Success-Rate mit diesem Verfahren, James [14] erreichte 73%.

Demgegenüber stehen die Vertreter des zweizeitigen Wechsels wie Fitzgerald und Jones [10], Duncan [9] und Coyler [8], die diese Verfahren als sicherer empfahlen. Allerdings steht aus diesen Kollektiven keine vergleichende Untersuchung zur Verfügung [16].

Die Rolle der Gentamicin-Zemente wurde neben Buchholz [4] auch von Carlsson [5] im Detail beschrieben und hat im Armamenatrium des Revisionschirurgen ihren festen Platz, um eine gezielte topische Antibiose zu erreichen, wie auch bei der Prophylaxe in der primären Endoprothetik.

Grundsätzlich bleiben jedoch die chirurgischen Prinzipien der Revisionschirurgie mit einem radikalem Débridement und dem Entfernen von avaskulärem bzw. betroffenem Gewebe als wesentlicher Faktor bestehen, der den Erfolg des Eingriffes maßgeblich festlegt (◘ Abbildung 26.3). Ob ein Spacer im Hüftgelenk notwendig wird, wird immer noch kontrovers diskutiert, wobei vor allem im Kniegelenk die Disktraktion eine Revision wesentlich erleichtern kann. Bis heute sind bis auf Dislokationen der so genannten „soapbars“ keine wesentlichen negativen Berichte präsent, die sich aus der Friktion der Zementmassen bei artikulierenden Spacern ergeben würden [1]. Im Hüftgelenk wäre ein solcher – ob kommerziell oder selbstgefertigt – als unipolare Prothese im Azetabulum plaziert.

Für die Indikationsstellung in der ENDO-Klinik sind für die Wahl, welches Verfahren zum Zuge kommt, der Keim, die Anamnese der entsprechenden Voroperationen, der Weichteilstatus und der generelle Gesundheitsstatus des Patienten ausschlaggebend. In mehr als 90% der Fälle ist es daher möglich, einen einzeitigen Wechsel durchzuführen und zum Erfolg zu bringen. Die postoperative antibiotische Therapie sollte sich bei Keimnachweis gezielt auf einen Zeitraum von vier Wochen begrenzen lassen, die konkomitante Beurteilung der Laborparameter und Entzündungswerte begleiten diese Therapie.

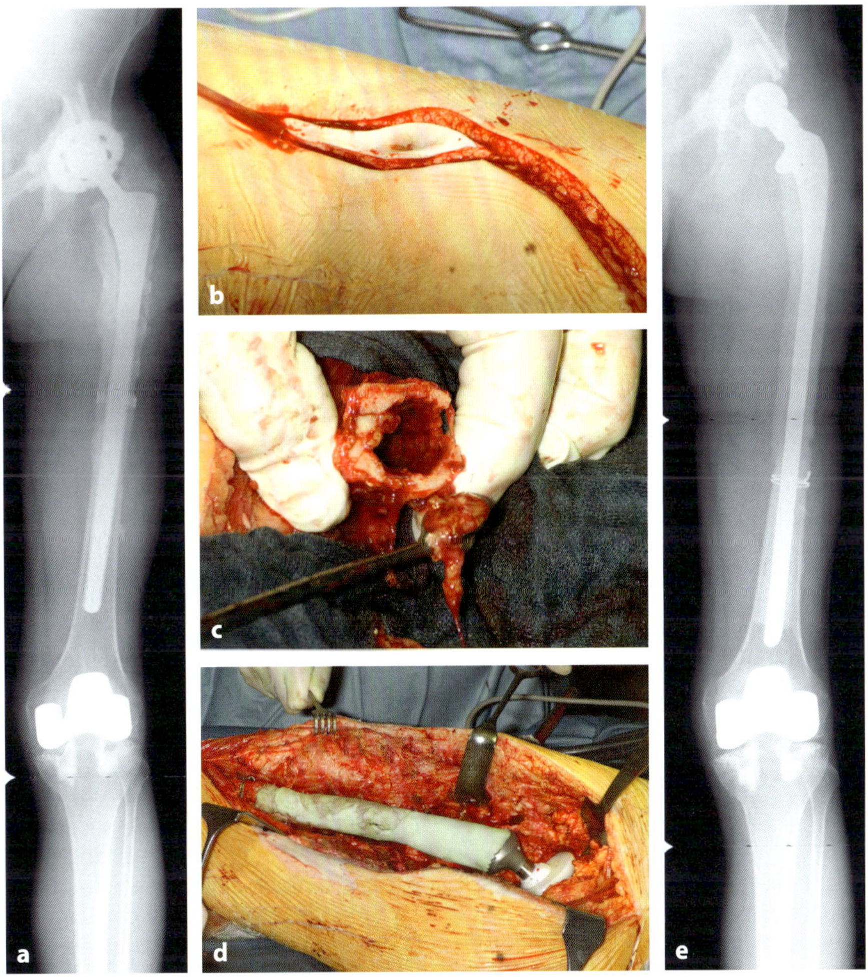

Abb. 26.3. a Präoperativ: Infektion durch *Staphylococcus aureus*. **b** Fistelausschneidung. **c** Probennahme für Mikrobiologie. **d** Implantation: Prothese mit Ummantelung mit Antibiotika-haltigem PMMA-Knochenzement. **e** Postoperativ mit proximalem Zementmantel

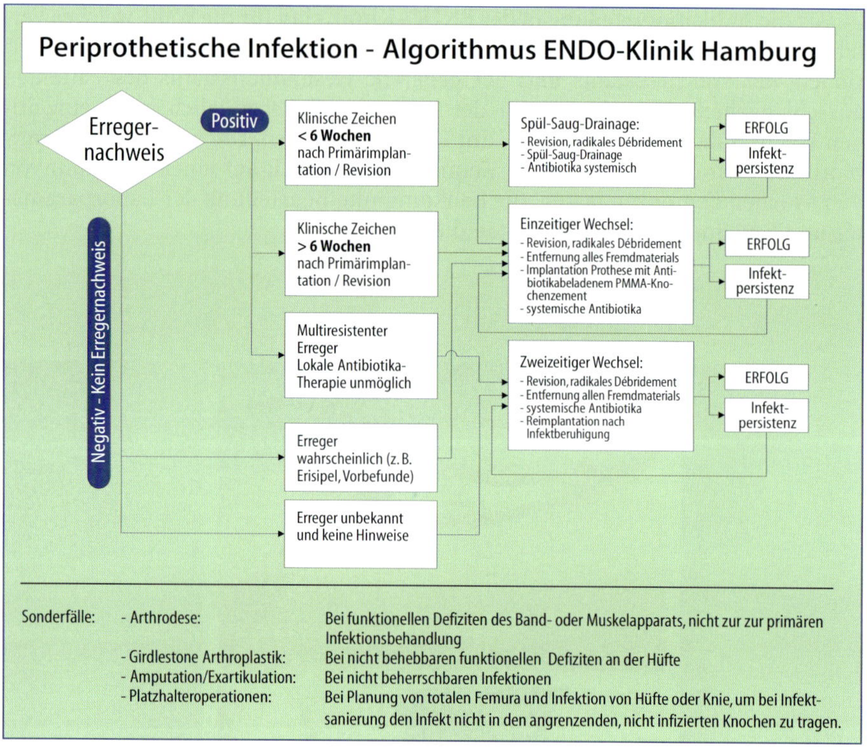

Abb. 26.4. Periprothetische Infektion. Algorithmus ENDO-Klinik Hamburg

Kommt es zu einem Therapieversagen, sollte nicht zugewartet oder eine Suppressionstherapie eingeleitet werden, da so eine verdeckte Sepsis entstehen kann, die den Patienten in eine wesentlich schlechtere Ausgangsposition bringt [13]. Bei absolutem Versagen einer chirurgischen Sanierung bleibt die chronische Fistel mit den Risiken des Fistelgangkarzinoms eine Alternative. In seltenen Fällen ist eine Amputation als Ultima Ratio und lebensrettende Maßnahme nicht auszuschließen (Abbildung 26.4).

FAZIT FÜR DIE PRAXIS

Für die ENDO-Klinik hat sich während der vergangenen 25 Jahre das einzeitige Vorgehen bewährt, wobei der Erfolg in der engen Kooperation eines erfahrenen chirurgischen Teams mit einem spezialisierten Mikrobiologen und einem hoch qualifizierten Pflegeteam zu suchen ist. Die ökonomischen Vorteile des Verfahrens sind in einer sich wandelnden Kostenlandschaft sicherlich zunehmend von Interesse, wobei aber der Vorteil durch den einzeitigen Eingriff und die damit verbundene frühe Rehabilitation dem Patienten in einer physisch und psychologisch schwierigen Situation wesentlich helfen kann.

Literatur

1. Bengtson S, Knutson K, Lidgren L (1989) Treatment of infected knee arthroplasty. Clin Orthop 245: 173–178
2. Brandt CM, Sistrunk WW, Duffy MC, Hanssen AD, Steckelberg JM, Ilstrup DM, Osmon DR (1977) Staphylococcus aureus prosthetic joint infection treated with debridement and prosthetsis retention. Clin Infect Dis 24: 914–919
3. Buchholz HW, Engelbrecht E, Lodenkämper H, Röttger J, Siegel A (1981) Management of deep infection of total hip replacement. J Bone Joint Surg 63-B: 342–353
4. Buchholz HW, Engelbrecht H (1970) Über die Depotwirkung einiger Antibiotika bei Vermischung mit dem Kunstharz Palacos. Chirurg 40: 511–515
5. Carlsson AS Josefsson G. Lindberg I (1978) Revision with gentamicin-impregnated cement for deep infection in total hip arthroplasties. J Bone Joint Surg 60-A: 1059–1064
6. Charnley J (1979) Low friction arthroplasty of the hip – Theory and practice. Springer. Berlin Heidelberg New York
7. Crockarell JR, Hanssen AD, Osmon DR, Morrey BF (1998) Treatment of infection with debridement and retention of the components following hip arthroplasty. J Bone Joint Surg 80-A: 1306–1313
8. Coyler RA Capello WN (1994) Surgical treatment of the infected hip implant. Clin Orthop 298: 75–79
9. Duncan C, Masri B (1994) The role of antibiotic loaded cement in the treatment of an infection after a hip replacement. J Bone Joint Surg 76-A: 1742–1751
10. Fitzgerald RH, Jones D (1985) Hip implant infection. JAMA 78: 225–228
11. Fitzgerald RH, Nolan DR, Ilstrup DM (1977) Deep wound sepsis following total hip arthroplasty. J Bone Joint Surg 59-A: 847–855
12. Foerster G von, Klüber D, Käbler U (1981) Mittel- bis langfristige Ergebnisse nach Behandlung von 118 periprothetischen Infektionen nach Kniegelenksersatz durch einzeitige Austauschoperation. Orthopäde 20: 244–252
13. Goulet JA, Pellicci PM, Brause BD (1998) Prolonged suppression of infection total hip arthroplasty. J Arthroplasty 3: 109–116
14. James ET, Hunter GA, Cameron HU (1982) Total hip revision arthroplasty: does sepsis influence the results? Clin Orthop 170: 88–94
15. Langlais F, Lambotte JC, Thomazeau H (1986) Treatment of infected hip replacement. EFORT Instruct Course, 6: 158–167
16. McDonald DJ, Fitzgerald RH Jr, Ilstrup DM (1989) Two-stage reconstruction of a total hip arthroplasty because of infection. J Bone Joint Surg 71-A: 828–834
17. Morscher E, Babst R Jenny H (1990) Treatment of infected joint arthroplasty. Int Orthop 14: 461–465
18. Raut VV, Siney PD, Wroblewski BM (1995) One-stage revision of total hip arthroplasty for deep infection. Longterm follow-up. Clin Orthop 321: 202–207
19. Salvati EA, Brause BD, Chekofsky KM, Wilson PD (1981). Orthop Trans 5: 370
20. Sanzen L, Carlsson AS, Josefsson G, Lindberg LT (1992) Revison operation in infectec total hip arthroplasties: two- to nine year follow-up study. Clin Orthop 280: 202–207
21. Sculco TP (1993) The economic impact of infected total joint arthroplasty. AAOS Instructional Course Lectures, 42. Rosemont, III, pp 349–351
22. Steinbrink K, Frommelt L (1995) Behandlung der periprothetischen Infektion der Hüfte durch einzeitige Austauschoperation. Orthopäde 24: 335–343
23. Wroblewski BM (1986) One-stage revision of infected cemented total hip arthroplasty. Clin Orthop 211: 103–107
24. Zimmerli W, Widmer AE, Blatter M (1998) Role of rifampicin for treatment of orthopedic implant-related staphylococcal infections. JAMA 279: 1537–1541

27 Wechselkonzept Liestal (CH)

P.E. Ochsner und W. Zimmerli

Einführung

Infektionen nach Hüfttotalprothesen sind schwer wiegende Komplikationen. Es handelt es sich immer um implantatgebundene Infektionen [20]. Diese sind dadurch gekennzeichnet, dass die Bakterien teilweise derart durch einen Biofilm an der Oberfläche der Fremdkörper – Prothesen, Zement, Osteosynthesematerial – gebunden sind, dass sie sich einer üblichen Therapie mit Antibiotika entziehen können. Spezielle Therapiekonzepte sind deshalb notwendig, um diesen Infektionen zu beherrschen.

Die Infektionen können exogen (intra- oder perioperativ) oder endogen (hämatogen) ausgelöst werden. Im eigenen Krankengut beträgt die Infektionsrate 0,82% bei 1098 Primärprothesen und 1,16% bei 330 Revisionen [14]. Betrachtet man nur die vorwiegend exogenen Infektionen, die sich praktisch immer innerhalb der ersten zwei Jahre manifestieren, so beträgt die Infektrate 0,4 bzw. 0,35%. Nach dem Intervall zwischen Operation und Manifestation der Infektion unterscheiden wir 3 Typen

- Frühinfekt (Manifestation bis zum Ende des 3. Monates),
- der verzögerte Infekt („delayed" Infekt oder „Low-grade-Infekt"): vom 4. Monat bis 2 Jahre nach der Operation,
- der Spätinfekt: ab dem 3. Jahr nach der Operation.

Es werden Mono- von Mischinfektion unterschieden. Der häufigste Erreger in beiden Gruppen ist *Staphylococcus aureus*. Die Virulenz der verschiedenen Keime ist dabei sehr unterschiedlich.

Die Diagnose wird zwar klinisch und radiologisch gestellt, entscheidend sind aber die mikrobiologischen und histologischen Gewebeuntersuchungen. Bakteriologiebefunde sollten aufgrund von Eiter- und Gewebeproben erhoben werden. Abstriche sind zu unsicher. Die Behandlung ist einerseits die systemische resistenzgerechte antimikrobielle Therapie und andererseits die operative Therapie, die sich weitgehend nach dem Zeitpunkt der Infektmanifestation richtet.

Eine ausführliche Einführung in alle Grundbegriffe der Infektiologie bei Protheseninfektionen wurde bereits von den Autoren veröffentlicht [14].
Es kommen drei Operationsverfahren in Betracht:

1. Hüftrevision mit Belassung der Prothese *in situ*,
2. einzeitiger Hüfttotalprothesenwechsel,
3. Hüfttotalprothesenentfernung ohne Ersatz (Girdlestone-Hüfte) oder mit zweizeitiger Reimplantation einer neuen Prothese.

In unserer Klinik konnten 94,5% aller Hüftprotheseninfekte – 71% davon während einer einzigen stationären Behandlung – erfolgreich behandelt werden.

Operatives Behandlungskonzept

Das durch uns verwendete Therapiekonzept basiert auf folgenden Bausteinen
- Lockere Prothesen müssen bei Infektionen immer gewechselt werden.
- Während der ersten drei Monate nach Beginn einer Infektion kann in der Regel mit einem festen Prothesensitz gerechnet werden. Ist bei der ersten klinischen Manifestation einer Infektion eine längere Infektdauer anzunehmen, ist ein vollständiger Prothesenwechsel angezeigt.
- Wir gehen davon aus, dass die Virulenz der Bakterien für die Heilungschancen eines Protheseninfekts von untergeordneter Bedeutung ist. Dies darf nur angenommen werden, wenn die Antibiotikatherapie der speziellen Situation eines implantatgebundenen Infektes Rechnung trägt [20]. Für diese Annahme haben wir klinische Daten [13, 14].
- Schlechte Weichteilverhältnisse (massiv geschwollene, gerötete Weichteile, ausgedehnte chronische Fistelsysteme) sind von Bedeutung.
- Exogene Infekte dominieren die Periode der frühen und verzögerten Manifestation (bis 2 Jahre). Hämatogene Infekte können zu jeder Zeit vorkommen. Auch als Spätinfekt können sie bei stabiler Prothese akut auftreten. Aus diesem Grund können sie analog wie Frühinfekte behandelt werden.
- Die örtliche Infektsituation lässt sich auch bei schlechten Weichteilverhältnissen und stark betroffenem Knochen innerhalb von 2–4 Wochen nach einer Prothesenentfernung so weit beruhigen, dass eine Reimplantation gewagt werden darf.

Aus diesen Vorgaben wird unser Algorithmus (◘ Abbildung 27.1) abgeleitet:

Bei *früher Infektmanifestation* (◘ Abbildung 27.1) darf die Prothese als fest betrachtet werden. Wir entscheiden uns für ein *Débridement ohne Prothesenwechsel*, ergänzt durch eine Spül-Saug-Drainage [8] (siehe ◘ Abbildung 27.2).

Ein hämatogener Protheseninfekt, der im Rahmen einer Sepsis plötzlich, oder zu irgendeinem Zeitpunkt nach der Prothesenimplantation auftritt und auf ein stabiles Prothesensystem ohne Lockerungszeichen trifft, darf wie eine frühe Infektmanifestation operativ ohne Prothesenwechsel behandelt werden.

Tritt eine Infektmanifestation verzögert auf oder trifft ein Spätinfekt auf eine bereits gelockerte Prothese, sollte keine Revisionsoperation ohne Wechsel durchgeführt werden. Bei diesen Fällen ist ein schleichender Infektbeginn anzunehmen. Auch bei scheinbar stabilen nichtzementierten Prothesen finden sich in dieser Situation praktisch immer Prothesenteile in direktem Kontakt mit Infektarealen. Im Vordergrund steht jetzt der Entscheid, ob der Wechsel ein- oder zweizeitig durchgeführt werden soll. Als besondere Risiken sei hier vorweg auf zwei ungünstige Gruppen hingewiesen, nämlich auf Patienten mit Rezidiv nach adäquat erscheinender Vortherapie und auf Patienten mit Methicillin-resistentem *Staphylococcus aureus* (MRSA). Bei diesen Patienten soll ein zweizeitiger Wechsel, allenfalls je nach Keimlage oder lokaler Situation eine Girdlestone-Hüf-

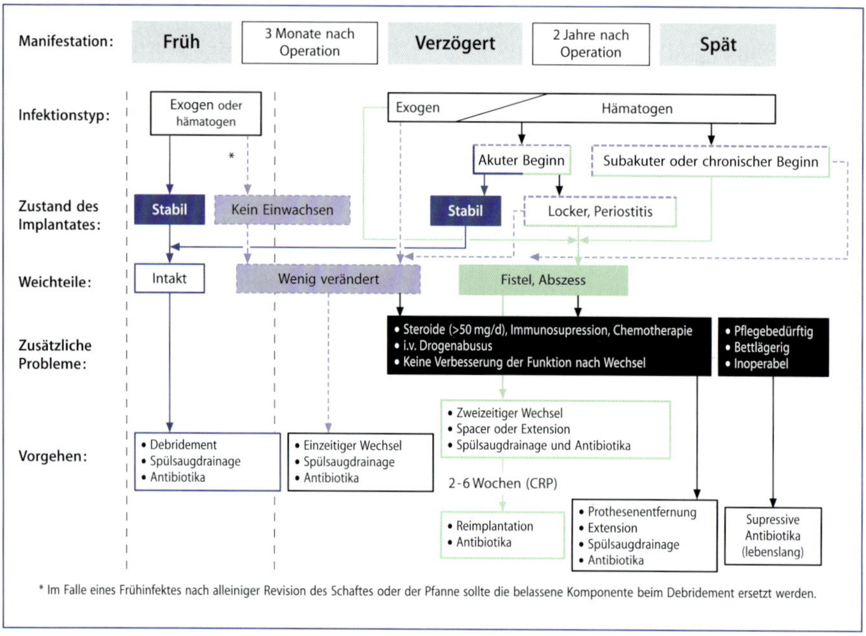

Abb. 27.1. Algorithmus zur Behandlung von Infekten nach Hüfttotalprothesen. Dieses Schema kann nicht uneingeschränkt bei Patienten mit MRSA oder Rezidiven nach einer adäquaten Vortherapie angewendet werden. (Aus [10])

te angelegt werden. Um nach der Prothesenentfernung in beide Richtungen frei zu sein und während einer oft verlängerten Zwischenperiode mit antibiotischer Therapie keinen Fremdkörper in Rechnung stellen zu müssen, verwenden wir in diesen Fällen keinen Spacer.

Ein einzeitiger Wechsel steht bei günstigen Weichteilverhältnissen im Vordergrund. In diesen Fällen ist es wünschenswert, aufgrund eines Punktionsbefundes eine gezielte Antibiotikatherapie während 2–6 Wochen vor der operativen Revision durchzuführen. Die Antibiotikatherapie ist 4 Tage vor dem Eingriff auszusetzen, um eine zuverlässige mikrobiologische Diagnose beim Prothesenwechsel zu haben. Bei negativen Kulturen behandeln wir total 6 Wochen, bei positiven Kulturen dagegen schließen wir postoperativ eine 3-monatige Therapie an.

Ist bei ungünstigen Weichteilverhältnissen ein zweizeitiger Wechsel vorgesehen, sollte die Zeit vor der Reimplantation einer Prothese für den Patienten erträglich gestaltet werden. Herkömmlich wurde dabei eine Extension angelegt. Heute implantieren wir in der Regel einen Platzhalter (Spacer). Beim zweizeitigen Wechsel beträgt an unserer Klinik das durchschnittliche Intervall zwischen Aus- und Einbau der Prothese 2,5 Wochen. In der Literatur werden Intervalle von 1–6 Monaten angegeben [11, 16, 18]. Diese langen Wartezeiten sind nach unserer Erfahrung nicht notwendig. Sie stellen für den Patienten eine erhebliche Belastung dar und sind mit großen Zusatzkosten verbunden.

Eine Prothesenentfernung ohne Reimplantation (Girdlestone-Hüfte) ist selten geworden. Sie stellt dann eine Lösung dar, wenn eine Reimplantation zu gefährlich ist, wie z. B. bei hochdosierter Steroidtherapie, bei starker Immunsuppression (z. B. wegen Transplantation, oder bei aktivem i.v.-Drogenabusus [5]. Bei anderen Fällen ist aufgrund der allgemeinen Situation des Patienten kein Profit von der Reimplantation mehr zu erwarten und eine Girdlestone-Hüfte deshalb adäquat.

Eine Therapieabstinenz, allenfalls kombiniert mit einer suppressiven Antibiotikatherapie und einer Dauerfistel, kann bei pflegebedürftigen Patienten mit schlechtem Allgemeinzustand in Frage kommen [9].

Therapiebausteine

Débridement

Das Débridement wird eingeleitet durch eine erneute Fistelfüllung oder Gelenkpunktion, die mit einem Gemisch von Methylenblau und Röntgenkontrastmittel durchgeführt wird. Bei der Fistulographie wird eine Knopfkanüle leicht gebogen und unter drehenden Bewegungen sorgfältig soweit wie möglich in die Tiefe des Fistelsystems gebracht. Ein je hälftiges Gemisch von Methylenblau und Röntgenkontrastmittel wird nun unter Kontrolle mit dem Bildwandler eingespritzt, wobei die Fistelöffnung gleichzeitig abgedichtet wird. Die Ausdehnung des Höhlensystems lässt sich nun radiologisch dokumentieren. Der blaumarkierte Fistelkanal wird exzidiert und die Abszessmembran sorgfältig – so vollständig wie möglich – entfernt. Die blaue Verfärbung derselben hilft als Leitlinie. Bei ausgedehnten Fistel- bzw. Abszesssystemen reicht die Fistel- oder Gelenkfüllung aber oft nicht aus, um alle Winkel zu erreichen. Besonders sorgfältig muss nach folgenden zusätzlichen Ausläufern gesucht werden

- ventral unter dem M. iliopsoas hindurch in das kleine Becken,
- aus dem Bereich der Fovea acetabuli, versteckt durch die Pfanne durch die mediale Azetabulumwand in das kleine Becken,
- distal des Trochanter minor aus der Femurmarkhöhle heraus in die umliegende Muskulatur mit oder ohne Verbindung mit der Haupthöhle,
- bei gleichzeitiger Prothesenentfernung wird das Prothesenbett abschließend sorgfältig, z. B. mit scharfen Löffeln mit Zähnchen, von Granulationsgewebe gereinigt.

Spül-Saug-Drainage (Abbildung 27.2)

Ziel einer Spül-Saug-Drainage ist die Verhinderung eines Hämatoms in der großen Wundhöhle, nachdem die diffus blutende Abszessmembran entfernt wurde [8]. Nach ausgiebiger Wundspülung (z. B. mit Lavasept®) werden ventral zwei zuführende Redondrains eingelegt, durch die Ringerlösung in die Wunde fließt. Anschließend werden über die Wundhöhle verteilt – aber nicht in unmittelbarer Nähe der zuführenden Drains – 2–4 dicke abführende Drains eingelegt, die

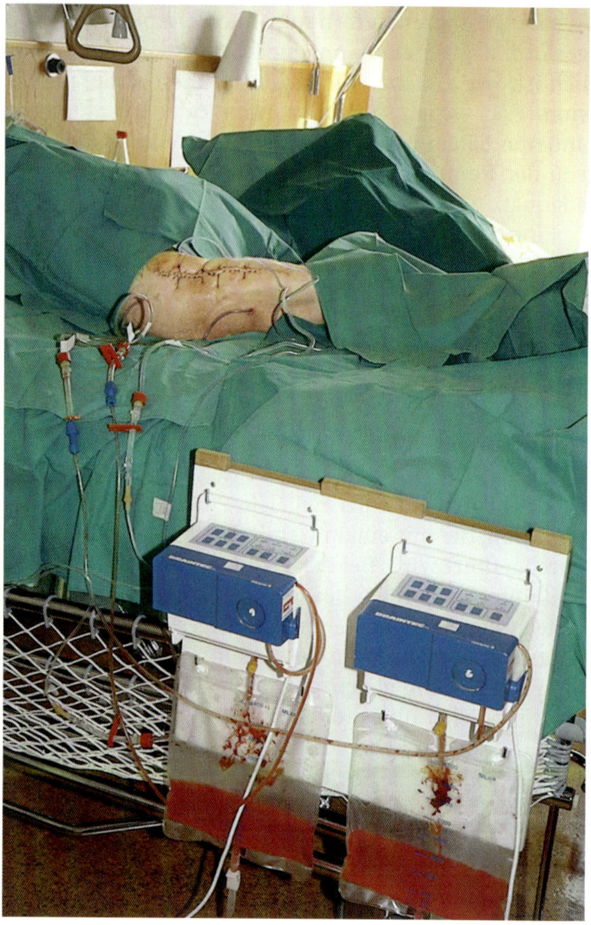

Abb. 27.2. Spül-Saug-Drainage. Nach dem Débridement und allenfalls der Prothesenentfernung wird über zwei Drains Spülflüssigkeit zugeführt, die sich mit dem Hämatom vermischt. Über zwei Rollenpumpen mit konstantem Unterdruck wird diese Flüssigkeit abgesogen. Damit werden mit Hämatom gefüllte Hohlräume vermieden. (Aus [10])

alle an der Haut fixiert werden. Unter ständigem Spülen wird nun die Haut verschlossen, indem mit 3–4 tief greifenden monofilären, dicken Nähten in einem Durchgang sowohl die Faszie als auch die Haut adaptiert wird. Die Hautnaht wird ergänzt, die Spül-Saug-Drainage in Betrieb gesetzt und auf ihre Funktionstüchtigkeit hin überprüft. Durch Abklemmen aller abführenden Drains bei verbleibender Zufuhr wird die Dichtigkeit der Hautnaht überprüft und allenfalls verbessert. Ein Kompressionsverband wird angelegt. Während der ersten 4–6 Stunden müssen etwa 4–6 Liter Flüssigkeit zugeführt werden, damit die Flüssigkeit im Abflusssystem nicht gerinnt und lachsfarben in den Behältern erscheint. Im Anschluss daran reichen ca. 6 Liter Flüssigkeit täglich aus. Einmal pro Tag lassen wir einen Liter Antiseptikum, z. B. Lavasept® [17] durchfließen. Der Hämoglobinspiegel wird sorgfältig überwacht. Nach 3 Tagen wird die Flüssigkeitszufuhr unterbrochen. Die Drains werden innerhalb der nächsten 2–4 Tage sukzessive gezogen.

Spacer-Herstellung

Beim zweizeitigen Wechsel bleibt nach der Prothesenentfernung eine oft eindrückliche Lücke zwischen dem Azetabulum und dem Femurstumpf, weshalb früher regelmäßig eine Extension angelegt wurde. Als Platzhalter dient heute in der Regel ein innerer Spacer. Der Spacer gibt lokal Gentamicin ab, hat aber den Nachteil, dass er bei resistenten Keimen einen Fremdkörper darstellt, der die Infektionsbekämpfung mit Antibiotika behindern kann. Bei geeigneter Technik kann sich der Patient einigermaßen frei im Bett bewegen und mit wenig Schmerzen mobilisiert werden. Oft wird auch eine Gehfähigkeit unter Abrollbelastung möglich [18]. Dabei sollten weder das Azetabulum noch die Femurmarkhöhle durch den Spacer so abgedichtet werden, dass keine Flüssigkeit abfließen kann. Wir fräsen das gesäuberte Azetabulum mit einer nicht zu großen Fräse sparsam an. Der Fräsendurchmesser bestimmt den Durchmesser des Spacer-Kopfes. Auf der Schaftseite vermessen wir das Lumen mit gewöhnlichen Probeprothesen. Die größte passende Probeprothese dient als Muster für den Durchmesser des Spacer-Schafts. Unter Extension des Beines wird der Abstand zwischen dem Femurstumpf gemessen. Die gewählte Kopfform wird mit Vaseline eingerieben. Der Spacer wird aus ca. drei Portionen Palacos® mit Gentamicin geformt und zentral mit einem Endernagelstück armiert. Ein leichter Absatz verhindert das zu tiefe Einsinken in den Schaft. Der Spacer wird in den Schaft eingesteckt und reponiert.

Reimplantation

Bei der Reimplantation erscheint uns wichtig, dass sowohl eine primäre als auch eine dauernde Stabilität angestrebt werden. Da der Knochenstock durch den Infektprozess und die damit verbundene Lockerung oft schwer geschädigt ist, kommen besonders häufig Implantate wie die Burch-Schneider-Schale und der SL Revisionsschaft nach Wagner zur Anwendung. Große Zementmassen werden vermieden, damit der angrenzende Knochen nicht durch die frei werdende Polymerisationswärme geschädigt wird. Große Knochenlücken füllen wir im tragenden Bereich bei jüngeren Patienten, wenn möglich, mit autologem Knochen auf. Bei älteren Patienten und für Defekte, die in nichtbelasteten Knochenabschnitten liegen, kommt tiefgefrorener allogener Knochen zur Anwendung.

Revision bei Flüssigkeitsretention

Im Zuge der Infekttherapie kommt es im Anschluss an das Débridement und die Antibiotikatherapie zu einem deutlichen Rückgang des örtlichen Ödems. Besonders nach einer zu frühen Drainentfernung kommt es jedoch nicht selten zu erneuten Flüssigkeitsansammlungen in der Tiefe. Bei einem entsprechenden Verdacht hilft eine Ultraschalluntersuchung. Zur Verhinderung eines Durchbruchs nach außen und einer damit drohenden Superinfektion muss die Hüfte erneut operativ drainiert werden, worauf ein Kompressionsverband angelegt und die Drains frühestens nach 4 Tagen vollständig entfernt werden dürfen.

Reimplantation nach Langzeitzustand einer Girdlestone-Hüfte

Nach langjähriger Girdlestone-Situation [3], verlangen Patienten gelegentlich die Reimplantation einer Prothese. Bei saniertem Infekt einerseits und einer schlechten Hüftfunktion andererseits ist dies grundsätzlich möglich, wenn die pelvitrochantäre Muskulatur in genügendem Maße erhalten ist [3, 9]. Gegenüber einer Replantation im Rahmen eines zweizeitigen Prothesenwechsels mit einem Zeitabstand von nur 2–4 Wochen handelt es sich aber um eine viel eingreifendere Operation, bei der ein vollständiger Längenausgleich nicht garantiert werden kann und nach dem in der Regel ein Hinken sichtbar bleibt.

Bis auf eine Ausnahme (Exartikulation bei vorbestehendem Oberschenkelstumpf) haben wir uns an dieses Behandlungskonzept gehalten. Wie die Resultate zeigen, ist dieses Therapieschema (siehe ◘ Abbildung 27.1) ein adäquates Instrument zur erfolgreichen Durchführung der Sanierung der Infektionen.

Antibiotikatherapie

Eine resistenzgerechte Antibiotikatherapie ist begleitend zur operativen Therapie bei Hüftprotheseninfekten während 3 Monaten vorzusehen. In der Regel handelt es sich um eine Kombinationstherapie. Gewisse Antibiotika stellen bei einigen wichtigen Erregern einen Standard dar [22]. Bei der Wahl der Antibiotika ist besonders auch an diejenigen Keime zu denken, die auf den Implantaten adhärieren (implantatgebundene Infekte) [19–21]. Gerade diese Kenntnisse haben eine wesentlich verbesserte Chance für die Beherrschung von Infekten mit *Staphylococcus aureus* ermöglicht.

Die Behandlung wird in aller Regel für zwei Wochen parenteral eingeleitet. Stehen geeignete Medikamente zur Verfügung, ist eine Fortsetzung möglich. Andernfalls muss die Verwendung eines Port-a-Cath®-Systems erwogen werden, da damit eine parenterale Antibiotikagabe auch ambulant möglich ist [4].

Beim einzeitigen, gelegentlich auch beim zweizeitigen Wechsel empfiehlt es sich, bei positiver Bakteriologie in der Punktion 2–6 Wochen vor dem Wechsel mit der parenteralen Antibiotikagabe zu beginnen, um diese 4 Tage vor dem Eingriff zu unterbrechen. Bei negativer Bakteriologie ist eine 6-wöchige, bei positiver Bakteriologie eine 3-monatige Therapie notwendig.

Definition der Heilung

Wir betrachten einen Patienten als geheilt, wenn sich das CRP und die Leukozyten normalisiert haben und der Patient fieber- und beschwerdefrei ist. Lokal dürfen keine Entzündungszeichen (Überwärmung, Schwellung, Fistel) mehr vorhanden sein. Rezidive können zu jedem Zeitpunkt, besonders häufig aber bis zu zwei Jahren auftreten. Deshalb fordern wir für die Diagnose „Heilung" nach der Behandlung eine Beobachtung von mindestens 2 Jahren [20].

Eigene Resultate

Patienten

Im Zeitraum von 1984 bis 1996 wurden insgesamt 38 Patienten mit infizierter Hüfttotalprothese behandelt (▫ Abbildung 27.3). 13 Fälle stammten aus dem eigenen Krankengut (9 Primäroperationen, 4 Revisionen; 6 Frauen und 7 Männer). Bei 25 Hüften (12 Primäroperationen, 13 Revisionen; 10 Frauen und 15 Männer)

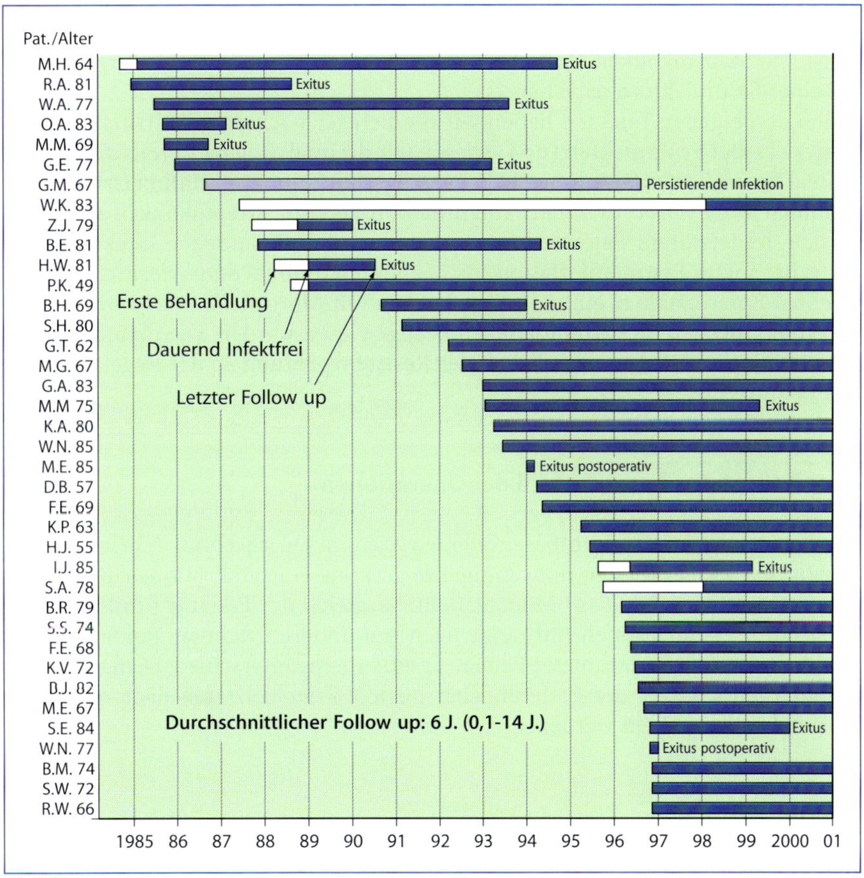

▫ Abb. 27.3. Behandlungserfolg bei Hüfttotalprotheseninfekten. Alle im Zeitraum 1984–1996 durch unsere Klinik behandelten Fälle sind eingeschlossen (n=38), chronologisch aufgeführt und bis Ende 2000 nachgeführt. Ein *durchgezogener schwarzer Balken* bedeutet ein infektfreies Intervall vom Therapieanfang bis zum letzten überprüften Zeitpunkt (Nachkontrolle, schriftliche bzw. telefonische Nachfrage oder Tod). Bei *weißen Balken* ist der Zeitraum zwischen Therapiebeginn und Beginn des *schwarzen Balken* durch eines oder mehrere Rezidive unterbrochen. *Punktierte Balken* bedeuten eine persistierende Infektion. Todesfälle im Zusammenhang mit der Therapie sind gekennzeichnet (Exitus postoperativ). (Aus [10])

handelte es sich um Zuweisungen. Das Durchschnittsalter bei Infektauftritt betrug 70 (44–84) Jahre. Es handelte sich um 11 frühe, 6 verzögerte und 21 späte Infekte. Die Infektion trat im Durchschnitt 4,5 Jahre (1 Woche bis 16 Jahre) nach der Hüftoperation auf. Die Prothesentypen waren entsprechend der vielfältigen Herkunft uneinheitlich.

Erregerspektrum

Wir fanden 27 Mono- und 9 Mischinfektionen. *Staphylococcus aureus* war in 21 Fällen nachzuweisen. In 2 Fällen gelang kein Erregernachweis (vermutete Infektionen). In keinem Fall fanden wir beim Eintritt in unsere Behandlung Methicillin-resistente Stapylokokken (MRSA). Einmalig trat *Salmonella Heidelberg* auf, dies bei einer Spätinfektion nach Sepsis.

Bei den eigenen Infekten haben wir die Erreger nach dem Auftrittszeitpunkt analysiert. Bei Frühinfekten (n=4) wiesen wir dreimal *Staphylococcus aureus* und einmal *Enterobacter faecalis* nach. Bei verzögerter Erstmanifestation (n=2) traten je einmal *Staphylococcus aureus* und β-hämolysierende Streptokokken auf, wobei es sich bei letzterem Patienten fast sicher um eine hämatogene Infektion handelte. Bei später Erstmanifestation (n=7) konnten dreimal *Staphylococcus aureus*, zweimal Enterokokken, einmal Enterokokken mit *Morganella morganii* und einmal β-hämolysierende Streptokokken nachgewiesen werden. Die definitive Wahl der Antibiotika erfolgte nach Erhalt der Resistenzprüfung, in der Regel drei Tage postoperativ.

Hospitalisationsdauer, Anzahl der Operationen

Zur Sanierung der Totalprotheseninfekte waren im Durchschnitt 1,3 Hospitalisationen und 2 Operationen notwendig. Die gesamte Hospitalisationsdauer betrug durchschnittlich 2,2 (0,5–4) Monate. Beim Vergleich der Patienten mit *Staphylococcus-aureus*-Infektionen mit denjenigen mit anderen Keimen, fanden wir für die oben genannten Parameter keinen signifikanten Unterschied. Demgegenüber konnten jedoch 77% der Ersteren, aber nur 63% der Letzteren nach der ersten Hospitalisation geheilt werden.

Kontrollen

Von den 38 Patienten wurden 28 regelmäßig und 3 nur teilweise in unseren Kontrollen erfasst. 7 Patienten starben in der Zwischenzeit ohne Infektzeichen.

Infektsanierung

Von den 38 behandelten Patienten konnten 34 im beobachteten Zeitraum definitiv saniert werden. Zwei Patienten mit erheblicher Komorbidität starben in der postoperativen Phase, eine Patientin 4 Tage nach der Prothesenentfernung (WN), der andere Patient einige Tage nach der Reimplantation (ME). Bei einem Patienten konnte der Infekt erst nach drei Behandlungen zur Ausheilung gebracht werden (SA). Bei einer einzigen Patientin (GM), die weitere Behandlungsversuche ablehnte, findet sich ein persistierender Infekt, der auch bei Untersuchungsabschluss noch vorhanden war (β-hämolysierende Streptokokken und *Staphylococcus aureus*). Dies ergibt für alle Patienten gerechnet eine Erfolgsrate von 89,5%, unter Berücksichtigung der postoperativen Todesfälle als Misserfolg. Bezüglich Infektsanierung allein erreichten wir eine Erfolgsrate von 94,5%. Nach der ersten Hospitalisation waren 27 Patienten (71%) infektfrei, während 9 Patienten (26%) ein zweites Mal hospitalisiert werden mussten. Die operativen Maßnahmen entsprachen dem vorgestellten Therapiekonzept (siehe ◘ Abbildung 27.1). Zweimal musste wegen Rezidiven sekundär ein zweizeitiger Wechsel durchgeführt werden, einmal nach 2 Jahren (SA) und einmal wegen einer nach 8 Jahren sekundär wieder aufgetretenen Lockerung und Fistel nach 10 Jahren (WK). Ein einziger Patient musste zur definitiven Sanierung dreimal hospitalisiert werden. Darauf blieben alle Patienten bei einer durchschnittlichen Nachkontrollzeit von 6 (0,1–14) Jahren ohne Infektzeichen.

Klinische Resultate

Wir überprüften die Ergebnisse bezüglich der Schmerzen und der Gehfähigkeit. Einer Verbesserung der Letzteren stehen oft die sehr lange Dauer des Geschehens und die vielen Voroperationen im Wege. Bei der letzten Kontrolle der 34 Patienten mit saniertem Infekt konnten folgende Befunde erhoben werden

- Bei den meisten Patienten konnte eine Schmerzlinderung erreicht werden, wobei 59% keine und 26% leichte Schmerzen verspürten. 12% litten unter mäßigen und 3% unter starken Schmerzen
- Die Gehfähigkeit blieb in einem guten Viertel der Fälle erheblich eingeschränkt. 32% der Patienten wiesen eine gute Gehfähigkeit auf. Bei 26% war sie leicht eingeschränkt, 15% Patienten wiesen eine mäßige und 21% eine stark eingeschränkte Gehfähigkeit auf; 6% waren gehunfähig

Besondere technische Probleme

- Bei der Reimplantation einer zementfreien SL-Revisionprothese entstand unterhalb der Prothesenspitze beim Reiben des Verankerungskonus eine suprakondyläre Femurfraktur, die mit einer Kondylenplatte versorgt werden musste. Seither fassen wir die Femurdiaphyse dort, wo wir den Konus reiben, transmuskulär mit zwei Repositionszangen mit Spitzen. Dadurch wird kein Drehmoment auf die Metaphyse ausgeübt.
- Ein SL-Revisionsschaft musste bei einem über 100 kg schweren, Patienten durch eine zementierte Langschaftprothese ersetzt werden.
- Eine unvollständig zementierte Langschaftprothese sank ein und wurde erfolgreich durch eine SL-Revisionsprothese ersetzt. Wegen Problemen mit

der Verheilung der Fragmente nach einem transfemoralen Zugang trat aber rezidivierend eine dorsale Hüftluxation auf, die eine Revision notwendig machte.

- Im Zuge einer Pseudarthrose nach „Flip-Osteotomie" des Trochanter majors und vorgängiger Girdlestone-Hüfte wegen MRSA kam es bei der Reimplantation zu großen Schwierigkeiten der Rückversetzung des stark venteral verschobenen Trochanter major, so dass zusätzlich eine autologe Knochentransplantation und eine Zweitfixation notwendig waren.

Vergleich mit publizierten Daten

Konzept der Infekteinteilung

In der Literatur finden sich gewisse Abweichungen zu unserem Konzept. Teilweise wird starkes Gewicht auf die Art des Keims gelegt. Insbesondere bei Infektionen mit *Staphylococcus aureus* wird ein zweizeitiges Vorgehen empfohlen [2, 6, 7]. Da seit der Einführung von Rifampicin in die Behandlung von *Staphylococcus aureus* dieser Keim in unserer Serie kein erhöhtes Risiko mehr beinhaltet, erachten wir bei wenig veränderten Weichteilen eine zweizeitige Operation nicht mehr als notwendig. Als mögliche Therapievariante wird gelegentlich die alleinige Antibiotikatherapie ohne Operation genannt [2]. Diesen Vorschlag können wir nicht unterstützen, weil der operative Augenschein über die örtlichen Verhältnisse Aufschluss geben muss. Ansonsten ist eine zuverlässige Beurteilung des Infekts nicht möglich. Wir halten deshalb eine antibiotische Therapie ohne Débridement für ungenügend.

Belegt ist in der Literatur das deutlich erhöhte Risiko eines Protheseninfekts bei HIV-infizierten Patienten und bei solchen mit i.v.-Drogenabusus [5].

Heilungsraten

Die in der Literatur angegebenen Erfolgsraten bei der Sanierung infizierter Hüfttotalprothesen schwanken für den einzeitigen Wechsel zwischen 33 und 100% [2]. Für den zweizeitigen Wechsel finden sich Werte zwischen 13 und 100% [2]). Die Bewertungskriterien für die Erfolgsraten sind jedoch sehr unterschiedlich, so dass ein direkter Vergleich nicht möglich ist. Es bleibt deshalb sehr wichtig, dass man die Resultate der eigenen Revisionen sorgfältig überprüft.

Klinische Resultate

Vergleicht man die Resultate bezüglich Schmerz und Gehfähigkeit mit denjenigen nach Wechseloperationen bei aseptischer Lockerung, so sind sie den Letzteren unterlegen [1].

FAZIT FÜR DIE PRAXIS

Die Infektion einer Hüfttotalprothese stellt nach wie vor ein ernstes Problem dar. Nachdem in den Anfängen der Endoprothetik Infektionen häufig mit einer Girdlestone-Hüfte endeten, können heute die meisten Infektionen zur Abheilung gebracht werden, so dass die Patienten wieder eine funktionstüchtige Hüfttotalprothese zur Verfügung haben. Als wesentliche Fortschritte gegenüber früher sind dabei zu nennen

- die Einteilung in exogene und hämatogene Infekte,
- die systematische bakteriologische und histologische Gewebeuntersuchung,
- die klare Definition der verschiedenen möglichen Infektzustände,
- die Definition und die antibiotische Behandlung von implantatgebundenen Infekten,
- der synergistische Einsatz der operativen und medikamentösen Therapie,
- das systematische Débridement,
- die Einführung des Platzhalters/Spacers in die operative Therapie.

Der vorgestellte Behandlungsalgorithmus soll helfen, eine optimale Therapiemöglichkeit zu finden. Er soll aber auch verdeutlichen, dass diese recht komplexe Therapie eigentlich nur in Zentren mit Erfahrungen auf diesem Gebiet sinnvoll ist.

Literatur

1. Brunazzi M, Mcharo C, Ochsner PE (1996) Hüfttotalprothesenwechsel – was erwartet den Patienten? Schweiz Med Wochenschr 126: 2013–2020
2. Elke R, Zimmerli W, Morscher E (1997) Das infizierte Implantat und die septische Lockerung. In: Tschauner C (Hrsg) Die Hüfte. Enke, Stuttgart, S 274–283
3. Engelbrecht E, Siegel A, Kappus M (1995) Totale Hüftendoprothese nach Resektionsarthroplastik. Orthopäde 24: 344–352
4. Hunger T, Gösele A, Ochsner PE (1993) Implantierbares Venenkathetersystem zur ambulanten Langzeit-Antibiotikatherapie bei chronischer Osteomyelitis. Hefte Unfallchir 230: 1032–1035
5. Lehman CR, Ries MD, Paiement GD, Davidson AB (2001) Infection after total joint arthroplasty in patients with human immunodeficiency virus or intraveneous drug use. J Arthropasty 16: 330–335
6. Liebermann J, Callaway G, Salvati E, Pellicci P, Brause B (1994) Treatment of the infected total hip arthroplasty with a two-stage reimplantation protocol. Clin Orthop 301: 205–212
7. Morscher E, Herzog R, Babst R, Zimmerli W (1995) Management of infected hip arthroplasty. Orthop Internat 3: 343–351
8. Pfister A, Ochsner P (1993) Erfahrungen mit geschlossenen Spül-Saug-Drainagen und gleichzeitiger Anwendung eines Antiseptikums. Unfallchirurg 96: 332–340
9. Ochsner PE, Brunazzi M, Picard C (1995) Rettungseingriffe bei chronischem Infekt nach Hüfttotalprothesen. Orthopäde 24: 353–359
10. Ochsner PE (2003) Hüfttotalprothese – Implantationstechnik und lokale Komplikationen. Springer, Berlin Heidelberg New York Tokyo
11. Salvati E (1994) Diagnosis and management of the infected hip. Orthopedics 17: 811–814
12. Schafroth MU, Ochsner PE (1999) Does Staphylococcus aureus infection worsen the prognosis for treatment of infected total hip replacement? Eur J Orthop Surg Traumatol 9: 241–244

13. Schafroth MU, Zimmerli W, Ochsner PE (1999) Das infizierte künstliche Hüftgelenk: Möglichkeiten, Verlauf und Resultate der Behandlung. Praxis 88: 2101–2105
14. Schafroth M, Zimmerli, W, Brunnazzi, M, Ochsner PE (2003) Infektionen. In: Ochsner PE (Hrsg) Die Hüfttotalprothese. Implantationstechnik und lokale Komplikationen. Springer, Berlin Heidelberg New York Tokyo
15. Smith TL, Pearson ML, Wilcox KR, Cruz C, Lancaster MV et al. (1999) Emergence of Vancomycin resistance in *Staphylococcus aureus*. N Engl J Med 340: 493–501
16. Wilde A (1994) Management of infected knee and hip prosthesis. Rheumatology 6: 172–176
17. Willenegger H, Roth B, Ochsner PE (1995) The return of local antiseptics in surgery. Injury 26 [Suppl 1]: A28–33
18. Younger A, Duncan C, Masri B, McGraw R (1997) The outcome of two-stage arthroplasty using a custom-made interval spacer to treat the infected hip. J Arthroplasty 12: 615–623
19. Zimmerli W, Frei R, Widmer AF, Rajacic Z (1994) Microbiological tests to predict treatment outcome in experimental device-related infections due to Staphylococcus aureus. J Antimicr Chemotherapy 33: 959–967
20. Zimmerli W, Widmer A, Blatter M, Frei R, Ochsner P (1998) Role of rifampicin for treatment of orthopedic implant-related staphylococcal infections. JAMA 279: 1537–1541
21. Zimmerli W (1999) Prosthetic device infection. In: Root RK et al. (eds) Clinical infectious diseases: A practical approach. Oxford University Press, Oxford, pp 801–808
22. Zimmerli W, Ochsner PE (2003) Management of infections associated with prosthetic joints. Infection 31: 93–102

Wechselkonzept Würzburg 28

S. Kirschner, L. Frommelt und C. Hendrich

Einführung

Das Auftreten von periprothetischen Infektionen stellt eine seltene, aber schwer wiegende Komplikation von Endoprothesen an Knie- und Hüftgelenk dar. Durch Verbesserung der Operationstechnik und eine perioperative Antibiotikaprophylaxe konnten die Infektraten deutlich gesenkt werden. Gegenwärtig werden die Infektionsraten am Knie mit etwa 2,5% und am Hüftgelenk mit ca. 1% angegeben [1, 26] (siehe Kap. 1).

Eine wichtige Differenzierung in der Behandlung der periprothetischen Infektion stellt das Intervall zwischen der Prothesenimplantation und der Infektmanifestation dar. Die Prognose unterscheidet sich bei Früh- und Spätinfekten deutlich. Erschwerend existieren unterschiedliche Definitionen, bis zu welchem Zeitpunkt von einem Frühinfekt gesprochen wird (siehe Kap. 22–28). Die klassische und gebräuchliche Unterscheidung stammt von Insall [19]. Nach seiner Einteilung wird bis zu einem Zeitraum von 3 Monaten von einem Frühinfekt und danach von einem Spätinfekt gesprochen. Alternativ wird auch ein Zeitraum von 4–6 Wochen zu Unterscheidung von Früh- und Spätinfekt angegeben [37] (siehe Kap. 22).

Neuerdings wurde eine Erweiterung dieser Einteilung vorgeschlagen. Neben dem Frühinfekt wird der Spätinfekt in eine verzögerte Manifestationsform (Low-grade-Infekt"; siehe Kap. 25) und den Spätinfekt unterscheiden. Diese Unterscheidung berücksichtigt die klinische Entität von Infekten mit Koagulase-negativen Staphylokokken, die häufig einen prolongierten Verlauf zeigen und von den anderen Infekten abgegrenzt werden können [35] (siehe Kap. 25).

Ziel der Behandlung periprothetischer Infektionen ist die Beherrschung der Infektion und der Erhalt einer funktionstüchtigen Gliedmaße. In Abhängigkeit von Verlauf und Charakter der Infektion, dem individuellen Patienten, der implantierten Prothese und dem Zustand der Weichteile, insbesondere des Streckapparates am Kniegelenk, muss ein Behandlungskonzept ausgewählt und das realistisch erreichbare Ziel mit dem Patienten besprochen werden. Aussagen, stets einem bestimmten Behandlungskonzept zu folgen, erscheinen bei immer besserer Kenntnis periprothetischer Infektionen verfehlt [3]. Vielmehr ist die am konkreten Fall adaptierte Vorgehensweise angezeigt [16, 31]. Mögliche Behandlungen können ein prothesenerhaltendes Débridement gegebenenfalls mit Langzeitantibiotikatherapie, einen ein- oder zweizeitigen Prothesenwechsel, aber auch die Resektionsarthroplastik oder in seltenen lebensbedrohlichen Situationen die Gliedmaßenamputation umfassen [39].

Bei der Auswahl des entsprechenden Verfahrens ist zu berücksichtigen, dass die infizierte Endoprothese einen besiedelten Fremdkörper darstellt, in dessen Anwesenheit eine Infektsanierung kaum zu erreichen ist [7, 13].

Für den Endoprothesenwechsel zur Behandlung von periprothetischen Infektionen werden das einzeitige und zweizeitige Vorgehen empfohlen.

Der einzeitige Prothesenwechsel ist in der Vergangenheit von einzelnen, spezialisierten Kliniken vorgenommen worden [4, 11]. Nach Débridement der Weichteile und vollständiger Entfernung des infizierten Implantats erfolgt in gleicher Sitzung die Reimplantation einer Endoprothese mit Antibiotika-haltigem Knochenzement.

Der zweizeitige Prothesenwechsel stellt in der Mehrzahl der Zentren den Behandlungsstandard dar. Bei der ersten Operation erfolgt das Débridement mit der Entfernung des infizierten Implantats. Die Resektionssituation wird unterschiedlich behandelt. Bei klinischer Infektfreiheit erfolgt die Reimplantation einer Endoprothese nach unterschiedlichen Intervallen [6, 10, 14, 19, 20, 24, 30, 36, 40–42].

Die Erfolgsraten beider Strategien sind wegen der extrem unterschiedlichen Studiendesigns und Kollektive nicht direkt vergleichbar. Aus den bisherigen Arbeiten kann allenfalls eine leichte Überlegenheit der Infektberuhigung bei zweizeitigen Wechseloperationen geschlossen werden. Die vorliegenden Studien sind retrospektiv-elektive Untersuchungen mit zum Teil unterschiedlichen Bewertungskriterien, die die Vergleichbarkeit einschränken.

Behandlungsalgorithmus der mehrzeitigen Wechseloperation

Bei Verdacht auf einen periprothetischen Infekt erfolgt eine klinische und radiologische Diagnostik. Entscheidend für die zielgerichtete Therapie ist die Keimidentifizierung. Das Kunstgelenk wird zur Keimidentifizierung in der Regel ein- oder zweimal punktiert (siehe Kap. 4). Bei positivem Keimnachweis ist für die weitere Planung die Allgemeinsituation des Patienten entscheidend. Bei Krankheitsgefühl, Fieber, hohem CRP und Allgemeinsymptomen besteht eine dringliche, in seltenen Fällen auch eine Notfallindikation. Speziell bei Spätinfekten ist ein mäßiger Schmerz im Bereich der infizierten Prothese häufig das einzige Symptom. Hier sollte präoperativ unbedingt die Zeit zur internistischen Vorbereitung und zur Operationsplanung genutzt werden, um beispielsweise Ausschlaginstrumentarien zu beschaffen. Sofern Schwierigkeiten bei der Weichteildeckung abzusehen sind, ist die präoperative Hinzuziehung eines Plastischen Chirurgen anzuraten.

Im ersten operativen Eingriff erfolgt ein radikales chirurgisches Débridement sowie die vollständige Entfernung der Endoprothese und aller vorhandenen Fremdkörper (z. B. Knochenzement, Markraumstopper, Cerclagen etc.).

Es werden mehrere Proben zur mikrobiologischen und histologischen Untersuchung eingesandt (siehe Kap. 4). Erst nach Probenentnahme erfolgt die intraoperative Antibiotikagabe möglichst nach Antibiogramm. Nach dem Débridement erfolgt eine Jet-Lavage mit Lavasept®. Zeigt sich nach dem vollständigem Débridement z. B. eine Beckenpseudarthrose oder eine Insuffizienz des Streckapparats

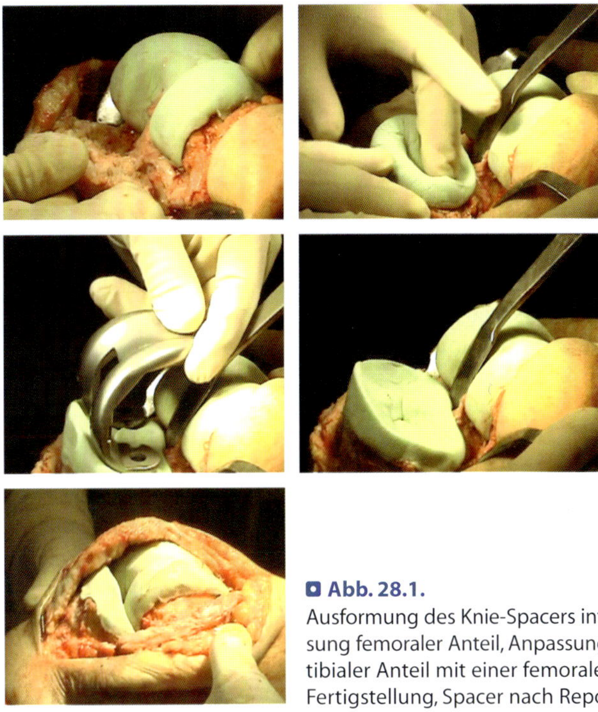

Abb. 28.1.
Ausformung des Knie-Spacers intraoperativ. Zunächst Anpassung femoraler Anteil, Anpassung tibialer Anteil, Modellierung tibialer Anteil mit einer femoralen Komponente, Spacer nach Fertigstellung, Spacer nach Reposition in situ

am Kniegelenk, so sind alternative Behandlungsziele, z. B. eine Girdlestone-Situation an der Hüfte oder eine Arthrodese am Knie, in Betracht zu ziehen.

Die Herstellung des Spacers aus Knochenzement erfolgt intraoperativ an die lokalen Knochen- und Weichteilverhältnisse angepasst (Abbildung 28.1).

Die Zumischung der Antibiotika richtet sich nach dem gesicherten Keim (siehe Kap. 29). Patienten mit Spacer-Versorgung nach Entfernung einer infizierten Knieendoprothese erhalten eine starre, abnehmbare Schiene. Postoperativ ist in Abhängigkeit von der Stabilität der Versorgung eine Teilbelastung erlaubt. Eine adaptierte krankengymnastische Behandlung vermindert die Schrumpfung der periartikulären Weichteile.

Die systemische Antibiotikatherapie erfolgt keimadaptiert für ca. 4–6 Wochen (siehe Kap. 29). Eine frühe Entlassung nach Abschluss der intravenösen Antibiotikatherapie und ausreichender Mobilisierung ist mit modernen Spacern in den meisten Fällen möglich.

Fünf bis sechs Wochen nach dem Ausbau der Prothese kann gegebenenfalls eine Punktion zur Sicherung der Infektfreiheit erfolgen. Die Antibiotikatherapie ist mindestens 4 Tage vor dieser Untersuchung abzusetzen. Der Patient wird stets klinisch, laborchemisch und radiologisch untersucht.

Bei Infektfreiheit wird die definitive Reimplantation unter perioperativem Antibiotikaschutz durchgeführt. Intraoperativ erfolgen erneute Probenentnahmen zur mikrobiologischen und histologischen Diagnostik. Nach Erhalt negativer

Untersuchungsergebnisse kann die Antibiotikatherapie beendet werden. Bei intraoperativem Verdacht auf eine persistierende Infektion kann gegebenenfalls erneut ein Spacer implantiert werden.

Ziele der Spacer-Implantation

Im Rahmen der zweizeitigen Wechselkonzepte kommen heute häufig Spacer zur Anwendung. Der Einsatz der Spacer erfolgt unter folgenden Zielsetzungen

- Deadspace-Management,
- Stabilisierung der Resektionssituation,
- hohe lokale Antibiotikakonzentration,
- Möglichkeit zur Mobilisierung,
- Reduktion der vorhandenen Fremdkörper,
- frühe Entlassungsmöglichkeit.

Nach Entfernung einer infizierten Endoprothese verbleiben sowohl am Knie- als auch am Hüftgelenk große Toträume. In der Resektionssituation kommt es zu Taschenbildungen im Bereich der Weichteile. Ein Spacer füllt die knöchernen Defekte und distrahiert die Weichteile. Einer Bildung von Hämatomen, die Ausgangspunkt eines Rezidivs sein können, wird vorgebeugt.

Die Beimengung von Antibiotika zum Knochenzement ermöglicht eine therapeutische lokale Antibiotikafreisetzung und vermeidet systemische Nebenwirkungen [27].

Durch artikulierende Spacer wird eine Gelenkbeweglichkeit erzielt [8] und bei ausreichender mechanischer Stabilität eine frühe Entlassungsmöglichkeit der Patienten erreicht. Im Sinne einer radikalen Infektbehandlung wird die Anzahl der in der Wunde befindlichen Fremdkörper reduziert. Die infizierten Polyäthylen- und Metallteile werden durch PMMA-Knochenzement ersetzt.

Entwicklung von Spacern

Die Entwicklung von Spacern für infizierte Hüftendoprothesen wurde von Hovelius u. Josefson [18] begonnen. Im Rahmen eines zweizeitigen Wechselkonzepts implantierten sie PMMA-Kugelketten zur Auffüllung des femoralen Markraums. Zilkens [43] stellte einen mit PMMA-Knochenzement ummantelten Metallkörper vor, der in die femorale Markhöhle implantiert wurde. Als Vorteile gegenüber den PMMA-Kugelketten wurde die Vermeidung der Beinverkürzung und die Möglichkeit der Mobilisierung angeführt. Younger [42] stellte ein Konzept mit einem intramedullären Platzhalter und einer zusätzlichen Pfannenkomponente vor. Primär wurde eine Metall-PMMA-Knochenzement Gleitpaarung verwendet. Das Konzept wurde modifiziert und nutzt in der aktuellen Form ein Polyäthylen-Inlay im Pfannenbereich [15].

Für die Behandlung infizierter Knieprothesen wurde der Einsatz von Block-Spacern aus PMMA-Knochenzement bei 3 Patienten 1988 von Cohen [6] angegeben. 1989 beschrieb Jones [22] ein ähnliches Verfahren mit einem Knochenzementblock und prägte den Begriff der „Beefburger Procedure". Die Knochenzementblöcke fanden rasche Verbreitung [2, 40]. In diesen Serien wurden sehr gute Erfolgsraten von 90–96% beschrieben.

Carlton [5] untersuchte den Knochenverlust nach Implantation von Knochenzementblöcken bei zweizeitigen Wechseloperationen. Etwa bei der Hälfte der Patienten traten neue Knochenverluste auf (tibial im Durchschnitt 6 mm und femoral 12 mm). Ohne Verankerung im tibialen Markraum kam es bei 30% der Patienten zur Dislokation.

Die Nachteile von starren Spacern mit Vernarbung und Schrumpfung der Weichteile führte zum Konzept der artikulierenden Spacer. Die ersten Berichte stammen von Duncan (1992) und im Folgejahr von Scott [36]. Auch andere Arbeitsgruppen haben über ähnliche Techniken berichtet [17, 28, 29]. Scott implantierte zunächst Antibiotika-haltige PMMA-Kugelketten intramedullär und im Gelenkraum. Anschließend wurde die resterilisierte Prothese mit Antibiotikahaltigem Knochenzement reimplantiert. Die Polymerisation des Knochenzements wurde vor der Reimplantation weitgehend abgewartet, so dass es nicht zu einem festen Halt kam. In verschiedenen Untersuchungen hat sich der bakterielle Biofilm als außerordentlich widerstandsfähig erwiesen, so dass dieses Konzept unter infektiologischen Aspekten fragwürdig erscheint [21, 33]. Ein ähnliches Konzept wurde von Hoffmann vorgestellt, wobei er tibial ein neues Polyäthylen einzementiert [17].

McPherson [29] stellte als Erster ein Konzept vor, bei dem die Spacer ausschließlich aus Knochenzement hergestellt wurden und auf die Reimplantation der originalen Prothesenteile vollständig verzichtet wurde. Die erreichte Stabilität in dieser frühen Serie war begrenzt und es war regelmäßig die Anwendung von stabilisierenden Knieorthesen erforderlich. Das gleiche Konzept wurde von Duncan (1992) verfolgt und als PROSTALAC®-Spacer bezeichnet. Im Unterschied zu McPherson wurden die Spacer jedoch mit flexiblen Formen hergestellt, so dass die Form einer Knieprothese ähnelt. Die gewünschte Gelenkstabilität konnte mit diesem Design noch nicht erreicht werden. Die hohe Reibung der Zement-Zement-Gleitpaarung führte zur weiteren Modifikation. Das gegenwärtige PROSTALAC®-Design zur Herstellung von Knie-Spacern entspricht einer Kreuzband-substituierenden Knieprothese. Um die störende Reibung zu minimieren, wurden kleine Metallkufen und korrespondierende Polyäthylen-Inlays entwickelt. Durch unterschiedlich hohe Komponenten wird die Bandspannung balanciert. Nach Herstellung der Spacer-Komponenten erfolgt die Implantation mit zusätzlichem Knochenzement zu einem späten Polymerisationszeitpunkt. Nachteilig an diesem System sind die Kosten, die hohe Anzahl an Komponenten und der notwendige Schulungsaufwand.

Ergebnisse der verschiedenen Spacer-Konzepte

Wir setzen seit 1996 artikulierende Spacer in der Behandlung von Protheseninfektionen ein. Die Behandlung wurde 2000 durch eine Erreger-orientierte lokale und systemische Antibiotikatherapie im Sinne eines standardisierten Behandlungskonzeptes ergänzt (siehe Kap. 29). Mit diesem Konzept wurden vom Semiorautor 18 infizierte Knie- und 13 Hüftgelenke behandelt. Die Geschlechterverteilung war männlich:weiblich = 13:18. Das durchschnittliche Patientenalter betrug für die Kniegelenke 68 (±11,2) und bei den Hüftgelenken 67 (±9,4) Jahre. In der Gruppe der infizierten Kniegelenke gelang 3-mal kein Keimnachweis, 4-mal konnte ein Methicillin-resistenter *Staphylococcus epidermidis* (MRSE), einmal ein Methicillin-resistenter *Staphylococcus aureus* (MRSA), 2-mal *Staphylococcus epidermidis*, 4-mal ein *Staphylococcus aureus*, ein *Pseudomonas aeruginosa* und zweimal Enterokokken nachgewiesen werden. In der Hüftgruppe konnte in einem Fall kein Keimnachweis geführt werden, wobei die histologische Untersuchung eine akute eitrige Synovialitis ergab. Fünfmal wurde *Staphylococcus aureus*, je einmal MRSE, MRSA, ein *Propionibacterium acnes*, Streptokokken und *Proteus mirabilis* nachgewiesen. Dem Spacer wurden nach dem Behandlungsschema, das in Kap. 29 niedergelegt ist, verschiedene Antibiotika zugemischt. Nach 6 Wochen erfolgte in der Regel die Reimplantation. Bei den Kniegelenken wurde die tibiale Komponente immer zementiert, wobei überwiegend Refobacin-Palacos® verwendet wurde. Bei 2 Patienten wurde zusätzlich Vancomycin zugemischt und bei 2 Patienten erfolgte die Reimplantation mit Copal®-Knochenzement. 12 Patienten konnten abschließend mit einem modularen Oberflächenersatz versorgt werden. Bei 3 Patienten war aufgrund der metaphysären Defekte die Versorgung mit speziellen Prothesen erforderlich (◘ Abbildungen 28.2 bis 28.4).

Bei den Hüftprothesen erfolgte der überwiegende Teil der Reimplantationen zementfrei, lediglich bei 3 Patienten wurde der Schaft zementiert, je einmal mit Refobacin-Palacos®, einmal mit Refobacin-Palacos® unter Beimengung von Vancomycin und einmal mit Copal®. 12 Patienten konnten mit einer sphärischen

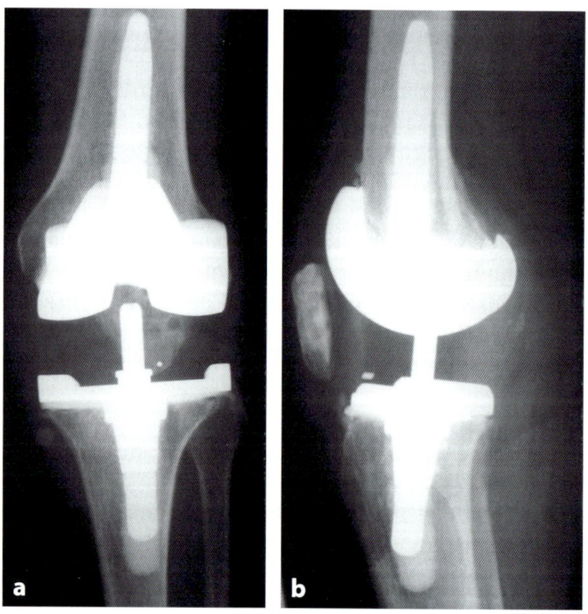

◘ Abb. 28.2.
a Chronisch infizierte Knieprothese a.p., **b** chronisch infizierte Knieprothese seitlich

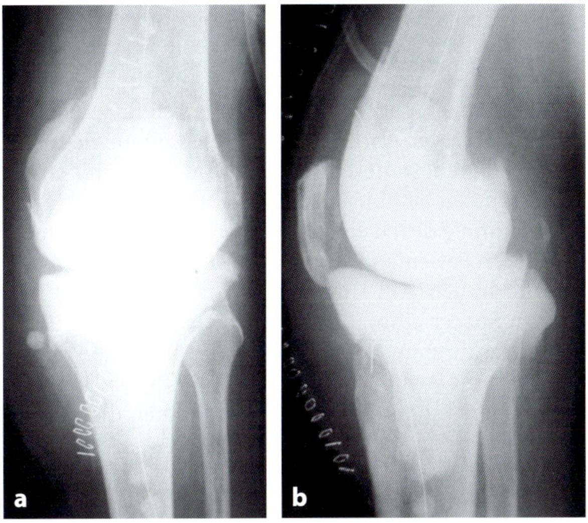

Abb. 28.3.
a Spacer a.p.,
b Spacer seitlich

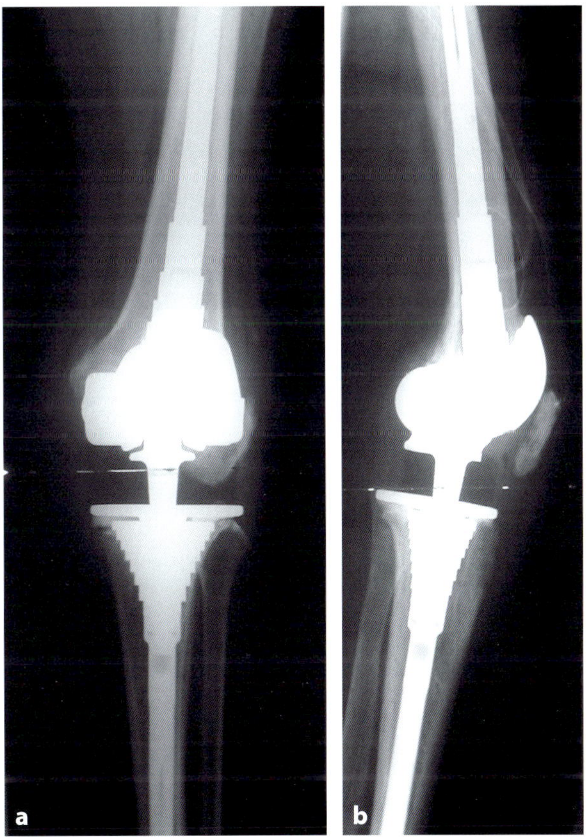

Abb. 28.4.
a Reimplantation Noiles®-Prothese zum Aufbau der metaphysären Defekte a.p.,
b reimplantierte Noiles®-Prothese seitlich

Pressfit-Pfanne versorgt werden. Einmal war die Implantation einer Stützschale erforderlich.

Bei einem Knie mit einem zunächst nicht indentifizierten, atypischen Mykobakterium musste der artikulierende Spacer bei Infektpersistenz mehrfach gewechselt werden. Erst nach testgerechter Antibiotikatherapie konnte die Infektion erfolgreich saniert werden. In einem weiteren Fall einer Infektion mit einem MRSE-Stamm kam es nach 11 Monaten zu einer neuen Infektion durch Streptokokkken. Eine Infektberuhigung konnte durch ein arthroskopisches Débridement erreicht werden. Bei einem weiteren Patienten war ein Spacer-Tausch wegen früher postoperativer Luxation erforderlich. Am Hüftgelenk kam es unter der Teilbelastung mit dem implantierten Spacer einmal zum Bruch (◘ Abbildung 28.5). Bei diesem Patienten wurde bei verkürztem Intervall die Reimplantation vorgenommen. Durch Designänderung mit Ausformung eines Großkopfes und Verwendung eines stärkeren Kraftträgers innerhalb des Spacers können diese Komplikationen in Zukunft vermieden werden (◘ Abbildung 28.6).

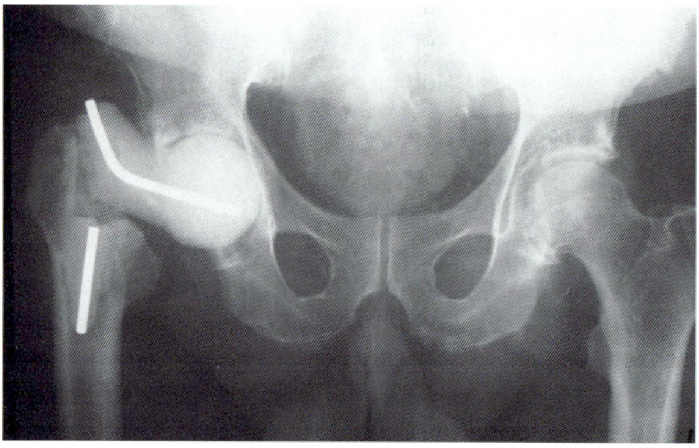

◘ Abb. 28.5.
Gebrochener Hüft-Spacer a.p.

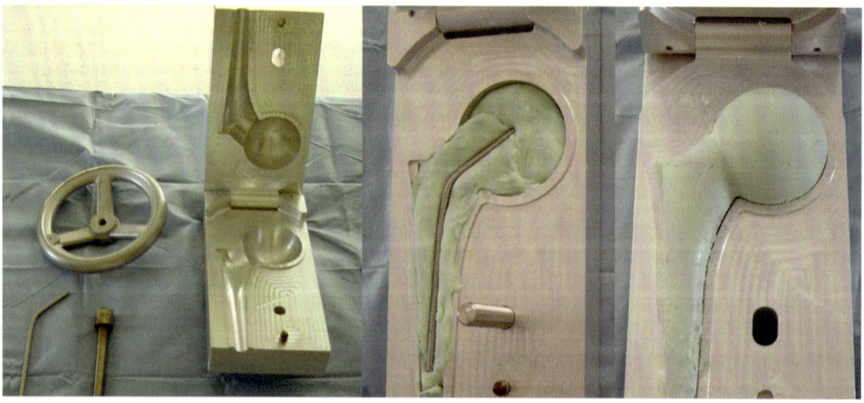

◘ Abb. 28.6. Herstellungsform für Hüft-Spacer, PMMA-Knochenzement mit Gewindestab in der Spacer-Form, endgültiger Spacer

Tabelle 28.1. Behandlungsergebnisse mit artikulierenden Spacer-Prothesen

Autor	Gelenk	Spacer-Art	Patientenzahl	Infektberuhigung
Hofmann [17]	Knie	HASP	26	100
Fehring [9]	Knie	TASP	30	93
Haddad [14]	Knie	PROSTALAC	45	91
Emerson [[8]	Knie	TASP	22	91
Pietsch [34]	Knie	HASP	23	96
Goldstein [12]	Knie	TASP	5	100
Scott [36]	Knie	TASP	7	100
Eigene	Knie	TASP	18	89
Takahira [38]	Hüfte	TASP	12	92
Younger [42]	Hüfte	PROSTALAC	48	94
Haddad [15]	Hüfte	PROSTALAC	28	96
Magnan [25]	Hüfte	SPACER G	10	80 (100)
Leunig [24]	Hüfte	TASP	12	100
Ivarsson [20]	Hüfte	TASP	5	80
Koo [23]	Hüfte	TASP	22	95
Eigene	Hüfte	TASP	13	100

HASP Hybride Antibiotika-Spacer-Prothese unter Verwendung der femoralen Komponente und/oder eines Inlays am Kniegelenk, *TASP* Totale Antibiotika-Spacer-Prothese vollständig aus PMMA-Knochenzement, *PROSTALAC* Prostalac®-System nach [14, 27, 32], *SPACER G®* vollständig aus PMMA-Knochenzement gefertigte Spacer-Prothese

Alle übrigen Patienten sind im Verlauf von bis zu 3 Jahren infektfrei. In Tabelle 28.1 sind die bisher vorliegenden Ergebnisse nach Spacer-Prothesen zusammengefasst.

Diskussion der Spacer-Konzepte

Die individuelle Abstimmung der lokalen Antibiotikatherapie auf den vorliegenden Keim ist von großer Bedeutung. Dieser Anforderung können totale Antibiotika-Spacer-Prothesen („TASP") und Prostalac®, aber auch der „Beefburger-Block-Spacer" entsprechen, bei denen erst intraoperativ die Herstellung des Spacers erfolgt und die Möglichkeit zur individuellen Antibiotikazumischung gegeben ist. Mit Einschränkung ist diese Möglichkeit auch bei den hybriden Antibiotika-Spacer-Prothesen mit resterilisierten Komponenten („HASP") gegeben, beim Spacer G® nicht. Die Anpassung an die lokale Situation mit flexibler Passform kann am besten mit dem Prostalac® und dem „TASP" erfüllt werden. Die Nutzung der ehemaligen Prothesenteile bei den „HASP" und dem ausgeformten Spacer G® bringt Einschränkungen mit sich.

Die Nutzung ehemals besiedelter Fremdkörper bei den „HASP" ist unter infektiologischen Gesichtspunkten nicht unproblematisch. Aufgrund der extremen

Resistenz des Biofilms gegen gängige Reinigungs- und Sterilisationsverfahren (siehe Kap. 3 und 23) ist eine vollständige Entfernung durch eine einfache Dampfsterilisation nicht sicher möglich. Auch das erneute Einbringen von Polyäthylen und Metall zusätzlich zum PMMA-Knochenzement beim Prostalac®-System erscheint fragwürdig. Die größtmögliche Reduktion der Fremdkörper kann mit dem Spacer G®, dem „TASP" und den „Beefburger-Block-Spacern" erreicht werden.

Die aufwendige intraoperative Herstellung des Spacers beim Prostalac®-System erschwert sicherlich seine Verbreitung. Die übrigen Konzepte scheinen mit einem vertretbaren intraoperativen Aufwand verbunden zu sein. Unter ökonomischen Gesichtspunkten bieten die „HASP", „TASP" und der „Beefburger-Block-Spacer" Vorteile gegenüber den industriell gefertigtem Spacer G®- und Prostalac®-Systemen. Die „TASP" bieten unter Berücksichtigung der genannten Kriterien gegenwärtig die meisten Vorteile (Tabelle 28.2).

Tabelle 28.2. Bewertung der Spacer-Konzepte

Spacerart	Kosten	Individuelle Antibiotika-therapie	Fremd-körper	Individuelle Passform	OP-Technik
HASP	+	+	–	+	+
PROSTALAC	–	++	0	++	+
SPACER G	–	–	++	+	+
TASP	+	++	++	++	++
Beefburger	+	++	++	+	+

HASP Hybride Antibiotika-Spacer-Prothese unter Verwendung der femoralen Komponente und/oder eines Inlays am Kniegelenk, *TASP* Totale Antibiotika-Spacer-Prothese vollständig aus PMMA-Knochenzement, *PROSTALAC* Prostalac®-System nach [14, 27, 32], *SPACER G®* vollständig aus PMMA-Knochenzement gefertigte Spacer-Prothese

FAZIT FÜR DIE PRAXIS

Für die erfolgreiche Behandlung periprothetischer Infektionen ist die Keimidentifizierung von größter Bedeutung. Das chirurgische Débridement umfasst die radikale Entfernung aller infizierten Fremdkörper, des avitalen Gewebes einschließlich der infizierten Knochenanteile. Im Rahmen unseres zweizeitigen Wechselkonzepts erfolgt dann die Versorgung der Patienten mit artikulierenden Spacern. Am Hüftgelenk setzten wir eine Spacer-Form mit übergroßem Kopf zur Luxationssicherung ein. Am Kniegelenk erfolgt die individuelle Ausformung. Die Zumischung von Antibiotika richtet sich nach dem präoperativ ermittelten Keim. Nach 6 Wochen erfolgt bei klinischer und laborchemischer Infektfreiheit die Reimplantation einer Endoprothese. Mit diesem Konzept haben wir bei 31 Patienten gute Behandlungsergebnisse über eine Nachbeobachtungszeit von bis zu 36 Monaten erreicht. Im Vergleich zu anderen Konzepten erscheint uns die Anwendung von artikulierenden Spacern aus PMMA-Knochenzement vorteilhaft.

Literatur

1. Bengtson S, Knutson K (1991) The infected knee arthroplasty. A 6-year follow-up of 357 cases. Acta Orthop Scand 62: 301–311
2. Booth RE Jr, Lotke PA (1989) The results of spacer block technique in revision of infected total knee arthroplasty. Clin Orthop 248: 57–60
3. Borden LS, Gearen PF (1987) Infected total knee arthroplasty. A protocol for management. J Arthroplasty 2: 27–36
4. Buchholz HW, Elson RA, Engelbrecht E, Lodenkamper H, Rottger J, Siegel A (1981) Management of deep infection of total hip replacement. J Bone Joint Surg Br 63: 342–353
5. Calton TF, Fehring TK, Griffin WL (1997) Bone loss associated with the use of spacer blocks in infected total knee arthroplasty. Clin Orthop 345: 148–154
6. Cohen JC, Hozack WJ, Cuckler JM, Booth RE Jr (1988) Two-stage reimplantation of septic total knee arthroplasty. Report of three cases using an antibiotic-PMMA spacer block. J Arthroplasty 3: 369–377
7. Costerton JW, Stewart PS, Greenberg EP (1999) Bacterial biofilms: a common cause of persistent infections. Science 284: 1318–1322
8. Emerson RH Jr, Muncie M, Tarbox TR, Higgins LL (2002) Comparison of a static with a mobile spacer in total knee infection. Clin Orthop 404: 132–138
9. Fehring TK, Odum S, Calton TF, Mason JB (2000) Articulating versus static spacers in revision total knee arthroplasty for sepsis. The Ranawat Award. Clin Orthop 380: 9–16
10. Gacon G, Laurencon M, Van d, V, Giudicelli DP (1997) Two stages reimplantation for infection after knee arthroplasty. Apropos of a series of 29 cases. Rev Chir Orthop Reparatrice Appar Mot 83: 313–323
11. Goksan SB, Freeman MA (1992) One-stage reimplantation for infected total knee arthroplasty. J Bone Joint Surg Br 74: 78–82
12. Goldstein WM, Kopplin M, Wall R, Berland K (2001) Temporary articulating methylmethacrylate antibiotic spacer (TAMMAS). A new method of intraoperative manufacturing of a custom articulating spacer. J Bone Joint Surg Am 83 [Suppl 2]: 92–97
13. Gristina AG, Costerton JW (1985) Bacterial adherence to biomaterials and tissue. The significance of its role in clinical sepsis. J Bone Joint Surg Am 67: 264–273
14. Haddad FS, Masri BA, Campbell D, McGraw RW, Beauchamp CP, Duncan CP (2000) The PROSTALAC functional spacer in two-stage revision for infected knee replacements. Prosthesis of antibiotic-loaded acrylic cement. J Bone Joint Surg Br 82: 807–812
15. Haddad FS, Masri BA, Garbuz DS, Duncan CP (1999) The treatment of the infected hip replacement. The complex case. Clin Orthop 369: 144–156
16. Hanssen AD (1997) Management of the infected total knee replacement. In: Engh G, Rorabeck C (eds) Revision total knee arthroplasty. Williams & Wilkins, Baltimore, Maryland, pp 371–393
17. Hofmann AA, Kane KR, Tkach TK, Plaster RL, Camargo MP (1995) Treatment of infected total knee arthroplasty using an articulating spacer. Clin Orthop 321: 45–54
18. Hovelius L, Josefsson G (1979) An alternative method for exchange operation of infected arthroplasty. Acta Orthop Scand 50: 93–96
19. Insall JN, Thompson FM, Brause BD (2002) Two-stage reimplantation for the salvage of infected total knee arthroplasty. 1983. J Bone Joint Surg Am 84: 490
20. Ivarsson I, Wahlstrom O, Djerf K, Jacobsson SA (1994) Revision of infected hip replacement. Two-stage procedure with a temporary gentamicin spacer. Acta Orthop Scand 65: 7–8
21. Johnson LL, Peterson RV, Pitt WG (1998) Treatment of bacterial biofilms on polymeric biomaterials using antibiotics and ultrasound. J Biomater Sci Polym Ed 9: 1177–1185
22. Jones WA, Wroblewski BM (1989) Salvage of failed total knee arthroplasty: the 'beefburger' procedure. J Bone Joint Surg Br 71: 856–857
23. Koo KH, Yang JW, Cho SH, Song HR, Park HB, Ha YC et al. (2001) Impregnation of vancomycin, gentamicin, and cefotaxime in a cement spacer for two-stage cementless reconstruction in infected total hip arthroplasty. J Arthroplasty 16: 882–892
24. Leunig M, Chosa E, Speck M, Ganz R (1998) A cement spacer for two-stage revision of infected implants of the hip joint. Int Orthop 22: 209–214

25. Magnan B, Regis D, Biscaglia R, Bartolozzi P (2001) Preformed acrylic bone cement spacer loaded with antibiotics: use of two-stage procedure in 10 patients because of infected hips after total replacement. Acta Orthop Scand 72: 591–594
26. Malchau H, Herberts P, Ahnfelt L (1993) Prognosis of total hip replacement in Sweden. Follow-up of 92,675 operations performed 1978–1990. Acta Orthop Scand 64: 497–506
27. Masri BA, Duncan CP, Beauchamp CP (1998) Long-term elution of antibiotics from bonecement: an in vivo study using the prosthesis of antibiotic-loaded acrylic cement (PROSTALAC) system. J Arthroplasty 13: 331–338
28. McMaster WC (1995) Technique for intraoperative construction of PMMA spacer in total knee revision. Am J Orthop 24: 178–180
29. McPherson EJ, Lewonowski K, Dorr LD (1995) Techniques in arthroplasty. Use of an articulated PMMA spacer in the infected total knee arthroplasty. J Arthroplasty 10: 87–89
30. McPherson EJ, Patzakis MJ, Groß JE, Holtom PD, Song M, Dorr LD (1997) Infected total knee arthroplasty. Two-stage reimplantation with a gastrocnemius rotational flap. Clin Orthop 341: 73–81
31. McPherson EJ, Tontz W Jr, Patzakis M, Woodsome C, Holtom P, Norris L et al. (1999) Outcome of infected total knee utilizing a staging system for prosthetic joint infection. Am J Orthop 28: 161–165
32. Meek RM, Masri BA, Dunlop D, Garbuz DS, Greidanus NV, McGraw R et al. (2003) Patient satisfaction and functional status after treatment of infection at the site of a total knee arthroplasty with use of the PROSTALAC articulating spacer. J Bone Joint Surg Am 85: 1888–1892
33. Merritt K, Hitchins VM, Brown SA (2000) Safety and cleaning of medical materials and devices. J Biomed Mater Res 53: 131–136
34. Pietsch M, Wenisch C, Traussnig S, Trnoska R, Hofmann S (2003) Temporary articulating spacer with antibiotic-impregnated cement for an infected knee endoprosthesis. Orthopäde 32: 490–497
35. Schafroth M, Zimmerli W, Brunazzi M, Ochsner PE (2000) Infektionen. In: Ochsner PE (Hrsg) Die Hüftprothese. Springer, Berlin Heidelberg New York, S 65–89
36. Scott IR, Stockley I, Getty CJ (1993) Exchange arthroplasty for infected knee replacements. A new two-stage method. J Bone Joint Surg Br 75: 28–31
37. Segawa H, Tsukayama DT, Kyle RF, Becker DA, Gustilo RB (1999) Infection after total knee arthroplasty. A retrospective study of the treatment of eighty-one infections. J Bone Joint Surg Am 81: 1434–1445
38. Takahira N, Itoman M, Higashi K, Uchiyama K, Miyabe M, Naruse K (2003) Treatment outcome of two-stage revision total hip arthroplasty for infected hip arthroplasty using antibiotic-impregnated cement spacer. J Orthop Sci 8: 26–31
39. Wasielewski RC, Barden RM, Rosenberg AG (1996) Results of different surgical procedures on total knee arthroplasty infections. J Arthroplasty 11: 931–938
40. Wilde AH, Ruth JT (1988) Two-stage reimplantation in infected total knee arthroplasty. Clin Orthop 236: 23–35
41. Windsor RE, Insall JN, Urs WK, Miller DV, Brause BD (1990) Two-stage reimplantation for the salvage of total knee arthroplasty complicated by infection. Further follow-up and refinement of indications. J Bone Joint Surg Am 72: 272–278
42. Younger AS, Duncan CP, Masri BA, McGraw RW (1997) The outcome of two-stage arthroplasty using a custom-made interval spacer to treat the infected hip. J Arthroplasty 12: 615–623
43. Zilkens KW, Casser HR, Ohnsorge J (1990) Treatment of an old infection in a total hip replacement with an interim spacer prosthesis. Arch Orthop Trauma Surg 109: 94–96

Keim-orientierte Antibiotikatherapie bei Protheseninfektionen

C. Hendrich und L. Frommelt

Die Infektion ist die schwer wiegendste Komplikationen moderner Endoprothesen. Hinsichtlich der operativen Interventionsmöglichkeiten und der Antibiotikatherapie hat der Chirurg ohnehin nur eingeschränkte Optionen, so dass einer zielgerichteten Therapie entscheidende Bedeutung zukommt. Eine inkonsequente chirurgische Sanierung wird ebenso wie eine ungeeignete Antibiotikatherapie die weiteren Erfolgsaussichten verschlechtern.

Andererseits haben nur wenige Zentren ausreichende Patientenzahlen, um Behandlungsmodalitäten gezielt zu untersuchen. Die vorliegenden Empfehlungen zur Antibiotikatherapie wurden in der ENDO-Klinik Hamburg entwickelt. Sie wurden mittlerweile von anderen Zentren übernommen und für mehrzeitige Wechselkonzepte adaptiert. Letztlich ist der Behandler immer immer in der Verantwortung, eine für den vorliegenden Einzelfall adäquate Therapieentscheidung zu treffen. Selbstverständlich sind die Empfehlungen der Dosierungen, die Hinweise zur Applikation und die Kontraindikationen der vorgeschlagenen Medikamente anhand der Beipackzettel sorgfältig zu beachten. Andererseits kommen bei Protheseninfektionen auch seltene Medikamente und Medikamente außerhalb ihrer Zulassung (z. B. für die topische Antibiotikatherapie) zur Anwendung. Bei jeglicher Unsicherheit soll der Behandler in jedem Fall noch einmal einen Spezialisten konsultieren.

Neben der Therapie der periprothetischen Infektionen werden wir die Grundprinzipien einer zielgerichteten Therapie im chirurgischen Kontext darstellen. Der behandelnde Chirurg kann damit auf bewährte Therapieempfehlungen mehrerer Zentren zurückgreifen. Darüber hinaus ist es möglich, die eigenen Ergebnisse mit denen anderer Zentren mit ein- oder mehrzeitiger Wechselstrategie zu vergleichen (siehe Kap. 26 und 29).

Septische Revisionen sind aufwendige, aber auch kostspielige Operationen. Um hier einen Anhaltspunkt zu geben, haben wir die Kosten der Antibiotikatherapie für die topische, systemische sowie die orale Sequenztherapie anhand der Angaben in der „Roten Liste 2003“ zusammengestellt. Die Kosten für die topische Therapie setzen sich aus den Antibiotikapreisen und den Listenpreisen für 160 g Knochenzement zusammen. Dabei ist zu beachten, dass die Einkaufspreise der Krankenhausapotheken sowohl für die Antibiotika als auch für den Zement in der Regel erheblich niedriger sind. Dennoch können die Listenpreise dazu dienen, eine Orientierung über die Gesamtkosten zu erhalten und diese Kosten auch gegenüber Verwaltung und Kostenträgern zu dokumentieren.

Keimspektrum

Eine gezielte Therapie setzt eine **eindeutige Identifikation des Keims** voraus. Die Voraussetzungen für eine erfolgreiche mikrobiologische Diagnostik sind an anderer Stelle (siehe Kapitel 11) besprochen. Nur wenige Bakterienarten sind für mehr als 90% aller Protheseninfektionen verantwortlich. Stellvertretend seien hier die Zahlen der ENDO-Klinik aus den Jahren 1985–1989 erwähnt [8] (▫ Abbildung 29.1).

Die Problematik besteht darin, dass Bakterien bei Protheseninfektionen an der Oberfläche des Fremdkörpers von der planktonischen in die sessile Form übergehen. Fast alle Erreger der Protheseninfektionen sind in der Lage, Biofilm zu bilden (siehe Kapitel 23). Im Biofilm lassen sich die Bakterien kaum von der von ihnen besiedelten Oberfläche entfernen, selbst höchste Antibiotikakonzentrationen können ihre Ziele nicht erreichen [11]. Im Idealfall sollte ein Antibiotikum in der Lage sein, für sessile Bakterien im Biofilm bakterizid oder bakteriostatisch zu wirken. Beim gegenwärtigen Wissenstand wird diese Forderung von Rifampicin und einigen Fluorchinolonen erfüllt. Aus diesem Grund hat eine konventionelle Antibiotikatherapie bei belassenem Implantat selbst bei konsequentem Débridement nur eine geringe Erfolgsaussicht. Bengston et al. berichten über eine Erfolgsrate von 2/32 bei Patienten mit infizierten Knieprothesen und Antibiotikatherapie ohne Débridement [27]. Schoifet u. Morrey berichten über eine Heilungsrate von 23% bei infizierten Knieprothesen mit Débridement ohne Implantatentfernung [27]. Tattevin et al. [29] beschreiben bei Débridement und Antibiotikatherapie eine Erfolgsrate von 38,2%. Auf Grund dieser Ergebnisse und der Biofilmbildung ist die **chirurgische Therapie** unerlässlich. Alle Implantate und Sequester müssen vollständig entfernt werden, um der Antibiotikatherapie einen sinnvollen Angriffspunkt zu ermöglichen.

Ausnahme von dieser Regel sind die Langzeittherapie in Kombination mit Rifampicin und frühe Streptokokkeninfekte, bei denen unter bestimmten Voraus-

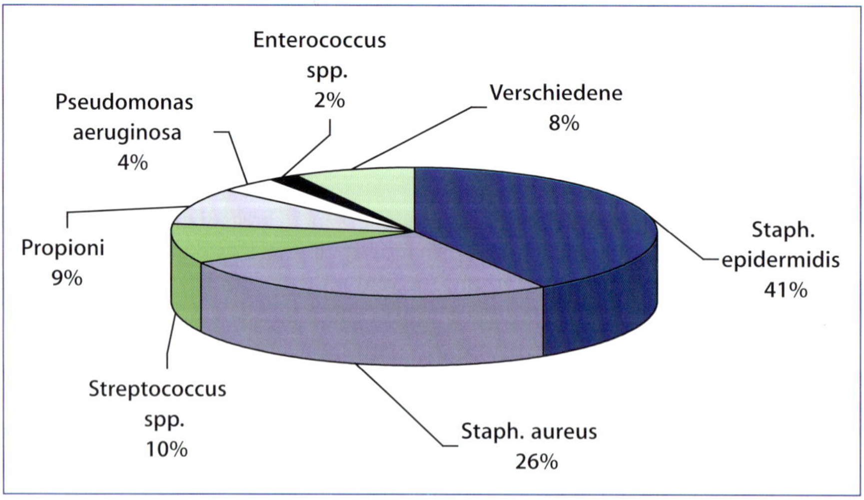

▫ **Abb. 29.1.** Keimspektrum der ENDO-Klinik aus den Jahren 1985–1989

setzungen das Implantat belassen werden kann (siehe unten). Ansonsten haben sich in den 70er Jahren auf der Grundlage der chirurgischen Implantatentfernung zwei Konzepte entwickelt:

Die Schule um Salvati fordert eine vollständige Implantatentfernung mit anschließender lang andauernder Antibiotikatherapie über 6–12 Wochen, um dann gegebenenfalls einen Prothesenwiedereinbau vornehmen zu können [24].

Demgegenüber hat Buchholz eine einzeitige Wechselstrategie unter Verwendung von topischem Antibiotikazusatz zum Knochenzement favorisiert [6]. Die systemische Antibiotikatherapie tritt dem gegenüber in den Hintergrund [18].

Moderne Wechselstrategien verwenden in der Regel die erfolgreichen Elemente beider Grundkonzepte [5]. Die topische und systemische Antibiotikatherapie sind dabei Erreger-orientiert. Das Konzept der Behandlung septischer Prothesenkomplikationen in Würzburg besteht aus den Elementen, die ◘ Abbildung 29.2 zu entnehmen sind.

Ziel des Antibiotikaeinsatzes muss eine möglichst effektive Therapie mit minimalen toxischen Nebenwirkungen sein. Darüber hinaus sollen Antibiotika bei Protheseninfektionen folgende Anforderungen erfüllen:

- Bakterizidie,
- Knochengängigkeit,
- Möglichkeit der Dauertherapie,
- akzeptable Nebenwirkungen,
- orale Verfügbarkeit,
- Preiswürdigkeit.

Für die experimentelle Bestimmung der Knochengängigkeit gibt es bisher nur limitierte Ansätze [15]. Teilweise ist man auf die klinische Beobachtung angewie-

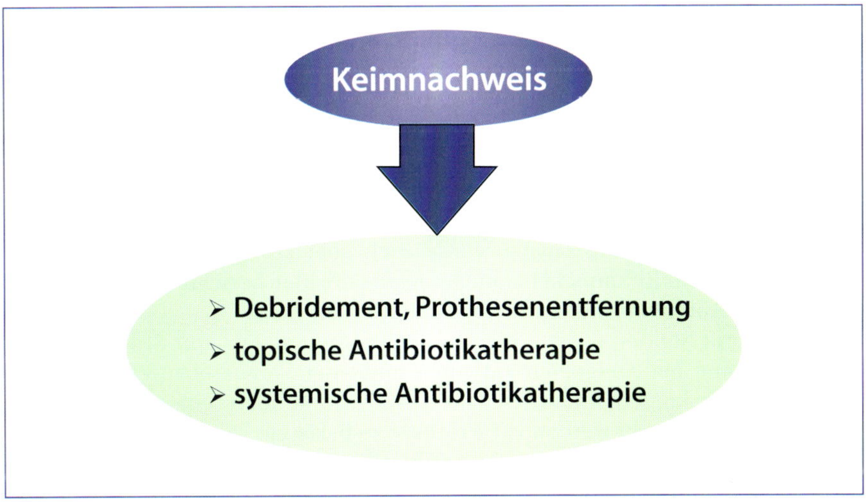

◘ **Abb. 29.2.** Prinzipielles Vorgehen bei Protheseninfektion

sen; so ist z. B. Tetrazyklin ausgezeichnet knochengängig, wird aber *in vivo* irreversibel an das Hydroxylapatit gebunden und verliert so seine antibakterielle Wirksamkeit. Auch über die Therapiedauer gibt es letztlich keine gesicherten Erkenntnisse. Mader et al. empfehlen eine Therapiedauer für 4–6 Wochen, unter der Vorstellung, den Knochen für die Dauer seiner Revaskularisation nach Débridement zu schützen [15]. Dezidierte Studien über die Effektivität oraler Langzeittherapien im Knochenbereich liegen bisher nicht vor. Andererseits bieten sich einige der Substanzen aufgrund ihrer hohen oralen Bioverfügbarkeit für eine Sequenztherapie an [2].

Sonderfall Langzeittherapie mit Rifampicin

Der Langzeittherapie in Kombination mit Rifampicin wird in einem weiteren Kapitel in diesem Buch besprochen (siehe Kap. 27). Grundvoraussetzungen sind:
- Staphylokokkeninfekt mit Sensibilität gegen Chinolone und Rifampicin,
- Anamnese von unter 1 Jahr,
- festsitzendes Implantat,
- radikales chirurgisches Débridement.

Im Mittelpunkt steht dabei die Verwendung von Rifampicin, das eine Aktivität gegen sessile Bakterien im Biofilm besitzt. Rifampicin hat von allen Antibiotika die höchste Staphylokokkenwirksamkeit und besitzt bei oraler Gabe die gleiche Bioverfügbarkeit wie bei i. v. Gabe [32]. Eine ähnliche Bioverfügbarkeit liegt bei dem Chinolon Levofloxacin vor. Bei Staphylokken sind kaum primäre Resistenzen gegenüber Rifampicin bekannt, sie entwickeln aber bei Monotherapie sehr schnell eine Resistenz. Daraus ergibt sich die Notwendigkeit einer Kombinationstherapie. Für Rifampicin sind erhebliche Nebenwirkungen, insbesondere die toxische Leberschädigung, beschrieben. Rifampicin gehört in die Hände des Spezialisten; eine Bestimmung der Lebersyntheseparameter, z. B. der Cholinesterase zunächst engmaschig, dann alle 14 Tage ist obligatorisch. Nach qualifiziertem Débridement erfolgt zunächst die i.v.-Gabe eines Chinolons in Hochdosis (z. B. 3-mal 400 mg Ciprofloxacin oder 2-mal 500 mg Levofloxacin i.v.) in Kombination mit Rifampicin (z. B. Eremfat® 600 mg 1–0–0). Nach 14 Tagen erfolgt die weitere orale Gabe (z. B. 2-mal 750 mg Ciprofloxacin (z. B. Ciprobay®) oder 2-mal 500 mg Levofloxacin (Tavanic®) jeweils in Kombination mit Rifampicin (z. B. Eremfat® 600 mg 1–0–0). Nach einem Therapieprogramm von 3–6 Monaten wird eine Erfolgsrate von 82% angegeben [26]. Zuletzt wurde auch über erfolgreiche Dauersuppressionstherapien mit Rifampicin bei inoperablen Patienten berichtet [22], die jedoch von anderen Autoren bisher strikt abgelehnt werden [30].

Ein weiterer Sonderfall ist ein einfacher Protheseninfekt mit Streptokokken. Auch hier kann bei geeigneten Patienten unter der Voraussetzung einer festen Prothese, einer kurzen Anamnesedauer und insbesondere eines qualifizierten Débridements versucht werden, die Prothese zu belassen. Bei β-hämolysierenden Streptokokken sollte nach adäquater Antibiotikatherapie (siehe unten) eine Rezidivprophylaxe mit Benzathin-Penicillin G (Tardocillin®) wie bei einem rezidivierenden Erysipel erfolgen.

Zumischung von Antibiotika zum Knochenzement

Über Indikation, Mischtechnik und Antibiotikaeinsatz bei der topischen Therapie wurde bereits berichtet [8]. Es ist zu betonen, dass alle Infektionen, die systemisch ausreichend behandelt werden können, eine Kontraindikation zur lokalen Antibiotikatherapie darstellen. Ziel der topischen Therapie ist es, lokal höhere Wirkspiegel zu erzielen. Entscheidend für die Antibiotikafreisetzung ist nicht die Zementmenge, sondern die effektiv erzielte Zementoberfläche. Grundsätzlich werden ausschließlich Antibiotika in Pulverform zugemischt. Aufgrund der Temperaturentwicklung beim Aushärten des Zements dürfen nur thermostabile Antibiotika verwendet werden. Für die einzelnen Antibiotika müssen experimentelle Grundlagen und klinische Erfahrungen vorliegen. So wird beispielsweise Chloramphenicol nicht aus Knochenzement freigesetzt. Imipenem kann zwar ausgelöst werden, wenn die Polymerisationswärme unter 50 °C gehalten werden kann. Da dies aber unter Anwendungsbedingungen nicht möglich ist, wird Imipenem thermisch inaktiviert und steht nicht mehr zur Verfügung. Letztlich existiert bisher keine wissenschaftlich fundierte Mischtechnik, die nachfolgend angegebene Kurzanleitung hat sich jedoch in der ENDO-Klinik als Standard bewährt (◘ Abbildung 29.3).

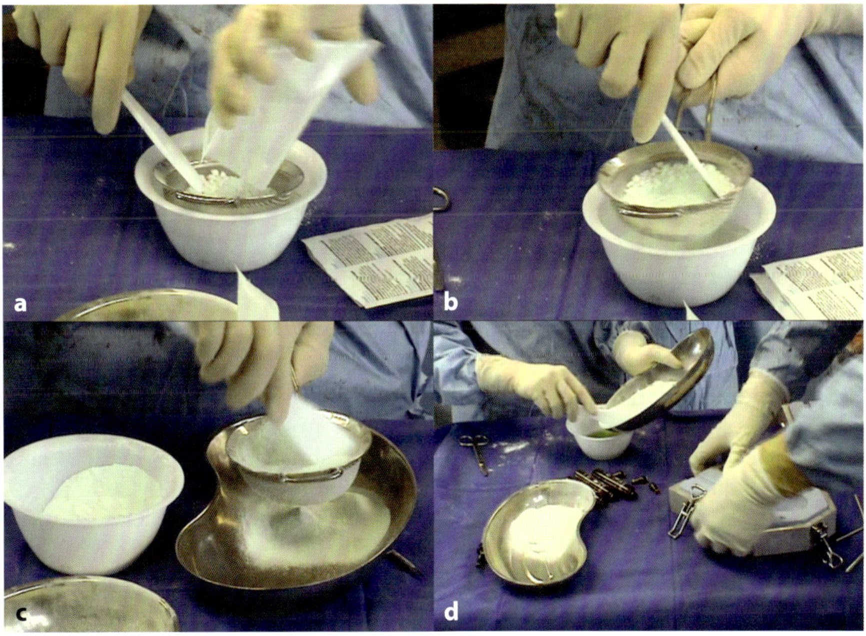

◘ Abb. 29.3 a–d. Kurzanleitung Mischtechnik: Antibiotikum steril in das Anrührgefäß überführen – gleiche Menge PMMA-Polymer-Pulver hinzufügen (**a**) – mit Spatel und Edelstahlsieb homogen mischen (**b**) – zu der im Gefäß vorhandenen Menge wieder gleiche Menge PMMA-Polymer-Pulver hinzufügen – mit Spatel und Edelstahlsieb homogen mischen (**c**) – Vorgang wiederholen, bis PMMA-Pulver vollständig gemischt ist – PMMA-Monomer-Flüssigkeit hinzugeben und wie gewohnt weiterverarbeiten (**d**)

Eine Zuschlagmenge von 4 g Antibiotikum auf 40 g Palacos soll nicht überschritten werden. Empirisch zeigen unterschiedliche Knochenzemente trotz gleicher Zuschlagmenge gravierende Unterschiede in der Antibiotikafreisetzung [13]. Daher sollen, soweit möglich, kommerziell erhältliche Präparate wie der Refobacin®-Palacos® oder Copal® verwendet werden. Unter der Vorstellung, dass Penicilline, Cephalosporine, Carbapeneme und Makrolide generell eine höhere Freisetzung und einen Synergismus in Kombination mit Aminoglykosiden zeigen [10, 16], wird als Ausgangsbasis für die Zumischung eine kommerzielle Darreichung wie z. B. Refobacin®-Palacos®-R empfohlen. Mit der Zumischung übernimmt der Arzt die Haftung für das von ihm modifizierte Medizinprodukt und für das nicht für die Zumischung zugelassene Arzneimittel. Daraus ergibt sich die Notwendigkeit der dokumentierten Aufklärung der Patienten. Die nachfolgende **Mischtabelle** (Tabelle 29.1) darf nur nach vollständig abgeklärter Resistenzlage eingesetzt werden, bei entsprechenden Allergien oder Resistenzen ist auf die angegebene Alternative überzugehen.

Keim-orientierte Antibiotikatherapie

Voraussetzung der folgenden Empfehlung ist die Kenntnis des Erregers und seines Resistenzmusters.

Staphylokokken mit Erythromycin-Empfindlichkeit

Dies ist der einfachste Fall eines Staphylokokkeninfekts. Bei Empfindlichkeit auf Erythromycin und Clindamycin wird topisch die Verwendung des Copal®-Zements (1 g Clindamycin + 1 g Gentamicin/40 g PMMA-Knochenzement) empfohlen. Systemisch ist eine hochdosierte Flucloxacillin-Therapie i.v. für 10 Tage (z. B. 4-mal 2 g Staphylex®) indiziert. Die Kosten für diese topische + systemische Therapie betragen € 736,– + € 440,22 = € 1176,22.

Staphylokokken mit Erythromycin-Resistenz

Bei Resistenz gegen Erythromycin ist mit einer schnellen Resistenzentwicklung gegen Clindamycin zu rechnen. Als Antibiotikumzusatz zum Refobacin®-Palacos®-R (= 0,5 g Gentamicin/40 g PMMA-Knochenzement) werden 2 g Vancomycin und 1 g Ofloxacin empfohlen. Für die systemische Therapie wird eine Kombination aus einem Chinolon und Rifampicin (z. B. Cibrobay® 3-mal 400 mg i.v. oder Tavanic® 2-mal 500 mg i.v. + Eremfat® 600 mg oral für 7 Tage) empfohlen, die gegebenenfalls als orale Sequenztherapie für 3 Wochen weitergeführt werden kann (z. B. 2-mal 750 mg Ciprobay® oder 2-mal 500 mg Tavanic® + 600 mg Eremfat®). Die Kosten für topische + systemische + Sequenztherapie belaufen sich auf € 1801,88 + € 865,53 + € 372,60 = € 3040,01.

Tabelle 29.1. Mischtabelle

Antibiotikum	Dosierung pro 40 g PMMA-Knochenzement [g]	Bakterien
Clindamycin Gentamicin	1,0 1,0	Staphylokokken Streptokokken Propionibakterien
Cefuroxim Gentamicin[a]	3,0 1,0	Staphylokokken Streptokokken Propionibakterien
Vancomycin[b] Ofloxacin[a] Gentamicin[a]	2,0 1,0 1,0	Methicillin- bzw. Oxacillin resistente Staphylokokken (MRSA/MRSE)
Vancomycin[b] Ampicillin Gentamicin[a]	2,0 1,0 1,0	Enterokokken
Cefoperazon[c] Amikazin[a]	2,0 2,0	Pseudomonas
Ofloxazin[a] Gentamicin[a]	2,0 1,0	Pseudomonas

[a] Diese Antibiotika sind nicht als Fertigarzneimittel in Pulverform erhältlich. Es besteht jedoch die Möglichkeit, diese Präparationen vom Apotheker herstellen zu lassen.
[b] Bei Zumischung von Vancomycin ist darauf zu achten, dass es sich bei der Ausgangssubstanz um Vancomycin-HCl handelt. Unter Umständen kann die Zementmischung ebenfalls vom Apotheker vorgenommen werden.
[c] Nur über internationale Apotheken erhältlich.

Oxacillin- bzw. Methicillin-resistente Staphylokokken (MRSA/MRSE)

Topische Antibiotikatherapie mit 3 g Vancomycin auf 40 g Refobacin®-Palacos®-R. Systemische Therapie mit 2-mal 1000 mg Vancomycin oder 4-mal 500 mg Vancomycin i.v. (Vermeidung eines „Red-Neck-Syndroms"). Bei Anwendung über 3 Wochen soll Teicoplanin (Targocid®) 2-mal 400 mg am 1. Tag und 1-aml 400 mg an den folgenden Tagen anstelle des Vancomycin verwendet werden, um die Nierenfunktion nicht zu gefährden. Bei gegebener Empfindlichkeit erfolgt zusätzlich die Gabe von 600 mg Rifampicin (Eremfat® 600 mg 1–0–0) oral. In jedem Fall soll eine Nasensanierung mit Turixin®-Nasensalbe und eine Haarsanierung mit Octenisept® durchgeführt werden. Kosten für topische + systemische Therapie: € 1801,88 + € 3855,92 = € 5657,80.

Streptokokken

Zur lokalen Therapie wird Copal® (= 1 g Clindamycin + 1 g Gentamicin/40 g PMMA-Knochenzement) auch bei Gentamicin-Resistenz (!) empfohlen. Bei Clindamycin-Resistenz erfolgt die Zumischung von 3 g Cefuroxim auf 40 g Refobacin®-Palacos®-R. Die systemische Therapie erfolgt mit 3-mal 10 Mega Penicillin G i.v. für 7–10 Tage. Bis zur 4. Woche orale Therapie mit Loracarbef (Lorafem®) 400 mg 1–0–1, anschließend bei β-hämolysierenden Streptokokken (z. B. nach Erysipel) Dauertherapie mit Benzathin-Penicillin G (Tardocillin®) i.m. zur Rezidivprophylaxe 1-mal monatlich. Kosten für topische + systemische + Sequenztherapie: € 748 + € 152,82 + € 238,75 = € 1139,57.

Propionibakterien

Lokale Antibiotikatherapie mit Copal® (= 1 g Clindamycin + 1 g Gentamicin/40 g PMMA-Knochenzement). Systemische Therapie mit 2-mal 10 Mega Penicillin G i.v. für 7 Tage, gegebenenfalls anschließend orale Therapie mit Loracarbef (Lorafem® 400 mg 1–0–1) für 3 Wochen. Kosten: € 748,– + € 71,32 + € 278,88 = € 1098,20.

Pseudomonas aeruginosa

Topische Therapie mit 2 g Cefoperazon und 2 g Amikazin/40 g Palacos®-R. Systemische Therapie mit Meropenem (Meronem®) 3-mal 1 g und Gentamicin 3-mal täglich 1 mg/kg Körpergewicht[1] i.v. für 14 Tage. Anschließend 2-mal 750 mg Ciprofloxacin oral für 4 Wochen. Hier ist auch das Levofloxacin 2-mal 500 mg eine geeignete Substanz. Kosten € 2203,04 + € 2743,75 + € 589,68 = € 5536,47.

Gerade bei Pseudomonasinfekten ist das Schema aufgrund der Resistenzlage häufig zu variieren. Bei Resistenzen gegenüber β-Lactamen (z. B. Meronem®, Fortum® oder Tazobac®) können Chinolone (Cirofloxacin oder Levofloxacin) zum Einsatz kommen und umgekehrt, bei Resistenz gegen Gentamicin Tobramycin oder Amikacin.

Enterokokken

Generell lässt sich eine Zunahme dieser schwierig zu behandelnden Keime beobachten [9, 12]. Besorgnis erregend ist in diesem Zusammenhang das Auftreten von Vancomycin-resistenten Enterokokken (VRE).

Topisch Zumischung von 2 g Vancomycin und 1 g Ampicillin auf 40 g Refobacin®-Palacos®-R. Systemische Therapie mit Ampicillin + Sulbactam (Unacid®) 4-mal 3 g i.v. [31], und Gentamicin 3-mal tägl. 1 mg/kg Körpergewicht[1] i.v. für 10 Tage [21]. Zu diskutieren ist eine Fortführung der Therapie mit 3-mal 1 Tbl. Amoxicillin + Clavulansäure (Augmentan®) für 4–6 Wochen. Generell sollte bei der i.v.-Gabe aber dem Unacid® (Ampicillin + Sulbactam) der Vorzug gegeben

[1] Bestimmung des für die Gentamicin-Therapie relevanten Körpergewichts: Relevantes Körpergewicht [kg] = Idealgewicht (Körpergröße [cm] – 100) + 40% des Übergewichts.

werden, da bei der fixen Kombination von Amoxicillin und Clavulansäure (Augmentan®) die Clavulansäure relativ unterdosiert ist.

Hierbei sind zwei Besonderheiten zu beachten: Das Gentamicin ist fortzulassen, wenn auch bei Verwendung eines 500 µg Testplättchens eine vollständige Resistenz besteht (so genannte High-Level-Resistenz). Zusätzlich ist eine Spiegelbestimmung im Blut vorzunehmen, um das Gentamycin auf keinen Fall unterzudosieren, aber auch um Überdosierungen zu vermeiden. Die Kosten betragen für die topische + systemische Therapie € 1488,40 + € 744,74 = € 2233,14.

Unbekannter Keim

Lokale Antibiotikatherapie mit einer auf Gram-positive Erreger ausgerichteten Mischung (40 g Copal® + 2 g Vancomycin). Dieses Vorgehen kann für ein einzeitiges Vorgehen nicht empfohlen werden, ist aber bei mehrzeitigem Wechsel unter Verwendung eines Antibiotika-haltigen Spacers geeignet, da eine Korrektur z. B. anhand eines intraoperativen Keimnachweises bei der definitiven Prothesenreimplantation möglich ist. Systemische Therapie mit Cefazolin und Gentamicin i.v. (z. B. 3-mal 2 g Basozef® + Gentamicin 240–0–0 mg) für 10 Tage. Kosten: € 1467,68 + € 507,18 = € 1974,86.

Weitere Antibiotika

Fosfomycin (Infectofos®)

Es handelt sich um ein bereits länger bekanntes Epoxid ohne Verwandtschaft zu anderen Antibiotikaklassen, das die Zellwandsynthese Gram-positiver Bakterien hemmt. Es besteht eine exzellente Wirksamkeit gegen Staphylokokken, auch gegen MRSA/MRSE. Darüber hinaus kann Fosfomycin insbesondere auch bei Vancomycin-resistenten Staphylokokken und Enterokokken (VRE) noch eingesetzt werden [1]. Bei Unterdosierung kommt es zu einer schnellen Resistenzentwicklung, daher möglichst hochdosierter Einsatz als Kombinationstherapie. Verschiedene Untersuchungen haben eine gute Knochengängigkeit gezeigt. Im Bereich der Kinderheilkunde ist Fosfomycin für Staphylokokkeninfekte gut etabliert, speziell auch bei der Osteomyelitis im Kindesalter. Es liegen Berichte über die Anwendung bei Haut- und Weichteilinfektionen, bei Osteomyelits [17] und bei der Spondylodiszitis vor (siehe Kapitel 20). Als Dosierung werden 3-mal 3–5 g/Tag i.v. angegeben, auf die dabei auftretende Natriumbelastung ist zu achten. Fosfomycin stellt damit durchaus eine Alternative dar, speziell bei Vancomycin-Resistenz.

Levofloxacin (Tavanic®) und Moxifloxacin (Avalox®)

Levofloxacin ist die linksdrehende Form des Ofloxacin. Damit ist Levofloxacin höher dosierbar und besser im Gram-positiven Bereich und bei Anaerobiern wirksam, aber auch gegen Nonfermenter, wie *Pseudomonas aeruginosa* und *Stenotrophomonas maltophilia.* Die Dosierung für Knocheninfektionen ist in der Erfahrung der Autoren 2-mal 500 mg oral. Aufgrund der 100%-igen Bioverfügbarkeit ist Tavanic® sehr gut für eine Sequenztherapie geeignet. Eine Zulassung für den Einsatz bei Knochen- und Gelenkinfektionen steht aus, ist aber aus Sicht der Autoren eine überaus sinnvolle Ergänzung für die Behandlung der periprothetischen Infektion und ein guter Kombinationspartner für Rifampicin.

Moxifloxacin soll mikrobiologisch noch aktiver im Gram-positiven Bereich sein, daneben ist Moxifloxacin auch im Gram-negativen Bereich und bei Anaerobiern wirksam. Moxifloxacin ist von seiner Zulassung her für pulmonale Infektionen zugeschnitten. Es liegt in oraler wie in intravenöser Darreichungsform vor und ist damit für eine Sequenztherapie geeignet. Die Pseudomonasaktivität ist schlechter als bei Ciprofloxacin und Levofloxacin. Im Ratten-Endokarditis-Modell zeigt Moxifloxacin eine bessere MRSA-Wirksamkeit als Vancomycin und Ciprofloxacin, allerdings führt Moxifloxacin zu einer Selektion von Stämmen mit hoher Ciprofloxacin-Resistenz [7]. Neben dem Indikationsbereich (Sinusitis, Brochitis, Pneumonie) liegen auch Studien bei Haut- und Weichteilinfektionen vor, klinische Erfahrungen im Skelettbereich fehlen.

Dalfopristin-Quinupristin (Synercid®)

Bei dieser neuen Substanzgruppe handelt es sich um ein Gemisch aus Streptogramin A (Dalfopristin) und B (Quinupristin) im Verhältnis 70:30. Als Wirkmechanismus wird eine Störung der Proteinbiosynthese des Bakteriums an der 50S-Untereinheit des Ribosoms beschrieben. Synercid® weist ein breites Spektrum im Gram-positiven Bereich auf, wirkt allerdings nur bakteriostatisch. Die Kombination mit anderen Antibiotika z. B. Rifampicin wird empfohlen. Das Präparat steht nur in einer parenteralen Darreichungsform zur Verfügung, obwohl prinzipiell auch eine orale Darreichung möglich wäre. Als Dosierung werden 7,5 mg/kg KG alle 8 h i.v. angegeben. Aufgrund von starken Venenreizungen wird die Infusion über 1 h über einen zentralen Venenkatheter vorgeschrieben. Prospektiv randomisierte Studien für schwere Haut- und Weichteilinfektionen liegen vor [19]. Anekdotisch wurde Synercid® auch bei Osteomyelitis mit Vancomycin-resistenten Enterokokken [12] eingesetzt. Nicht zuletzt aufgrund des hohen Preises ist Synercid® ein Reservepräparat bei Vancomycin-resistenten MRSA/MRSE- und Enterokokkenstämmen. Für Letztere liegt auch eine spezielle Zulassung vor.

Meropenem (Meronem®)

Meropenem gehört zur Gruppe der Carbapeneme, es wirkt bakterizid gegen zahlreiche Gram-positive und speziell auch Gram-negative Erreger und Anaerobier, jedoch nicht gegen Methicillin-resistente Staphylokokken. Speziell weist Meropenem eine hohe Wirksamkeit gegen *Pseudomonas aeruginosa* auf. Meropenem wird entsprechend auch als Primärtherapie bei Mischinfektionen mit vermuteten

Gram-negativen Keimen und Anaerobiern empfohlen. Prospektiv randomisierte Studien für schwere Haut- und Weichteilinfektionen liegen vor [20]. Während im Knochenbereich Imipinem gegen Staphylokokken und Enterokokken eine bessere Wirksamkeit zugeschrieben wird, ist Meropenem bei *Pseudomonas aeruginosa* aktiver. Meropenem erreicht in Knochen, Knochenmark und Gelenkflüssigkeit mindestens 50% seiner höchsten Plasmakonzentration [25]. Als Dosierung wird 3-mal 1 g i.v. empfohlen.

Linezolid (Zyvoxid®)

Linezolid ist eine Substanz, von der aufgrund der Wirksamkeit gegenüber Vancomycin-resistenten Staphylokokken und Enterokokken eine Faszination ausgeht, macht diese Substanz aber auch zu einem Reserveantibiotium. Linezolid gehört zu der neuen Gruppe der Oxazolidinone. Als Wirkmechanismus wird ein Eingriff in die Translationsphase der Biosynthese an der 50s-Untereinheit der bakteriellen Ribosomen angegeben. Linezolid ist wirksam gegen Gram-positive Erreger wie Staphylokokken, Streptokokken und Enterokokken, dabei speziell auch gegen Vancomycin-resistente MRSA/MRSE-Stämme und vor allem Vancomycin-resistente Enterokokken (VRE). Bislang sind weltweit fast keine Resistenzen bei diesen Bakterien bekannt. Die voll synthetische Substanz ist nahezu 100%ig verfügbar und damit auch für die orale Therapie einsetzbar. Als Dosierung werden 2-mal 600 mg i.v. oder oral für 14 bis 21 Tage empfohlen. Linezolid wurde erfolgreich bei MRSE-Endokarditis als Monotherapie eingesetzt [23]. In einer prospektiv randomisierten Studie mit schweren Haut- und Weichteilinfektionen war Linezolid speziell besser wirksam als die Oxacillin-Vergleichsgruppe [28]. Anekdotisch wurde 2 mit MRSA/MRSE infizierte Prothesen berichtet, die klinisch erfolgreich sequenztherapiert wurden [3]. Linezolid ist das entscheidende Reservepräparat bei Gram-positiven Probleminfektionen, insbesondere bei kritischen Verläufen mit MRSA, aber auch bei Vancomycin-resistenten MRSA/MRSE und Enterokokken. Darüber hinaus besteht auch die Möglichkeit der oralen Sequenztherapie.

FAZIT FÜR DIE PRAXIS

Eine sinnvolle Antibiotikatherapie von Protheseninfektionen ist Teil eines Keim-orientierten Behandlungskonzeptes und setzt eine eindeutige Keimidentifikation voraus. Basis jeder erfolgreichen Infektsanierung ist die chirurgische Therapie mit radikalem Débridement von Knochen und Weichteilen. Die infizierte Prothese und alle anderen Fremdmaterialien müssen vollständig entfernt werden. Die Ausnahme von dieser Regel ist die Langzeittherapie bei geeignetem Keim, fester Prothese und qualifiziertem Débridement.

Aus den ursprünglichen Konzepten der 1970er Jahre hat sich heute die Empfehlung einer kombinierten topischen und systemischen Therapie entwickelt. Für die topische Therapie sind die für den jeweiligen Keim spezifische Antibiotikazumischung zum Knochenzement und eine adäquate Mischtechnik entscheidend. Auch die systemische Therapie richtet sich spezifisch nach dem Keim. In der Regel wird eine für einen begrenzten Zeitraum hochdosierte i.v.-Therapie von einer

oralen Sequenztherapie abgelöst, um eine Therapiedauer von 4 Wochen zu ermöglichen. Diese Sequenztherapie dient dem Patientenkomfort, der Möglichkeit einer frühen Entlassung aus dem Krankenhaus und nicht zuletzt auch der Kostenbegrenzung.
In den meisten Fällen kommen etablierte Standardantibiotika zur Anwendung. Für multiresistente Keime stehen Reserveantibiotika zur Verfügung, mit denen die Erfahrungen im Bereich des Skelettsystems jedoch begrenzt sind. Letztlich bleibt zu betonen, dass selbst die besten und teuersten Antibiotika eine suffiziente chirurgische Therapie in keiner Weise ersetzen, aber den Erfolg der Chirurgie absichern können.

Literatur

The Sanford Guide to Antimicrobial Therapy 2003: Nur über das Internet www.sanfordguide.com zu bestellen. Umfangreiche Quellenangaben. Die Hinweise zur Behandlung der Endokarditis sind in der Regel gut auf orthopädische Verhältnisse zu übertragen.

1. Allerberger F, Klare I (2000) In-vitro activity of fosfomycin against vancomycin-resistant enterococci. J Antimicrob Chemother 43: 211–217
2. Barlow GD, Nathwani D (2000) Sequential antibiotic therapy. Curr Opin Infect Dis 13: 599–607
3. Bassetti M, Di Biagio A, Cenderello G, Del B, V, Palermo A, Cruciani M, Bassetti D (2001) Linezolid treatment of prosthetic hip Infections due to methicillin-resistant Staphylococcus aureus (MRSA). J Infect 43: 148–149
4. Bengston S, Knutson K, Lidgren L (1989) Treatment of infected knee arthroplasty. Clin Orthop 245: 173–178
5. Brause BD (1995) Infections with prostheses in bones and joints. Mandell, Douglas and Bennett's Principles and Practice of Infectious Diseases, 4th edn. Churchill Livingstone, New York, pp 1051–1055
6. Buchholz HW, Elson RA, Heinert K (1984) Antibiotic-loaded acrylic cement: current concepts. Clin Orthop 190: 96–108
7. Entenza JM, Que YA, Vouillamoz J, Glauser MP, Moreillon P (2001) Efficacies of moxifloxacin, ciprofloxacin, and vancomycin against experimental endocarditis due to methicillin-resistant Staphylococcus aureus expressing various degrees of ciprofloxacin resistance. Antimicrob Agents Chemother 45: 3076–3083
8. Frommelt L, Gehrke T (2000) Das infizierte Kunstgelenk – Mikrobiologische Konzepte. Praxis der Knieendoprothetik. Springer, Berlin Heidelberg New York, Tokyo, S 273–283
9. Garvin KL, Hinrichs SH, Urban JA (1999) Emerging antibiotic-resistant bacteria. Their treatment in total joint arthroplasty. Clin Orthop 369: 110–123
10. Graham JC, Gould FK (2002) Role of aminoglycosides in the treatment of bacterial endocarditis. J Antimicrob Chemother 49: 437–444
11. Gristina AG, Costerton JW (1985) Bacterial adherence to biomaterials and tissue. The significance of its role in clinical sepsis. J Bone Joint Surg Am 67: 264–273
12. Holtom PD, Zamorano D, Patzakis MJ (2002) Osteomyelitis attributable to vancomycin-resistant enterococci. Clin Orthop 403: 38–44
13. Kühn K-D (2001) Wirkstoff-Freisetzung. Knochenzemente für die Endoprothetik. Springer, Berlin Heidelberg New York, Tokyo, S 268–274
14. LeFrock JL, Ristuccia AM, Ristuccia PA et al. (1992) Teicoplanin in the treatment of bone and joint infections. Teicoplanin Bone and Joint Cooperative Study Group, USA. Eur J Surg [Suppl] : 9–13

15. Mader JT, Calhoun J (1995) Osteomyelitis. Mandell, Douglas and Bennett's Principles and Practice of Infectious Diseases, 4th edn. Churchill Livingstone, New York, pp 1039–1051
16. Masri BA, Duncan CP, Beauchamp CP (1998) Long-term elution of antibiotics from bone-cement: an in vivo study using the prosthesis of antibiotic-loaded acrylic cement (PROSTALAC) system. J Arthroplasty 13: 331–338
17. Meissner A, Haag R, Rahmanzadeh R (1989) Adjuvant fosfomycin medication in chronic osteomyelitis. Infection 17: 146–151
18. Nelson CL, Evans RP, Blaha JD, Calhoun J, Henry SL, Patzakis MJ (1993) A comparison of gentamicin-impregnated polymethylmethacrylate bead implantation to conventional parenteral antibiotic therapy in infected total hip and knee arthroplasty. Clin Orthop 295: 96–101
19. Nichols RL, Graham DR, Barriere SL, Rodgers A, Wilson SE, Zervos M, Dunn DL, Kreter B (1999) Treatment of hospitalized patients with complicated gram-positive skin and skin structure infections: two randomized, multicentre studies of quinupristin/dalfopristin versus cefazolin, oxacillin or vancomycin. Synercid Skin and Skin Structure Infection Group. J Antimicrob Chemother 44: 263–273
20. Nichols RL, Smith JW, Geckler RW, Wilson SE (1995) Meropenem versus imipenem/cilastatin in the treatment of hospitalized patients with skin and soft tissue infections. South Med J 88: 397–404
21. Olaison L, Schadewitz K (2002) Enterococcal endocarditis in Sweden, 1995–1999: can shorter therapy with aminoglycosides be used? Clin Infect Dis 34: 159–166
22. Rao N, Crossett LS, Sinha RK, Le Frock JL (2003) Long-term suppression of infection in total joint arthroplasty. Clin Orthop 414: 55–60
23. Ravindran V, John J, Kaye GC, Meigh RE (2003) Successful use of oral linezolid as a single active agent in endocarditis unresponsive to conventional antibiotic therapy. J Infect 47: 164–166
24. Salvati EA (1994) Diagnosis and management of the infected hip. Orthopedics 17: 811–814
25. Sano T, Sakurai M, Dohi S et al. (1993) Investigation of meropenem levels in the human bone marrow blood, bone, joint fluid and joint tissues. Jpn J Antibiot 46: 159–163
26. Schafroth M, Zimmerli W, Ochsner PE (1999) The infected artificial hip joint: possibilities, follow-up and results of treatment. Schweiz Rundsch Med Prax 88: 2101–2105
27. Schoifet SD, Morrey BF (1990) Treatment of infection after total knee arthroplasty by débridement with retention of the components. J Bone Joint Surg Am 72: 1383–1390
28. Stevens DL, Smith LG, Bruss JB, McConnell-Martin MA, Duvall SE, Todd WM, Hafkin B (2000) Randomized comparison of linezolid (PNU-100766) versus oxacillin-dicloxacillin for treatment of complicated skin and soft tissue infections. Antimicrob Agents Chemother 44: 3408–3413
29. Tattevin P, Cremieux AC, Pottier P, Huten D, Carbon C (1999) Prosthetic joint infection: when can prosthesis salvage be considered? Clin Infect Dis 29: 292–295
30. Tsukayama DT, Wicklund B, Gustilo RB (1991) Suppressive antibiotic therapy in chronic prosthetic joint infections. Orthopedics 14: 841–844
31. Wilson WR, Karchmer AW, Dajani AS et al. (1995) Antibiotic treatment of adults with infective endocarditis due to streptococci, enterococci, staphylococci, and HACEK microorganisms. American Heart Association. JAMA 274: 1706–1713
32. Zimmerli W (1995) Role of antibiotics in the treatment of infected joint prosthesis. Orthopäde 24: 308–313

VIII Septische Chirurgie im DRG-Zeitalter

30 Septische Chirurgie des Muskel-/ Skelettsystems unter DRG-Bedingungen – eine ökonomische Analyse

R. Schreiber und K. Schmolling

Einführung

Die septische Chirurgie ist in der Vergangenheit durch die jeweiligen Finanzierungssysteme nur unzureichend abgebildet worden. In den Zeiten des tagesgleichen Pflegesatzes (mit oder ohne Fachabteilungsbezug) wurde zwar der zumeist zeitaufwendigeren Behandlung einer septischen Erkrankung durch den Verweildauerbezug bei der Finanzierung in Ansätzen Rechnung getragen, allerdings spiegelt das tagesgleiche Entgelt eine Mischkalkulation über alle Behandlungsfälle eines Krankenhauses/einer Fachabteilung wider. Zudem blieb der Verweildauer-unabhängige Ressourcenverbrauch bei Personal und Sachmitteln unberücksichtigt.

Die Fallpauschalen der Bundespflegesatzverordnung, die ab 1995 zu einer leistungsgerechten Vergütung beitragen sollten, waren therapiebezogen (d. h. operations-, eingriffsbezogen) definiert und konnten daher die spezifischen Begleitmaßnahmen im Verlauf einer septischen Behandlung nicht abbilden. Der Wechsel einer Hüftendoprothese mit septischer Grunderkrankung konnte zwar über die entsprechenden ICD-Kodierungen als solcher gekennzeichnet werden, die ökonomische Eingruppierung orientierte sich jedoch an der Prozedur und war daher für alle Hüftgelenkrevisionen gleich.

Die Diagnose-basierten Fallpauschalen der Gegenwart nehmen für sich in Anspruch, nicht nur den medizinischen Schweregrad einer Behandlung entsprechend abzubilden, sondern sollen auch eine hohe Homogenität hinsichtlich des ökonomischen Ressourcenaufwands der in einer Fallgruppe erfassten Indikationen aufweisen. Dabei wird auf den expliziten Ausweis von Fallgruppen für Knochen und Gelenkinfektionen in der operativen Partition weitgehend verzichtet (Ausnahme: I12, Knochen- und Gelenkinfektion/-entzündung mit verschiedenen Eingriffen am Muskel-Skelett-System und Bindegewebe). Die folgende Untersuchung beschäftigt sich daher mit der Fragestellung, ob die septische Chirurgie im derzeitigen DRG-Finanzierungssystem (aufwands-)adäquat abgebildet ist.

Basis der Analyse

Mit der Zielsetzung der raschen Einführung eines DRG-Systems für Deutschland haben die Verantwortlichen (Deutsche Krankenhausgesellschaft, Spitzenverbände der Krankenkassen) generelle Festlegungen getroffen. Zur Beschreibung der

Behandlungsfälle dient das in Australien eingesetzte Fallklassifikationssystem (AR-DRG), während die Kalkulation der entsprechenden Behandlungsfälle zum Zwecke der Preisfindung durch eine breit angelegte Erhebung der Ist-Daten in den Krankenhäusern Deutschlands erfolgt.

Das Universitätsklinikum Schleswig-Holstein, Campus Lübeck, hat daher alle stationär behandelten Fälle des Zeitraums Januar bis April 2002 hinsichtlich ihres Aufwands analysiert. Die retrospektive Kalkulation der Kosten erfolgt dabei weitestgehend entsprechend der bundesweit geltenden Vorgaben der Selbstverwaltungspartner, die im Kalkulationshandbuch [1] festgelegt sind. Erfasst wurden insgesamt ca. 14.200 Fälle, die einen Aufwand von ca. 64 Millionen Euro verursachten.

Mit Bezug zu der hier behandelten Thematik bestand die Notwendigkeit zum Ausweis der Patientenbehandlungen, die mit der Therapie einer septischer Erkrankung einher gingen. Ergänzend zur Identifikation mittels der Haupt- bzw. Nebendiagnosen wurde hierzu die Existenz einer bakteriellen mikrobiologischen Untersuchung herangezogen. Von den gesamten Patientenfällen wiesen 4452 Fälle (31%) dieses Merkmal auf. Eine Auswertung des Untersuchungsresultats hat nicht stattgefunden.

Mit dieser vereinfachten Beschreibung von grundlegenden Kategorien eines Patientenkollektivs kann zwar keine verbindliche Aussage über den Sachverhalt einer Infektion getroffen werden. Allerdings liegt bei einer septischen Erkrankung in vielen Fällen ein bakterieller Befund vor. Gleichfalls wird angenommen, dass bei den Patienten, die über keine bakterielle Leistungsanforderung verfügten, eine septische Erkrankung nicht vorliegt oder zumindest nicht diagnostiziert wurde, so dass bei den Analysen zum Kostenvergleich eine Gruppe mit nicht infektiösen Fällen einer anderen Gruppe, bestehend aus infektiösen und nichtinfektiösen Patientenbehandlungen, gegenüber gestellt wurden. Dieser Sachverhalt muss bei der Interpretation der Ergebnisse beachtet werden.

Des Weiteren erfolgte eine Einschränkung auf die Patientenbehandlungen der Major Diagnosis Category 08 (MDC, organbezogene Gliederung der DRGs zu Obergruppen) – Erkrankungen des Stütz- und Bewegungsapparates. 1143 Patienten der insgesamt ca. 14.200 untersuchten Fälle sind dieser Diagnosegruppe zugeordnet worden. Wie in ◘ Abb. 30.1 dargestellt, wurden diese Patienten im Wesentlichen in den Fachrichtungen Orthopädie und Neurochirurgie sowie in der Allgemeinen Chirurgie, die auch die Unfallchirurgie beinhaltet, behandelt. 372 Patienten (32,6%) mit einer DRG aus der MDC 08 wurden konservativ versorgt, während der überwiegende Anteil der Patienten (769 Fälle, 67,4%) operativ therapiert wurde. Der Anteil an Patienten, die gegebenenfalls infektiös waren (Existenz eines mikrobiologischen Befunds), variiert zwischen diesen beiden Gruppen. Er betrug bei den konservativ behandelten Patienten ca. 22% und liegt damit unter dem klinikumsweiten Durchschnitt (ca. 31%, ca. 28% in MDC 8). In der Gruppe der operativ behandelten Patienten liegt der Anteil bei ca. 31%.

Bei der Darstellung der Ergebnisse wurden grundsätzlich die Gesamtkosten der Patientenbehandlungen einer DRG-Fallgruppe den Gesamterlösen bei Abrechnung von DRG-Fallpauschalen (G-DRG System V1.0 des Jahres 2003) gegenübergestellt. Dieses hypothetische Erlösvolumen[1] wurde durch Multiplikation des in der Erstkalkulation ermittelten Relativgewichts bzw. des effektiven

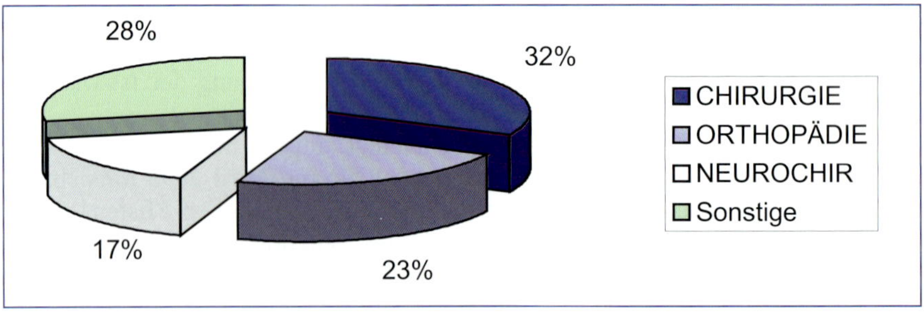

Abb. 30.1. Patienten der MDC 8 je Fachabteilung

Relativgewichts mit einer zu erwartenden Base Rate (Basisfallwert, BR) ermittelt. Diese BR wird sich sowohl durch zukünftige bundesweite Kalkulationen als auch durch landesweite Vergleiche des kassenfinanzierten Case-Mix verändern. Für die folgenden Betrachtungen wurde eine BR von € 2900,– gewählt, die in der Größenordnung einer BR der Erstkalkulation entspricht. Der so ermittelte Erlös für Normalfälle bzw. der effektive Erlös für Kurzlieger, Langlieger und Verlegungsfälle wurde mit den ermittelten Kosten verglichen. Eine in diesem Zusammenhang betrachtete Kenngröße ist die Unterdeckung, definiert als [Kosten – Erlös].

Ergebnisse

In der betrachteten MDC 8 (bewertet im G-DRG-System V1.0, n=1141) betragen die Kosten je Fall im arithmetischen Mittel € 5119,– und die Erlöse je Fall € 3930,–. Daraus errechnet sich eine durchschnittliche Unterdeckung von € 1188,– je Fall.

Interessanterweise unterscheiden sich die geometrischen Mittelwerte[2] der Kosten (€ 3328,–) und Erlöse (€ 3323,–) nur um € 5,–.

Bei Unterscheidung der medizinischen und operativen Partitionen betragen die Kosten je Fall in der medizinischen € 2696,– und in der operativen € 5119,–. Die durchschnittlichen Erlöse betragen € 2363,– und € 4689,–. Für die medizinische Partition errechnet sich eine durchschnittliche Unterdeckung von € 333,–, für die operative Partition von € 1602,– (Abbildung 30.2).

Bei differenzierter Betrachtung beider Partitionen nach Anforderung einer bakteriellen Untersuchung (im Weiteren auch mikrobiologische Leistungsanforderung genannt) ergeben sich durchschnittliche Kosten ohne Leistungsanforderung von € 2071,– bei medizinischer und € 4754,– bei operativer Partition sowie Erlöse von € 2223,– und € 4144,–. Dabei ist im konservativen Bereich die Unterdeckung negativ und beschreibt somit höhere Erlöse als Kosten (€ 152,–), im operativen Bereich beträgt die Unterdeckung € 610,–.

Ist für den Patienten jedoch eine mikrobiologische Leistung angefordert worden, ergeben sich durchschnittliche Kosten von € 4871,– bzw. € 9637,– in der medizinischen bzw. operativen Partition. Demgegenüber stehen zu erwartende Erlöse

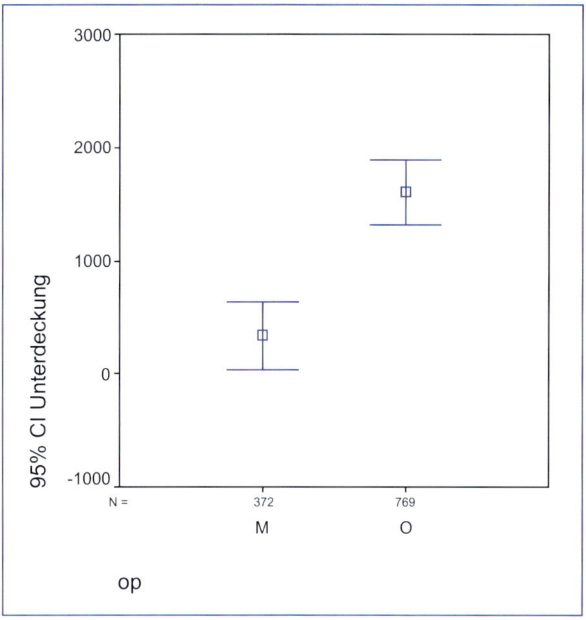

Abb. 30.2. Mittelwert der Unterdeckung mit 95% Konfidenzintervall der medizinischen und operativen Partition der MDC 8

von € 2849,– bzw. € 5874,–. Daraus errechnet sich eine durchschnittliche Unterdeckung von € 2022,– im konservativen und € 3762,– im operativen Bereich.

Insgesamt beträgt die Unterdeckung je Fall, der ohne mikrobiologische Leistungsanforderung behandelt werden konnte (n=816, 71,5%), € 340,–

Für die 325 Fälle der MDC 8, auf die eine mikrobiologische Leistungsanforderung verzeichnet wurde, beträgt die Unterdeckung € 3318,– je Fall (Tabellen 30.1 bis 30.3, Abbildung 30.3).

Operative Partition der MDC 8

In der operativen Partition werden durch Fälle mit mikrobiologischer Leistungsanforderung 39,4% der zu erwartenden Erlöse erzielt. Demgegenüber steht ein Anteil an der Unterdeckung von 73,9%.

Um diese Diskrepanz näher zu untersuchen, wurde der PCCL (Personal oder Patient Comorbity und Complication Level, Schweregradeinteilung für den einzelnen Patienten max. 4) kategorisiert von 0 bis 2 und von 3 bis 4.

Liegt die durchschnittliche Unterdeckung ohne mikrobiologische Leistungsanforderung in der PCCL-Kategorie 0–2 bei € 616,– (n=447) bzw. in der PCCL-Kategorie 3–4 bei € 576,– (n=80) so steigt sie in der kleineren PCCL-Kategorie bei mikrobiologischer Leistungsanforderung (n=177) auf € 2960,– und in der höheren PCCL-Kategorie auf € 5948,– (n=65) (Tabelle 30.4, Abbildung 30.4).

Eine andere Möglichkeit zur Beschreibung eines Schweregrads ist die Kategorisierung nach dem Aufenthalt auf einer Intensivstation während der Behand-

Tabelle 30.1. Kosten der MDC 8, unterteilt nach medizinischer (M) und operativer (O) Partition und angeforderter mikrobiologischer Leistung (0: keine Leistung angefordert, 1: Leistung angefordert)

OP	Mikrobiologische bakterielle Leistung	n	% der Gesamtanzahl	Summe	% der Gesamtsumme	Mittelwert	Median	Geometrisches Mittel
M	,00	289	25,3	598504,54	10,2	2070,9500	1435,7877	1304,5086
	1,00	83	7,3	404256,87	6,9	4870,5647	3516,2383	3184,0737
	Insgesamt	372	32,6	1002761,41	17,2	2695,5952	1696,6572	1591,8911
O	,00	527	46,2	2505677,88	42,9	4754,6070	4124,7285	3797,1551
	1,00	242	21,2	2332067,23	39,9	9636,6414	8296,3577	7755,8484
	Insgesamt	769	67,4	4837745,10	82,8	6290,9559	5036,0756	4754,0901
Insgesamt	,00	816	71,5	3104182,42	53,1	3804,1451	2946,8149	2600,8839
	1,00	325	28,5	2736324,09	46,9	8419,4587	6700,1077	6178,5394
	Insgesamt	1141	100,0	5840506,51	100,0	5118,7612	3744,4830	3327,7679

Tabelle 30.2. Erlös bei BR € 2.900.- der MDC 8, unterteilt nach medizinischer (M) und operativer (O) Partition und angeforderter mikrobiologischer Leistung (0: keine Leistung angefordert, 1: Leistung angefordert)

OP	Mikrobiologische bakterielle Leistung	n	% der Gesamtanzahl	Summe	% der Gesamtsumme	Mittelwert	Median	Geometrisches Mittel
M	,00	289	25,3	642399,30	14,3	2222,8349	2241,7000	2030,5581
	1,00	83	7,3	236454,40	5,3	2848,8482	2604,2000	2635,4909
	Insgesamt	372	32,6	878853,70	19,6	2362,5099	2241,7000	2152,2004
O	,00	527	46,2	2184045,10	48,7	4144,2981	3845,4000	3705,5564
	1,00	242	21,2	1421556,80	31,7	5874,2017	5527,4000	5109,3272
	Insgesamt	769	67,4	3605601,90	80,4	4688,6891	4289,1000	4099,7421
Insgesamt	,00	816	71,5	2826444,40	63,0	3463,7799	2818,8000	2994,5504
	1,00	325	28,5	1658011,20	37,0	5101,5729	4147,0000	4314,5954
	Insgesamt	1141	100,0	4484455,60	100,0	3930,2854	2900,0000	3322,8392

Tabelle 30.3. Unterdeckung bei BR € 2.900.- der MDC 8, unterteilt nach medizinischer (M) und operativer (O) Partition und angeforderter mikrobiologischer Leistung (0: keine Leistung angefordert, 1: Leistung angefordert)

OP	Mikrobiologische bakterielle Leistung	n	% der Gesamtanzahl	Summe	% der Gesamtsumme	Mittelwert	Median	Geometrisches Mittel
M	,00	239	25,3	–43894,76	–3,2	–151,8850	–621,4961	(a)
	1,00	83	7,3	167802,47	12,4	2021,7165	688,3104	(a)
	Insgesamt	372	32,6	123907,71	9,1	333,0852	–435,4134	(a)
O	,00	527	46,2	321632,78	23,7	610,3089	72,2122	(a)
	1,00	242	21,2	910510,43	67,1	3762,4398	2273,5812	(a)
	Insgesamt	769	67,4	1232143,20	90,9	1602,2668	634,8671	(a)
Insgesamt	,00	816	71,5	277738,02	20,5	340,3652	–240,1563	(a)
	1,00	325	28,5	1078312,89	79,5	3317,8858	1967,3544	(a)
	Insgesamt	1141	100,0	1356050,91	100,0	1188,4758	215,4818	(a)

[a] Die Daten enthalten negative Werte.

Tabelle 30.4. Unterdeckung bei BR € 2.900.- der operativen Partition der MDC 8, unterteilt nach angeforderter mikrobiologischer Leistung (0: keine Leistung angefordert, 1: Leistung angefordert) und PCCL Kategorie (PCCL 0 bis 2 und PCCL 3 und 4)

Mikrobiologische bakterielle Leistung	PCCL-Kategorie	n	% der Gesamtanzahl	Summe	% der Gesamtsumme	Mittelwert	Median
,00	0–2	447	84,8	275534,21	85,7	616,4076	67,0657
	3–4	80	15,2	46098,57	14,3	576,2321	94,5219
	Insgesamt	527	100,0	321632,78	100,0	610,3089	72,2122
1,00	0–2	177	73,1	523887,85	57,5	2959,8184	2158,7402
	3–4	65	26,9	386622,57	42,5	5948,0396	2730,9765
	Insgesamt	242	100,0	910510,43	100,0	3762,4398	2273,5812

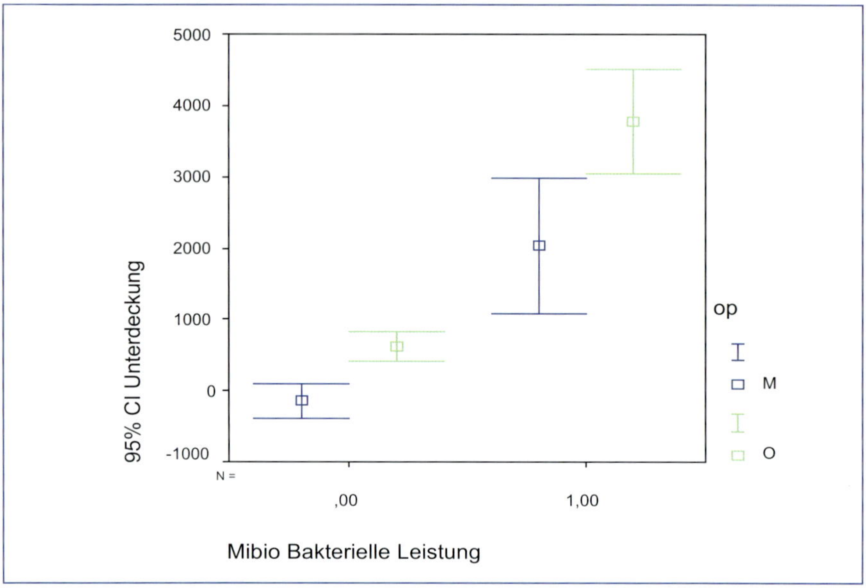

Abb. 30.3. Mittelwert der Unterdeckung mit 95% Konfidenzintervall, unterteilt nach medizinischer (M) und operativer (O) Partition und angeforderter mikrobiologischer Leistung (0: keine Leistung angefordert, 1: Leistung angefordert)

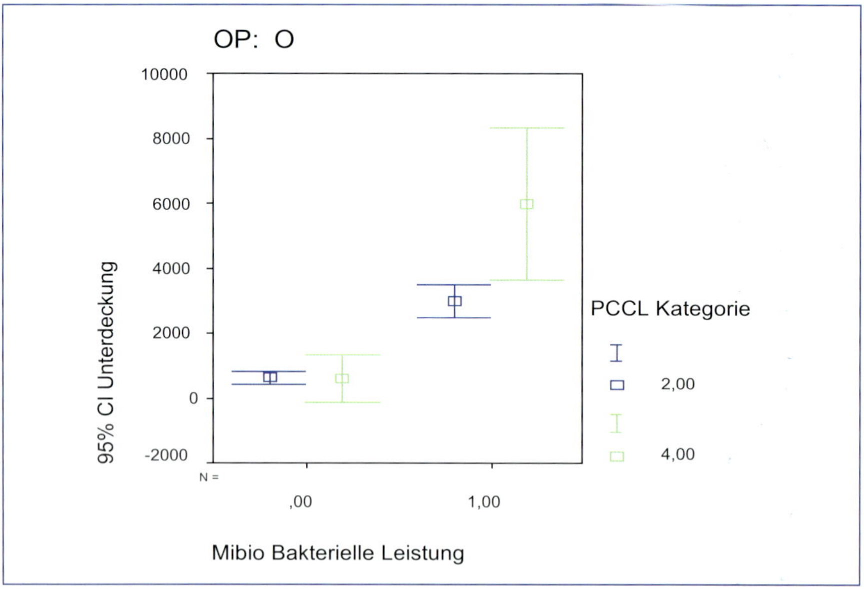

Abb. 30.4. Mittelwert der Unterdeckung mit 95% Konfidenzintervall der operativen Partition der MDC 8, unterteilt nach angeforderter mikrobiologischer Leistung (0: keine Leistung angefordert, 1: Leistung angefordert) und PCCL Kategorie (2: PCCL 0 bis 2 und 4: PCCL 3 und 4)

lung. Von 697 Patienten, die ohne Intensivtherapie behandelt wurden, wurde bei 210 eine mikrobiologische Leistung angefordert. Hier rechnet sich eine mittlere Unterdeckung von € 2868,– in der Größenordnung wie bei Intensivpatienten ohne mikrobiologische Leistungsanforderung (n=40) € 2819,–. Die durchschnittliche Unterdeckung beim nur auf Normalstation behandelten Patienten ohne mikrobiologische Leistungsanforderung (n=487) beträgt € 429,–, die des intensivpflichtigen Patienten mit mikrobiologischer Leistungsanforderung (n=32) € 9631,– (Tabelle 30.5, ◘ Abbildung 30.5).

Schlussfolgerungen und Handlungsempfehlungen für die Praxis

Mit der Einführung des neuen Finanzierungssystems in Deutschland wird im Wesentlichen eine gerechte, d. h. aufwandsadäquate Vergütung von Patienten verfolgt. Diese kann sich verständlicherweise nicht auf den individuellen Fall beziehen, sondern muss aus Gründen der Praktikabilität und Handhabbarkeit für eine Gruppe von Patienten gelten. Im Mittelpunkt der obigen Ausführungen standen diejenigen Fallgruppen des ersten deutschen Fallpauschalenkatalogs, die sowohl Patienten mit septischen als auch mit nichtseptischen Erkrankungen erfassen. Eine erste Abschätzung der Abbildung im derzeit gültigen Katalog[3] lässt keine wesentlichen Veränderungen erkennen.

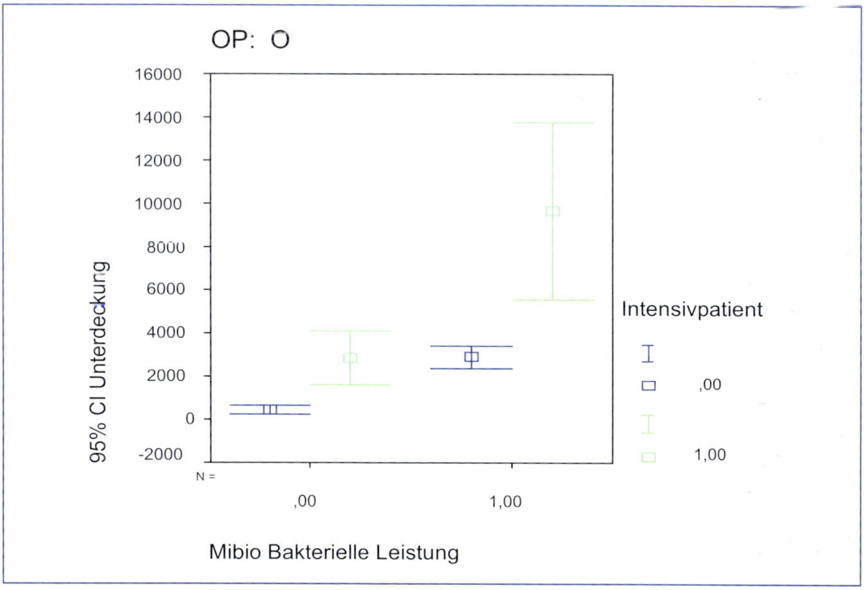

◘ Abb. 30.5. Mittelwert der Unterdeckung mit 95% Konfidenzintervall der operativen Partition der MDC 8, unterteilt nach angeforderter mikrobiologischer Leistung (0: keine Leistung angefordert, 1: Leistung angefordert) und Intensivaufenthalt (0: kein In-tensivaufenthalt, 1: Intensivaufenthalt)

Tabelle 30.5. Unterdeckung bei BR € 2.900.- der operativen Partition der MDC 8, unterteilt nach angeforderter mikrobiologischer Leistung (0: keine Leistung angefordert, 1: Leistung angefordert) und Intensivaufenthalt (0: kein Intensivaufenthalt, 1: Intensivaufenthalt)

Mikrobiologische bakterielle Leistung	Intensivpatient	n	% der Gesamtanzahl	Summe	% der Gesamtsumme	Mittelwert	Median
,00	,00	487	63,3	208857,84	17,0	428,8662	–43,5237
	1,00	40	5,2	112774,94	9,2	2819,3735	2205,1055
	Insgesamt	527	68,5	321632,78	26,1	610,3089	72,2122
1,00	,00	210	27,3	602308,01	48,9	2868,1334	2134,1773
	1,00	32	4,2	308202,42	25,0	9631,3255	7125,9441
	Insgesamt	242	31,5	910510,43	73,9	3762,4398	2273,5812
Insgesamt	,00	697	90,6	811165,85	65,8	1163,7960	483,5961
	1,00	72	9,4	420977,36	34,2	5846,9077	2809,4484
	Insgesamt	769	100,0	1232143,20	100,0	1602,2668	634,8671

Die Ergebnisse der dargestellten Analysen machen sehr deutlich, dass die zu fordernde Kostenhomogenität innerhalb der untersuchten Fallgruppen nicht gegeben ist. Es bestehen erhebliche Unterschiede zwischen der Patientengruppe mit und ohne septischer Grunderkrankung hinsichtlich des Verbrauchs an personellen und sächlichen Ressourcen. Besonders auffällig war die Unterdeckung[4], d. h. die Differenz zwischen Kosten und Erlösen.

Besonders Patienten, die über Parameter wie einen hohen PCCL-Wert bzw. Therapie auf Intensivstation als schwerstkrank identifiziert werden konnten, ist das Risiko der Unterfinanzierung gegeben.

Bei dem Vergleich der unterschiedlichen Patientengruppen ist ergänzend zu berücksichtigen, dass eine exklusive Identifikation von Patienten mit septischen Erkrankungen im Rahmen der retrospektiven Studie aufgrund der vorhandenen Dokumentation nicht möglich war. Vielmehr muss davon ausgegangen werden, dass innerhalb des untersuchten Kollektivs „Septische Patienten" auch vollstationäre Fälle erfasst wurden, für die zwar eine mikrobiologische Leistungsanforderung existiert, die aber keine septischen Begleiterkrankungen aufweisen. Diese sind jedoch im Durchschnitt weniger aufwendig und führen zu einem verminderten durchschnittlichen Ressourcenaufwand für die hier betrachtete Gruppe der „Septischen Patienten".

Obwohl unmittelbare Konsequenzen einer Unterdeckung in der gegenwärtigen Phase der Entwicklung des DRG-Finanzierungssystems durch die Orientierung an Krankenhausbudgets nicht zu erwarten sind, muss der weiteren Entwicklung zur Behandlung von Patienten mit septischen Erkrankungen im Bereich des Muskel- und Skelettsystems erhöhte Aufmerksamkeit gewidmet werden:

- Es ist darauf hinzuweisen, dass die so genannte Budget neutrale Phase mit dem Jahr 2004 beendet wird, d. h. ab dem kommenden Jahr 2005 müssen unterfinanzierte Leistungen durch andere Gewinn bringende Leistungen subventioniert werden.
- Schon heute richten die Krankenhäuser daher ihr Leistungsspektrum an der vermeintlich zukünftigen Vergütung einzelner Leistungen aus – eine Unterfinanzierung der septischen Chirurgie wird dazu führen, dass die entsprechenden Patienten sukzessive in Krankenhäuser der höchsten Versorgungsstufe umgeleitet werden.
- Für das zur Behandlung verpflichtete Krankenhaus ergeben sich aus der (weiteren) Verschiebung der Verteilung hin zu schwerer erkrankten Patienten – für die im Gesamtkollektiv aufgrund fehlender Signifikanzen kein Fallsplitt ermittelt werden konnte – ein nicht unbedeutendes ökonomisches Risiko.
- Die zur Behandlung von Patienten benötigten Kapazitäten müssen mittelfristig geplant werden. Im Hinblick auf die Besonderheiten der septischen Chirurgie gilt dies sowohl für die personelle Kompetenz im ärztlich-/pflegerischen Bereich, die Kooperation mit anderen Fachdisziplinen (z. B. Labordiagnostik) und auch die baulichen Strukturen (Isolierzimmer, Intensiveinheiten etc.). Dies setzt jedoch eine gewisse Planungssicherheit im Bereich der Finanzierung des laufenden Betriebes voraus

Der Verordnungsgeber hat betont, dass es sich bei dem DRG-System in Deutschland um ein „lernendes" System handelt, das sukzessive an die Erfordernisse der

Gesundheitsversorgung angepasst wird. Er hat hierzu ein zentrales Institut, das Institut für das Entgeltsystem im Krankenhaus (INEK), ins Leben gerufen, das über die Kommunikation mit den medizinischen Fachgesellschaften und auf der Basis von Kostendaten aus den Krankenhäusern Veränderungen des DRG-Systems vorschlägt. Veränderungswünsche müssen jedoch zeitnah zu Beginn eines Jahres (grundsätzlich im April) bekannt sein, damit sie in angemessener Zeit bearbeitet und für das DRG-System im darauf beginnenden Jahr gültig werden können.

Dies bedeutet konkret, dass frühestens ab dem Jahr 2006 eine Adaption des DRG-Systems an die spezifischen Erfordernisse zur Finanzierung von Patienten mit septischen Erkrankungen erfolgen kann. Schon heute sollten die Beteiligten auf der Leistungserbringerseite (Krankenhäuser, Ärzte, Medizinische Fachgesellschaften) jedoch einen konkreten Zeit- und Aktivitätenplan definieren, damit diese Zielsetzung realisiert werden kann. Diese sollte folgend ausgewählte Aspekte behandeln:

1. *Exakte Kennzeichnung einer Patientenbehandlung:* Eine wesentliche Problematik bei der vorgenommenen retrospektiven Analyse bestand in der eindeutigen Identifizierung der betroffenen Patienten, zumal die zur Verfügung stehenden Dokumentationsmöglichkeiten lückenhaft sind. Hier sollten sich die betroffenen Leistungserbringer über eine ergänzende Dokumentation einigen, die verbindlich für alle eingeführt werden muss. Ob dies – wie oft geschehen – eine differenzierte Beschreibung der Diagnose bzw. eines Erregers sein muss, darf hinterfragt werden. Alternativ seien Parameter wie beispielsweise der Intensivaufenthalt genannt.
2. *Definition der medizinischen Konzepte* (falls möglich): Die Diskussion mit den ärztlichen Experten zeigt, dass für viele Indikationen im Bereich der septischen Erkrankungen keine einheitlichen Behandlungskonzepte existieren. Die Unterschiede lassen jedoch in vielen Fällen eine vergleichbare Kalkulation des Ressourcenaufwands nicht zu (z. B. umfassende Behandlung während eines Krankenhausaufenthalts vs. mehrere Krankenhausaufenthalte). Die ärztlich Verantwortlichen sind aufgerufen, eine Abstimmung über Behandlungsleitlinien herbeizuführen (Medizinische Fachgesellschaften).
3. *Vereinfachung der Kostenvergleichsanalyse:* Mit der retrospektiven Kalkulation wird die bereits bekannte Annahme bestätigt, dass die Behandlung von Patienten mit septischen Begleiterkrankungen sehr aufwändig ist. Eine Detailanalyse[3] zeigt, dass insbesondere die Verweildauer-abhängigen Kosten, der Aufwand durch die Antibiotikatherapie sowie die Verlängerung einer gegebenenfalls notwendigen Operationszeit die wesentlichen Kostentreiber darstellen. In Kenntnis dieser Kostentreiber kann die Kostenvergleichsanalyse vereinfacht werden. Es sei noch einmal darauf hingewiesen, dass in dieser Arbeit nicht die Kosten der mikrobiologischen Untersuchung untersucht wurden, sondern diese nur als Parameter zur Gruppenbildung verwendet wurde.

Die Analyse um Finanzierungssachverhalte, hier am Beispiel der Behandlung von septischen Erkrankungen im Bereich des Muskel- und Skelettsystems macht deutlich, dass über die Einführung des DRG-Systems eine neue Ebene der Diskussion erreicht wird. Erstmals wird umfassend transparent, welche konkreten Leistungen mit welchem Ressourcenaufwand in deutschen Krankenhäusern bisher angeboten wurden. Zumindest bei einer drohenden Unterfinanzierung wird für einzelne Leistungen zugleich die Frage nach Bereitstellung eines entsprechenden Angebots und auch der Notwendigkeit zur Leistungserbringung aufgeworfen.

FAZIT FÜR DIE PRAXIS

Die Bedeutung der Medizinökonomie als wichtiger ethischer Baustein einer volkswirtschaftlich sinnvollen Gesamtversorgung wächst: Wie kann der Staat in seiner Letztverantwortung für die Gesundheitsversorgung – unter der Berücksichtigung der gesamtwirtschaftlich zur Verfügung stehenden Finanzmittel – möglichst vielen Patienten sinnvolle und notwendige Therapien zukommen lassen? Damit verbunden sind u. a. die Fragen nach evidenzbasierten Behandlungsprozessen, nach ergebnisorientierten Qualitätskriterien und nicht zuletzt der Effizienz der Anbieter

Anmerkungen

1 Tatsächlich hat das Universitätsklinikum Schleswig-Holstein erst ab dem 15. Dezember 2003 mit der DRG-Abrechnung im Echtbetrieb begonnen.

2 Den Autoren liegt es fern – wie vielfach geschehen – die Verwendung des geometrischen Mittelwerts in der Erstkalkulation zu kritisieren. Bei konsequenter fallbezogener Zuschlagsregelung wäre die gerechte Finanzierung einer rechtsschiefen Verteilung möglich.

3 Eine Publikation zur weitgehenden Analyse der Kostendaten ist in Vorbereitung.

4 Die gelegentlich geführte Diskussion zur Verwendbarkeit des Deckungsgrades als Maß für die Vorteilhaftigkeit einer DRG-Fallpauschale bzw. einer Patientenbehandlung ist für die Ausführungen in dieser Publikation grundsätzlich unerheblich, da der Aufwand von Patienten *einer* Fallgruppe, die einen Erlös aufweist, verglichen werden (Kostenvergleichsanalyse). Allenfalls das hier verwendete relative Maß der Deckungsfähigkeit ist in Teilen von der absoluten Höhe des Erlöses abhängig.

Literatur

1. Deutsche Krankenhausgesellschaft, Spitzenverbände der Krankenkassen, Verband der privaten Krankenversicherer (Hrsg) (2002) Handbuch zur Kalkulation von Fallkosten Version 2.0, 31.01.2002. Deutsche Krankenhausverlagsgesellschaft, Düsseldorf

Sachverzeichnis

T